W0268173

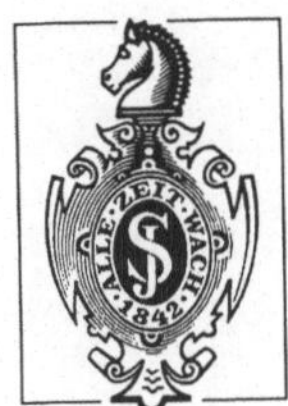
ALLE·ZEIT·WACH
1842

H. W. Waclawiczek, W. Gebhart, D. Manfreda, P. Schlag

Das Maligne Melanom

Derzeitiger Stand in Diagnose und Therapie

Mit 94 Abbildungen und 53 Tabellen

Im Namen der ACO, ÖGD und CAO

Springer-Verlag
Berlin Heidelberg New York London Paris Tokyo Hong Kong
Barcelona Budapest

Univ.-Doz. Dr. H. W. Waclawiczek
Landeskrankenanstalten Salzburg
I. Chirurgische Abteilung
Müllner Hauptstraße 48
A-5020 Salzburg

ISBN-13:978-3-540-52965-1 e-ISBN-13:978-3-642-75951-2
DOI: 10.1007/978-3-642-75951-2

CIP-Kurztitelaufnahme der Deutschen Bibliothek
Das maligne Melanom : derzeitiger Stand in Diagnose und Therapie / H. W. Waclawiczek ... – Berlin ; Heidelberg ; New York ; London ; Paris ; Tokyo ; Hong Kong ; Barcelona : Springer, 1991
ISBN-13:978-3-540-52965-1 (Berlin ...)
NE: Waclawiczek, Hans Werner [Hrsg.]
WG: 33 DBN 91.011347.5 90.12.11 6160 mar

Gesamtherstellung: Graphischer Betrieb K. Triltsch, Würzburg
2117/3335-543210 – Gedruckt auf säurefreiem Papier

Inhaltsverzeichnis

Autorenverzeichnis

Besznyák I., Prof. Dr.
Chirurgische Abteilung, Landesinstitut für Onkologie, Budapest, Ungarn

Binder M., Dr.
I. Universitäts-Hautklinik Wien, Alser Str. 4, 1090 Wien, Österreich

Breuninger H., Dr.
Univ.-Hautklinik, Calwer Str. 7, 7400 Tübingen, Deutschland

Drepper H., Prof. Dr.
Fachklinik Hornheide, Dorbaumstr. 300, 4400 Münster, Deutschland

Dworak O., Dr.
Abteilung für Klinische Pathologie, Chirurgische Universitätsklinik, Maximiliansplatz, 8520 Erlangen, Deutschland

Garbe C., Doz. Dr.
Universitätsklinikum Steglitz, Hautklinik und Poliklinik, Hindenburgdamm 30, 1000 Berlin 45, Deutschland

Hausmaninger H., Dr.
Onkologische Ambulanz der Landeskrankenanstalten, Müllner Hauptst. 48, 5020 Salzburg, Österreich

Henneking K., Priv.-Doz. Dr.
Klinik für Allgemeinchirurgie, Klinikstraße 29, 6300 Gießen, Deutschland

Hohenberger W., Prof. Dr.
Chirurgische Klinik mit Poliklinik der Universität Erlangen-Nürnberg, Maximiliansplatz, 8520 Erlangen, Deutschland

Kaserer Christine, Dr.
Dermatologische Abteilung der Landeskrankenanstalten Salzburg, Müllner Hauptstr. 48, 5020 Salzburg, Österreich

Kerl H., Prof. Dr.
Univ.-Klinik für Dermatologie, Auenbrugger Platz 8, 8036 Graz, Österreich

Kölmel K. F., Priv.-Doz. Dr.
Universitäts-Hautklinik, v.-Siebold-Str. 3, 3400 Göttingen, Deutschland

Kokoschka Eva-Maria, Prof. Dr.
II. Univ.-Hautklinik Wien, Universität Wien, Alser Str. 4, 1090 Wien, Österreich

Krause U., Dr.
Abt. für Allgemeine Chirurgie, Universitätsklinikum Essen, 4300 Essen, Deutschland

Langmayr J. J., Dr.
Universitätsklinik für Neurochirurgie, Anichstr. 35, 6020 Innsbruck, Österreich

Leitinger G., Dr.
Universitätsklinik für Dermatologie, Auenbrugger Platz 8, 8036 Graz, Österreich

Lund Valerie J., Dr.
Professorial Unit, Inst. of Laryngology & Otology, Gray's Inn Road,
London, Großbritannien

Mandl H., Doz. Dr.
Wolfersberggasse 4, 1140 Wien, Österreich

Manasterski M., Dr.
Chirurgische Universitätsklinik Heidelberg, 6900 Heidelberg, Deutschland

Manner M., Dr.
Abt. für Chirurgische Onkologie der Chirurgischen Universitätsklinik Heidelberg,
6900 Heidelberg, Deutschland

Marhold Ilse, Dr.
Dermatologische Abteilung, MAS 17 – Krankenhaus Lainz, Wolkersbergerstr. 1,
1130 Wien, Österreich

Meissl G., Prof. Dr.
Abt. für Plastische und Rekonstruktive Chirurgie der
I. Chirurgischen Universitätsklinik, Allgemeines Krankenhaus, 1090 Wien, Österreich

Omlor G., Dr. med.
Chirurgische Univ. Klinik, Oskar-Orth-Str., 6650 Homburg/Saar, Deutschland

Pehamberger H., Univ.-Doz. Dr.
I. Universitäts-Hautklinik, Alser Str. 4, 1090 Wien, Österreich

Pichler Evelyn, Dr.
Univ.-Klinik f. Dermatologie und Venerologie, Anichstr. 35,
6020 Innsbruck, Österreich

Rhomberg W., Doz. Dr.
Abt. für Radiotherapie, LKH, Feldkirch, Österreich

Rieger E., Dr.
Universitätsklinik für Dermatolgie und Venerologie, Auenbrugger Platz 8,
8036 Graz, Österreich

Schlag P., Prof. Dr.
Abt. für Chirurgische Onkologie, Chirurgische Universitätsklinik Heidelberg,
6900 Heidelberg, Deutschland

Smolle J., Doz. Dr.
Universitätsklinik für Dermatologie und Venerologie, Auenbrugger Platz 8,
8036 Graz, Österreich

Smolle-Jüttner Freya Maria, Doz. Dr.
Dept. Thorax- und Hyperbare Chirurgie an der Univ. Klinik für Chirurgie Graz,
Auenbrugger Platz 36, 8036 Graz, Österreich

Soyer H. P., Dr.
Univ.-Klinik für Dermatologie, Auenbrugger Platz 8, 8036 Graz, Österreich

Staindl O., Prof. Dr.
Sonderauftrag für plast. Operationen, HNO, Landeskrankenanstalten Salzburg, Müllner Hauptstraße 48, 5020 Salzburg, Österreich

Steiner A., Dr.
I. Univ.-Hautklinik, Allgemeines Krankenhaus Wien, Wien, Österreich

Tilgen W., Doz. Dr.
Universitäts-Hautklinik, Voßstr. 2, 6900 Heidelberg, Deutschland

Vavra N., Dr.
I. Univ.-Frauenklinik, Allgemeines Krankenhaus, Wien, Österreich

Waclawiczek H. W., Doz. Dr.
I. Chirurgie, LKA, Müllner Hauptstr. 48, 5020 Salzburg, Österreich

Zimmermann T., Dr.
Zentrum für Chirurgie der Justus-Liebig-Universität Gießen, Klinikstr. 29, 6300 Gießen, Deutschland

Vorwort

Das maligne Melanom ist der bösartigste Tumor des Hautorgans mit einer raschen Metastasierungstendenz. Obwohl sein Anteil an den malignen Hautgeschwülsten nur 3% beträgt, werden nahezu alle Todesfälle an malignen Hauttumoren durch das Melanom bedingt. Seine Inzidenz ist deutlich im Steigen begriffen und beträgt derzeit in Zentraleuropa 8 bis 10 Neuerkrankungen pro 100000 Einwohner im Jahr.

Aufgrund der histopathologischen Klassifikationen von Clark, aber vor allem Breslow, hinsichtlich der Tumoreindringtiefe (=vertikale Tumordicke) als wichtigstes, prognostisches Kriterium, ist eine standardisierte, differenzierte, chirurgische Therapie besonders im Stadium I der Erkrankung ermöglicht.

Ziel dieses ACO-Schwerpunkt-Symposiums, welches gemeinsam mit der Österreichischen Gesellschaft für Dermatologie (ÖGD) und der Chirurgischen Arbeitsgemeinschaft für Onkologie der Deutschen Gesellschaft für Chirurgie (CAO) durchgeführt wurde, ist einerseits den derzeitigen Stand der Diagnostik, Differentialdiagnostik, histopathologischen Klassifikationen und Prognose darzulegen und andererseits die aktuellen, möglichst dem Tumorstadium entsprechenden Therapieformen aufzuzeigen, um den praktizierenden Chirurgen und Dermatologen standardisierte Richtlinien für die Tumorbehandlung mitzugeben.

Es ist unumstritten, daß die chirurgische Entfernung dieses bösartigen Hauttumors immer im Mittelpunkt der Behandlung steht; die jedoch offenen Fragen der Weite der Tumorexzision und der prophylaktischen, regionalen Lymphknotendissektion werden diskutiert. Auch die Behandlungen seltener Tumorlokalisationen (Schleimhaut, Rektum etc.) werden dargelegt.

Adjuvante Therapieformen (hypertherme Extremitätenperfusion, Chemo-, Immun-, Radio- und Endotoxintherapie) befinden sich trotz erfolgversprechender Ergebnisse nach wie vor im „klinischen Experimentierstadium". Diesen Therapieformen, aber auch der palliativen chirurgischen Therapie ist ein spezielles Kapitel vorbehalten.

Grundsätzlich ist das maligne Melanom heilbar, wenn es frühzeitig erkannt bzw. diagnostiziert und primär einer fachgerechten Therapie zugeführt wid. Eine interdisziplinäre Zusammenarbeit zwischen Dermatologen, Chirurgen, Onkologen und Radiotherapeuten ist aber in jedem Fall erforderlich.

Die aus früheren Zeiten herrührende Meinung, eine Hautläsion könne durch die mechanische Manipulation im Rahmen der operativen Entfernung bösartig werden, ist absolut falsch. Zum Unterschied von anderen, bösartigen Tumoren ist die frühzeitige Entdeckung eines Melanoms relativ leicht möglich, da es durch seinen Sitz an der Haut der direkten Inspektion zugänglich ist. Aus internationalen Beispielen (z. B. Queensland-Trial, 1970–1980) wissen wir, daß durch eine breitangelegte Information der Öffentlichkeit eine Erhöhung des einer Behandlung zugeführten Anteiles an Frühformen des Melanoms erzielt werden kann. Dies beeinflußt die Prognose des Melanoms insgesamt weit stärker positiv, als es zusätzliche, adjuvante Therapiemaßnahmen bisher imstande sind.

Abschließend möchte ich mich sehr herzlich bei allen Referenten und Autoren, die an diesem ACO-Schwerpunkt-Symposium aktiv mitgewirkt haben, für ihre hervorragenden Buchbeiträge bedanken.

Salzburg, im Januar 1991

Univ.-Doz. Dr. Hans Werner Waclawiczek
ACO-Präsident (Arbeitsgemeinschaft für Chirurgische Onkologie
der Österreichischen Gesellschaft für Chirurgie)

Epidemiologie des malignen Melanoms

C. Garbe

Zusammenfassung

Die Inzidenz des malignen Melanoms (MM) variiert für weiße Bevölkerungen stark nach geographischen Regionen. Während in Nord- und Mitteleuropa 5–10 Neuerkrankungen pro 100000 Einwohnern und Jahr auftraten, wurden in Regionen mit hoher Sonneneinstrahlung wie Australien und den Südstaaten der USA > 30 Neuerkrankungen registriert. In der Bundesrepublik Deutschland wurden in der Mitte der 80er Jahre im Saarland 6 MM pro 100000 Einwohner und Jahr für beide Geschlechter und in Berlin (West) 8 MM für Frauen und 10 MM für Männer (altersstandardisiert für die europäische Standardbevölkerung) erhoben. Bevölkerungen mit stärkerer Pigmentierung wiesen erheblich niedrigere Inzidenzen auf: In derselben Wohnregion fanden sich für Afrikaner um einen Faktor 5–10 und für Asiaten um einen Faktor 10–100 geringere Inzidenzen als für Weiße.

In den westlichen Industrieländern zeigte sich in den letzten Jahrzehnten eine starke Zunahme der Inzidenz und Mortalität. Die Inzidenz verdoppelte sich im Durchschnitt annähernd alle 15 Jahre und die Mortalität in etwa 30 Jahren. Das Risiko zur Entwicklung von MM variiert in weißen Bevölkerungen erheblich nach genetisch bedingten Dispositionen. Das größte Risiko wiesen Personen mit dysplastischen Naevuszellnaevi (NZN) und familiärem Vorkommen von MM auf, ihr relatives Risiko zur Entwicklung von MM ist mehr als 100fach erhöht. Personen mit vielen erworbenen NZN zeigten ebenfalls ein stark erhöhtes relatives Risiko zur Entwicklung von MM, bei mehr als 60 NZN am gesamten Integument war es in einer deutschen Studie um den Faktor 16 erhöht. Ein um den Faktor 2–4 erhöhtes Risiko wiesen Personen mit geringer Pigmentierung, roten oder blonden Haaren und blauen Augen auf. Das individuelle Risiko für die Entwicklung von MM wird durch Sonnenexposition mit nachfolgenden Sonnenbränden allenfalls um einen Faktor 2–4 erhöht. Eine Zunahme der Sonnenexposition in ganzen Bevölkerungen scheint jedoch der wichtigste Faktor für die steigende Inzidenz des MM bei Weißen zu sein.

Die Letalität an primären MM steigt nahezu linear mit zunehmender Tumordicke (nach Breslow), daher erscheint derzeit die frühe Diagnose und Behandlung als wichtigster Ansatzpunkt zur Senkung der Mortalität an MM.

Einleitung

Das MM tritt primär zu mehr als 90% an der Haut auf, da die Melanozyten überwiegend in der Basalzellreihe der Epidermis lokalisiert sind. Darüber hinaus verbleiben Pigmentzellen in der Dermis und den Schleimhäuten, den Leptomeningen, der Uvea

---

Universitäts-Hautklinik und Poliklinik, Klinikum Steglitz der Freien Universität Berlin

und Retina des Auges und der Cochlea sowie dem vestibulären Labyrinth des inneren Ohres, entsprechend können an diesen Lokalisationen auch MM entstehen. Daher haben sich neben internistischen Onkologen und Chirurgen vor allem Hautärzte, aber auch Ophthalmologen und HNO-Ärzte eingehend mit dem MM befaßt.

Für das MM ließ sich in den letzten Jahrzehnten eine außerordentlich starke Zunahme der Inzidenz und Mortalität beobachten, und MM traten aus der Vielzahl der seltenen Tumoren in den Kreis der häufigeren Krebsarten ein. Diese Entwicklung soll im folgenden analysiert und mögliche Ursachen sollen diskutiert werden.

1. Inzidenz

Die Inzidenz des MM variiert weltweit stark nach Regionen und ethnischer Zusammensetzung der Bevölkerungen.

1.1 Geographische Unterschiede

In den 80er Jahren wurden die weltweit höchsten Inzidenzen für weiße Bevölkerungen aus Australien [70, 117] sowie aus den Südstaaten der USA [124] mit ca. 30 Fällen je 100000 Einwohnern und Jahr berichtet. In einer Vielzahl von Untersuchungen konnte gezeigt werden, daß in weißen Bevölkerungen die Inzidenz des MM mit der Nähe des Wohnortes zum Äquator zunahm [29, 39, 136]. Dieser Zusammenhang war insbesondere in den Einwanderungsländern Australien und Nordamerika evident. In Europa dagegen zeigte sich ein umgekehrter Trend. Die höchsten Inzidenzen wurden in den nordischen Ländern registriert [51, 91]. In Europa sind wahrscheinlich die stärkere Pigmentierung der mediterranen Bevölkerung und eventuell auch andere Gewohnheiten der Sonnenexposition für diesen Unterschied verantwortlich.

1.2 Ethnische Faktoren

Ethnische Faktoren, verbunden mit der Hautpigmentierung, haben offenbar einen entscheidenden Einfluß auf das Entstehen maligner Melanome [30]. Die höchsten Inzidenzen fanden sich in weißen Bevölkerungen, in afrikanischen Bevölkerungen liegen die Inzidenzen dagegen mindestens um einen Faktor 5–10 und in asiatischen Bevölkerungen um einen Faktor 10–100 niedriger [103]. Dieses Verhältnis gilt nicht nur beim Vergleich von Populationen in unterschiedlichen Wohnregionen, sondern es wird auch aus den Zahlen von Krebsregistern wie in Los Angeles, USA, deutlich, in denen Malignome von Personen kaukasischer, afrikanischer und asiatischer Abstammung nebeneinander registriert werden [144].

1.3 Zeitliche Entwicklung

Die zeitliche Entwicklung des MM wurde weltweit am längsten vom dänischen Krebsregister sowie vom Krebsregister in Connecticut, USA registriert. In diesen Registern wurden kontinuierlich seit den 40er Jahren zuverlässige Angaben erfaßt. In beiden Registern haben sich in diesem Zeitraum die altersstandardisierten Inzidenzraten des MM ca. alle 15 Jahre verdoppelt, und die Inzidenz stieg jeweils von Werten unter 2 pro 100000 Einwohnern und Jahr in den 40er Jahren bis auf Werte von 6–8 pro 100000 Einwohnern und Jahr in den 80er Jahren an [74, 104].

1.4 Aktuelle Inzidenz in Mitteleuropa

In der Bundesrepublik Deutschland wird die Inzidenz des MM bisher nur vom Krebsregister des Saarlandes mit genügender Zuverlässigkeit registriert [126, 134, 144]. In diesem Bundesland mit einer Million Einwohnern wurde Mitte der 80er Jahre sowohl für Männer als auch für Frauen eine Inzidenz von 6 MM pro 100000 Einwohnern und Jahr registriert. Höhere Inzidenzen wurden in der Bundesrepublik Deutschland bisher in einer Studie des Zentralregisters Malignes Melanom aus Berlin berichtet, wo für Männer eine Inzidenz von 9,8 pro 100000 Einwohnern und Jahr und für Frauen von 7,8 beschrieben wurde [140]. Weiterhin sind auch für den Raum Gießen in der Bundesrepublik Deutschland allerdings ohne Altersstandardisierung hohe Inzidenzraten berichtet worden (6,8 für Männer und 14,8 pro 100000 Einwohnern und Jahr für Frauen) [109]. Aus der DDR wurden deutlich niedrigere Inzidenzen gemeldet (Männer: 3,6 pro 100000 Einwohner und Jahr; Frauen: 4,6), [80]. Aus der Schweiz wurden dagegen die höchsten Inzidenzen mit annähernd 10 Fällen pro 100000 Einwohner und Jahr für Anfang der 80er Jahre berichtet [81].

1.5 Klinisch-epidemiologische Daten

Die Entwicklung des MM der Haut wurde in der Bundesrepublik Deutschland seit den 60er Jahren durch zwei Multicenterstudien näher charakterisiert. 1962–1972 dokumentierte die „Arbeitsgemeinschaft Malignes Melanom" [65, 66] und 1983–1986 registrierte das „Zentralregister Malignes Melanom" der Deutschen Dermatologischen Gesellschaft in Verbindung mit dem Bundesgesundheitsamt jeweils mehr als 2000 Fälle ausführlich [48, 49]. Die Altersverteilung der Melanompatienten blieb über diesen Zeitraum für beide Geschlechter weitestgehend gleich und die Mehrzahl der Patienten war zwischen 40 und 60 Jahre alt. Der Anteil der Männer unter den MM-Patienten nahm über den untersuchten Zeitraum deutlich zu (1962–1972: 35%; 1983–1986: 41%), diese stärkere Zunahme der Inzidenz bei Männern konnte auch in bevölkerungsbezogenen Inzidenzuntersuchungen bestätigt werden [68]. Weiterhin fand sich eine deutliche Abnahme der Tumordicke bei der Erstdiagnose und damit eine Tendenz zu einer verbesserten Früherkennung (MM mit einer Tumordicke > 1,5 mm nahm bei Männern von 72% auf 41% ab und bei Frauen von 60% auf 37%) [52, 135].

2. Mortalität

Die Mortalität an MM zeigte bis Ende der 70er Jahre ebenfalls in den westlichen Industrieländern eine deutlich zunehmende Tendenz. Aus England und Wales, Kanada und den USA wurde eine jährliche Zunahme der Mortalität von 2–5% beschrieben [89], in Australien wurde sogar über einen jährlichen Anstieg der Mortalitätsraten von 9% für Männer und 6% für Frauen berichtet [71]. Für die Bundesrepublik Deutschland wurde eine jährliche Anstiegsrate von 3% seit den 50er Jahren und damit eine Verdopplung der MM-Mortalität innerhalb von 30 Jahren errechnet [46]. Dagegen wurde für die DDR kein Anstieg der MM-Mortalität ermittelt [80]. Insgesamt nimmt die Bundesrepublik Deutschland mit 2,4 Todesfällen bei Männern und 1,6 bei Frauen je 100000 Einwohner und Jahr 1984–1986 hinsichtlich der Mortalität in Zentraleuropa eine Mittelstellung ein [79, 81].

3. Ätiologie

Die Klärung der Ätiologie des malignen Melanoms muß nach heutiger Kenntnis sowohl eine genetische Disposition als auch exogene Faktoren berücksichtigen. Modellhaft erscheint dieser Zusammenhang beim Krankheitsbild des Xeroderma pigmentosum: Aufgrund eines Defektes eines DNS-Repair-Enzymes liegt auf zellulärer Ebene eine Hypermutabilität vor, und insbesondere nach Einwirkung von UV-Licht können frühzeitig und stark gehäuft maligne Melanome und auch andere Malignome der Haut entstehen [76, 77].

3.1 Genetische Disposition

3.1.1 Familiäre Disposition

Das familiäre Vorkommen maligner Melanome mit einer deutlichen Erhöhung des MM-Risikos unterstützt die These vom Vorhandensein einer genetischen Disposition für maligne Melanome [72, 105].

3.1.2 Syndrom der dysplastischen Naevuszellnaevi (NZN)

Wesentliche Impulse für die Erforschung der genetischen Disposition gingen von der Entdeckung dysplastischer Naevuszellnaevi als Vorläufer familiärer MM und der nachfolgenden Beschreibung des Syndroms dysplastischer Naevuszellnaevi aus [59, 60, 114]. Personen mit dysplastischen Naevi und familiärem Vorkommen von MM wiesen ein mehr als 100fach erhöhtes Risiko auf, ein MM zu entwickeln [61, 138]. In-vitro-Untersuchungen an Fibroblasten dieses betroffenen Personenkreises zeigten eine erhöhte Empfindlichkeit gegenüber UV-Licht und gegenüber Substanzen, die die UV-Wirkung imitieren [75, 130, 131]. Eine Hypermutabilität konnte auf zellulärer Ebene durch eine erhöhte Rate von sister chromatide exchanges bei diesen Patienten nachgewiesen werden [19]. Auch bei lymphoblastären Zellinien von Personen mit dysplastischen Naevi fand sich eine um den Faktor 2–4 erhöhte Hypermutabilität nach UV-Bestrahlung [110]. Mit dieser genetischen Disposition zu UV-vermittelter Hypermutabilität, die in verschiedenen Geweben nachweisbar ist, ist offenbar eine selektive Risikoerhöhung für maligne Melanome verbunden. Obwohl auch ein erhöhtes Risiko für andere Krebskrankheiten für diesen Personenkreis postuliert wurde [92], konnte letztendlich in prospektiven Studien nur eine selektive Risikoerhöhung für maligne Melanome gefunden werden [62, 141].

3.1.3 Zahl der erworbenen Naevuszellnaevi

Einen weiteren Risikofaktor stellen hohe Zahlen erworbener gewöhnlicher NZN am gesamten Integument dar [14, 69, 116, 137]. In einer Fall-Kontroll-Studie in Berlin fand sich im Vergleich zu Personen mit ≤ 10 Naevuszellnaevi bereits bei Personen mit >40 Naevuszellnaevi ein deutlich erhöhtes MM-Risiko, bei Personen mit >60 NZN war das Risiko um den Faktor 16 erhöht [50, 53]. In Kollektiven mit einer hohen Zahl gewöhnlicher Naevuszellnaevi wurden bisher keine auffälligen genetischen Befunde erhoben. Hohe Zahlen gewöhnlicher Naevuszellnaevi mögen Ausdruck eines besonders stimulierbaren melanozytären Systems sein und auch durch UV-Bestrahlung in frühem Lebensalter induziert werden können [83].

3.1.4 Geringe Pigmentierung der Haut

Das individuelle Risiko, ein malignes Melanom zu entwickeln, ist vom Grad der Hautpigmentierung – und damit von der Sonnenempfindlichkeit – abhängig. Bereits die ethnischen Unterschiede in der MM-Inzidenz mit 10- bis 100fach häufigerem

Auftreten von MM in weißen Bevölkerungen zeigt, daß der Grad der Hautpigmentierung im umgekehrten Verhältnis zum MM-Risiko steht. In weißen Bevölkerungen sind wiederum besonders hellhäutige Individuen mit verminderter UV-Toleranz besonders gefährdet, die sich durch einen UV-empfindlichen Hauttyp, rote oder blonde Haarfarbe sowie blaue Augenfarbe auszeichnen. Das relative MM-Risiko für Personen mit derartigen Merkmalen kann um den Faktor 2–4 steigen [36, 42, 45, 58].

3.2 Exogene Faktoren

3.2.1 Sonnenexposition

Eine Erklärung für die weltweit starke Zunahme der MM-Inzidenz in weißen Bevölkerungen wird vor allem in einer Zunahme der Sonnenexposition in den letzten Jahrzehnten gesehen. Der Einfluß der Sonnenexposition auf das MM-Risiko wurde bereits in den 50er Jahren erstmals beschrieben [87]. Die Zunahme der Inzidenz in weißen Bevölkerungen mit der Nähe des Wohnortes zum Äquator ist derzeit der wichtigste epidemiologische Befund [41] ebenso wie die Tatsache, daß die Inzidenz in Australien und den Südstaaten der USA – Regionen mit hoher Sonneneinstrahlung – 5mal höher sind als in Mitteleuropa, woher die Bewohner der Einwanderungsländer zum größten Teil stammen [98]. Weiterhin konnte ein vermehrtes Auftreten von MM in Zusammenhang mit Änderungen der UV-Einstrahlung durch saisonale, klimatische und kosmische Faktoren gefunden werden [6, 125, 136]. In mehreren Untersuchungen wurde gefunden, daß das MM-Risiko mit der Zahl lebenslang erlittener Sonnenbrände um einen Faktor 2–4 zunahm [57, 97, 106]. Dieser Faktor mag für das Individuum gering erscheinen; vermehrte Sonnenexposition ganzer Bevölkerungen könnte jedoch den oben beschriebenen Inzidenzanstieg bewirken.

Der Einfluß der Sonnenexposition auf das MM-Risiko wurde auch in Einwanderungsstudien belegt. So konnte gezeigt werden, daß die MM-Inzidenz bei in Israel oder Australien geborenen Einwohnern höher war als bei Personen, die erst in späterem Lebensalter aus Europa in diese Länder eingewandert waren [3, 31]. Der lebensgeschichtliche längere Aufenthalt in diesen Regionen mit hoher UV-Einstrahlung ist mit einem erhöhten MM-Risiko verbunden [31]. Die höchste Zunahme der Melanominzidenz erfolgte in Körperregionen, die aufgrund der Kleidungsgewohnheiten in den letzten Jahrzehnten verstärkt der Sonne ausgesetzt wurden: Am Stamm bei Männern und an den Unterschenkeln bei Frauen [74, 82, 104]. Diese Entwicklung war besonders ausgeprägt in Ländern mit hoher Sonneneinstrahlung, wie Australien, dagegen wurde dort keine Zunahme der MM-Inzidenz an normalerweise bedeckten Körperteilen wie an Brüsten bei Frauen und an den Genitalien beider Geschlechter gefunden [94].

3.2.2 Medikamente und Karzinogene

Ausführlich untersucht wurde ein möglicher Zusammenhang des MM-Risikos zur Einnahme von oralen Antikonzeptiva. Während zunächst in einigen Fall-Kontroll-Studien ein signifikant erhöhtes Risiko beschrieben wurde [2, 13, 15] konnten andere Untersucher diesen Zusammenhang nicht bestätigen [5, 44, 67]. Eine Zusammenfassung sämtlicher Daten der genannten Studien ergab allenfalls einen Risikoanstieg um einen Faktor $<0,5$ und damit in einer Größenordnung, die nicht mehr eindeutig durch epidemiologische Studien gesichert werden kann [73]. Weiterhin wurden mehrere Fälle von MM nach der Einnahme des Anti-Parkinson-Mittels Levodopa berichtet, das eine Vorstufe der Melaninsynthese darstellt [17, 112, 129]. Allerdings blieben diese Arbeiten kasuistisch und eine klare Evidenz für ein erhöhtes relatives Risiko nach Levodopa-Einnahme existiert bisher nicht. Von den bekannten Karzinogenen wurde lediglich die Exposition gegenüber polychlorierten Biphenylen mit einer Erhöhung des Melanomrisikos in Verbindung gebracht [4]. Möglicherweise handelt es sich bei einigen der aufgezählten Substanzen um Kokarzinogene, allerdings sind noch weitere Untersuchungen für den Nachweis eines gesicherten Zusammenhangs nötig.

4. Prognose

Die Prognose des MM ist ganz wesentlich vom Stadium der Tumorausbreitung abhängig, das entsprechend der biologischen Stufen der Metastasierung zumeist in vier Stadien unterteilt wird [102], der allein an prognostischen Kriterien orientierten Einteilung der UICC von 1987 wird dagegen noch weniger gefolgt. Die Einordnung der Prognose stellt die wesentliche Orientierung für die Wahl des therapeutischen Vorgehens dar [47].

4.1 Stadium

90% aller Patienten mit MM kamen in der Bundesrepublik Deutschland in den 80er Jahren im Stadium I zur ersten Diagnose [48]. Im Stadium I – bei Vorliegen eines Primärtumors ohne erkennbare Metastasierung – betrug in den letzten zwei Jahrzehnten die 5-Jahres-Überlebensrate ca. 80% und die 10-Jahres-Überlebensrate ca. 70% [20, 46]. Im Stadium II dagegen, bei regionärer Metastasierung, sank die Prognose für beide Geschlechter gleichermaßen auf 10-Jahres-Überlebensraten von weniger als 20% und die Überlebenskurven waren für beide Geschlechter nahezu deckungsgleich [51]. Im Stadium IV, bei Vorliegen von Fernmetastasierung, ist die Prognose in der Regel infaust und nur 15% aller Patienten überlebten für ein Jahr und länger. Nur ein Patient unter 140 untersuchten Patienten überlebte nach chirurgischen Eingriffen und zweijähriger Chemotherapie für mehr als 5 Jahre [51]. Als prognostische Faktoren im Stadium I erwiesen sich insbesondere die Tumordicke nach Breslow [21], das Geschlecht und die Lokalisation [54].

4.2 Die Tumordicke im Stadium I

Die Tumordicke erwies sich in einer Reihe von multivariaten Untersuchungen als der entscheidende Parameter für die Einordnung der Prognose [55, 63, 64, 111, 127, 139, 142]. Der vertikale Tumordurchmesser wird dabei von der oberen Grenze des Stratum granulosum oder bei ulcerierten Tumoren von der Oberfläche des Ulcus bis zu den am tiefsten liegenden Tumorzellen gemessen. Zwischen Tumordicke und Letalität besteht eine annähernd lineare Beziehung [55, 88, 95, 143].

4.3 Das Geschlecht im Stadium I

Das Geschlecht des Patienten hat einen von der Tumordicke unabhängigen Einfluß auf die Prognose mit einer höheren Mortalität für Männer in allen Tumordickenklassen [37, 85, 115]. Der unabhängige Einfluß des Geschlechtes besteht auch nach Standardisierung für den Einfluß der Lokalisationen fort [55].

4.4 Die Lokalisation im Stadium I

Die Bewertung der Lokalisation des Primärtumors als prognostischer Faktor im Stadium I des MM fällt in der Literatur unterschiedlich aus. Zum Teil erscheint die

Lokalisation als unabhängiger prognostischer Faktor [7, 8, 18, 33–35]. In anderen Untersuchungen dagegen wird ihr Einfluß nicht signifikant [32, 121, 122]. Die Klassifikation der Lokalisation in solche höheren und solche niedrigeren Risikos ist entscheidend für die multivariate Untersuchung des unabhängigen Einflusses der Lokalisation auf die Prognose. Eine solche Einteilung wurde mit dem BANS-Konzept vorgeschlagen (upper Back, upper Arm, Neck and Scalp) [32, 33]. Eine Reihe von nachfolgenden Untersuchungen konnten den unabhängigen Einfluß der BANS-Lokalisation nicht mehr sichern [18, 23, 25, 118, 145]. In einer eigenen Untersuchung an mehr als 5000 langfristig nachbeobachteten Patienten im Stadium I fanden wir als Risikolokalisation eine dem BANS-Konzept sehr nahestehende Einteilung, ein höheres Risiko wurde für Lokalisationen am oberen Stamm (Rücken und Brust), an den Oberarmen, an Hals und behaartem Kopf gefunden [55].

4.5 Invasionslevel im Stadium I

Die Bestimmung des Invasionslevel nach Clark [27] ist gegenüber der Messung der Tumordicke für die Prognosevorhersage nachrangig und weniger gut reproduzierbar [7, 11, 12, 28, 38]. Die Trennschärfe bei der Einteilung nach Invasionslevel ist vor allem bei Level III gering, häufig sind alle Tumordickenklassen in dieser Gruppe vertreten [22, 24, 90].

4.6 Histologische Klassifikation im Stadium I

Die Einteilung des MM in verschiedene histologische Typen (oberflächlich spreitendes Melanom, noduläres Melanom, Lentigo-maligna-Melanom, akrolentiginöses Melanom) [26, 113] wurde häufig im Hinblick auf die Prognose des MM untersucht. Nach Adjustierung für die Tumordicke zeigte sich in einer Reihe von Untersuchungen, daß die histologische Typisierung keinen unabhängigen signifikanten Einfluß auf die Prognose mehr besaß [7, 9, 18, 40, 127].

4.7 Ulzeration des Primärtumors im Stadium I

Neben der Tumordicke kommt möglicherweise der Ulzeration des Primärtumors eine eigenständige prognostische Bedeutung zu [11, 12, 24, 32, 43, 85, 93, 132, 133]. Allerdings besteht zwischen diesen beiden Größen eine deutliche Korrelation, mit zunehmender Tumordicke wächst der Anteil der ulzerierten Tumoren [7, 10, 37, 40, 96].

4.8 Mitoserate und mitotischer Index im Stadium I

Die Mitoserate wird von einigen Autoren als eigenständiger Faktor herausgestellt und zum Teil mit der Tumordicke zu einem prognostischen Index kombiniert [119–123]. Die Mitosedichte korreliert jedoch offenbar nicht in allen Fällen mit der Prognose und ist ihrerseits wiederum auch von der Tumordicke anhängig. Die Kombination abhängiger Größen zu einem Index erscheint methodisch fraglich [84, 86].

4.9 Prognostische Klassifikation im Stadium I

Eine Abschätzung des individuellen prognostischen Risikos im Stadium I des malignen Melanoms kann aufgrund der Tumordicke und der Lokalisation des Primärtumors sowie des Geschlechts der Patienten mit großer Genauigkeit vorgenommen werden, dafür wurde nach Analyse von mehr als 5000 Krankheitsverläufen eine prognostische Klassifikation entworfen. Der Invasionslevel und der histologische Typ des MM werden dabei nur noch für Untergruppen relevant [55].

5. Früherkennung

Da die Eindringtiefe des Tumors beim MM der herausragende prognostische Faktor für die Prognose ist und die Sterblichkeit nahezu linear mit der Eindringtiefe zunimmt, ist die frühe Erfassung von MM als derzeit effektivste Methode zur Senkung der Mortalität anzusehen [99]. Frühe Melanome, insbesondere in-situ-Tumoren, sind durch einfache Exzisionen heilbar [1]. Da die Entwicklung maligner Melanome viele Jahre bis Jahrzehnte dauert, wie durch photokatamnestische Untersuchungen gezeigt werden konnte [107, 108], ist der Zeitraum für eine mögliche frühere Diagnosestellung weit gespannt. Zur Verkürzung der prätherapeutischen Phase des MM gibt es bereits definierte Ansatzpunkte [16, 78]. Organisierte Kampagnen zur Früherkennung wurden bereits im mitteleuropäischen Raum erprobt [100, 101] und sind für die Bundesrepublik Deutschland seitens der Deutschen Dermatologischen Gesellschaft ebenfalls bereits initiiert worden. Der Erfolg dieser Bemühungen zur Verbesserung der Früherkennung wird zur Zeit durch gezielte Auswertungen beim Zentralregister Malignes Melanom der Deutschen Dermatologischen Gesellschaft untersucht.

Literatur

1. Ackerman AB (1985) Das maligne Melanom in situ: Das flache heilbare Stadium des malignen Melanoms. Hautarzt 36:317–319
2. Adams SA, Sheaves SH, Wright NA et al (1981) A case control study of impossible association in oral contraceptives and malignant melanoma. Br J Cancer 44:45–50
3. Anaise D, Steinitz R, Ben Hur N (1978) Solar radiation: A possible etiological factor in malignant melanoma in Israel. A retrospective study (1960–1972). Cancer 42:299–304
4. Bahn AK, Rosenwaike I, Herrmann N et al (1976) Melanoma after exposure to PCB's. New Engl J Med 295:450
5. Bain C, Hennekens CH, Speizer FE et al (1982) Oral contraceptive use and malignant melanoma. J Natl Cancer Inst 68:537–539
6. Baker-Blocker A (1980) Ultraviolet radiation and melanoma mortality in the United States. Environ Res 23:24–28
7. Balch CM, Murad TM, Soong S-J et al (1978) A multifactorial analysis of melanoma: Prognostic histopathological features comparing Clark's and Breslow's staging methods. Ann Surg 188:732–742
8. Balch CM, Soong S-J, Murad TM et al (1979) A multifactorial analysis of melanoma. II: Prognostic factors in patients with stage I (localized) melanoma. Surgery 86:343–350
9. Balch CM, Murad TM, Soong S-J et al (1979) Tumor thickness as a guide to surgical management of clinical stage I melanoma patients. Cancer 43:883–888
10. Balch CM, Wilkerson JA, Murad TM et al (1980) The prognostic significance of ulceration of cutaneous melanoma. Cancer 45:3012–3017
11. Balch CM, Soong S-J, Milton GW et al (1982) A comparison of prognostic factors and surgical results in 1,786 patients with localized (stage I) melanoma treated in Alabama, USA, and New South Wales, Australia. Ann Surg 196:677–684
12. Balch CM, Soong S-J, Shaw HM (1986) Das maligne Melanom – weltweit verglichen. Chirurg 57:601–605
13. Beral V, Ramcharan S, Faris R (1977) Malignant melanoma and oral contraceptive use among women in California. Br J Cancer 36:804–809

14. Beral V, Evans S, Shaw H, Milton G (1983) Cutaneous factors related to the risk of malignant melanoma. Br J Dermatol 109:165–172
15. Beral V, Evans S, Shaw H, Milton G (1984) Oral contraceptive use and malignant melanoma in Australia. Br J Cancer 50:681–685
16. Bern A, Rassner G (1988) Die prätherapeutische Phase des malignen Melanoms der Haut. Analyse und Ansatzpunkte für die Verbesserungen der Frühdiagnose. Z Hautkr 64:273–281
17. Bernstein JE, Medenica M, Soltani K et al (1980) Levodopa administration and multiple primary cutaneous melanomas. Arch Dermatol 116:1041–1044
18. Blois MS, Sagebiel RW, Abarbanel RM et al (1983) Malignant melanoma of the skin: I. The association of tumor depth and type, and patient, sex, age, and site with survival. Cancer 52:1330–1341
19. Bohnert E, Weiss J (1989) Malignes Melanom: Zytogenetische Befunde. Hautarzt 40:381
20. Braun-Falco O, Landthaler M, Hölzel D et al (1986) Therapie und Prognose maligner Melanome der Haut. Dtsch med Wschr 111:1750–1756
21. Breslow A (1970) Cross-sectional areas and depth of invasion in the prognosis of cutaneous melanoma. Ann Surg 172:902–908
22. Breslow A (1975) Tumor thickness, level of invasion and node dissection in stage I cutaneous melanoma. Ann Surg 182:572–575
23. Briggs JC, Ibrahim NBN, Hastings AG et al (1984) Experience of thin cutaneous melanomas (<0.76 mm and 0.85 mm thick) in a large plastic surgery unit: a 5 to 17 years follow up. Br J Plast Surg 37:501–506
24. Cascinelli N, Marubini E, Morabito A, Bufalino R (1985) Prognostic factors for stage I melanoma of the skin, a review. Stat Med. 4:265–278
25. Cascinelli N, Vaglini M, Bufalinor et al (1986) BANS. A cutaneous region with no prognostic significance in patients with melanoma. Cancer 57:441–444
26. Clark WH Jr (1967) A classification of malignant melanoma in man correlated with histogenesis and biologic behavior. Advanc Biol Skin 8:621–647
27. Clark WH, From L, Bernardino EA et al (1969) The histogenesis and biologic behavior of primary human malignant melanomas of the skin. Cancer Res 29:705–726
28. Clark WH Jr, Elder DE, Van Horn M (1986) The biologic forms of malignant melanoma. Human Pathol 17:443–450
29. Crombie IK (1979) Variation of melanoma incidence with latitude in North America and Europe. Br J Cancer 40:774–781
30. Crombie IK (1979) Racial differences in melanoma incidence. Br J Cancer 40:185–193
31. D'Arcy C, Holman J, Armstrong BK (1984) Cutaneous malignant melanoma and indicators of total accumulative exposure to the sun: an analysis separating histogenetic types. J Natl Cancer Inst 73:75–82
32. Day CL Jr, Sober AJ, Kopf AW et al (1981) A prognostic model for clinical stage I melanoma of the upper extremity. The importance of anatomic subsites in predicting recurrent disease. Ann Surg 193:436–440
33. Day CL Jr, Mihm MC Jr, Sober AJ et al (1982) Prognostic factors for melanoma patients with lesions 0.76–1.69 mm in thickness. An appraisal of "thin" level IV lesions. Ann Surg 195:30–34
34. Day CL Jr, Mihm MC Jr, Lew RA et al (1982) Prognostic factors for patients with clinical stage I melanoma of intermediate thickness (1.51–3.99 mm). A conceptual model for tumor growth and metastasis. Ann Surg 195:35–43
35. Day CL Jr, Lew RA, Mihm MC Jr et al (1982) A multivariate analysis of prognostic factors for melanoma patients with lesions 3.65 mm in thickness. The importance of revealing alternative Cox models. Ann Surg 195:44–49
36. Dubin N, Moseson M, Pasternak BS (1986) Epidemiology of malignant melanoma: pigmentary traits, ultraviolet radiation and the identification of high-risk populations. Recent Results Cancer Res 102:56–75
37. Eastwood J, Baker TG (1983) Cutaneous malignant melanoma in West Yorkshire: I. A prospective study of variables, survival and prognosis. Br J Cancer 48:645–655

38. Eastwood J, Baker TG (1984) Cutaneous malignant melanoma in West Yorkshire: II. A prospective study of recurrence and prediction of lymph nodal metastasis. Br J Cancer 50:35–43
39. Eklund G, Malec E (1978) Sunlight and incidence of cutaneous malignant melanoma. Effect of latitude and domicile in Sweden. Scand J Plast Reconstr Surg 12:231–241
40. Eldh J, Boeryd B, Peterson L-E (1978) Prognostic factors in cutaneous malignant melanoma in stage I. Scand J Plast Reconstr Surg 12:243–255
41. Elwood JM, Lee JAH, Walter SE et al (1974) Relationship of malignant melanoma and other skin cancer mortality to latitude and ultraviolet radiation in the United States and Canada. Int J Epidemiol 3:325–332
42. Elwood JM, Galagher RP, Hill GB et al (1984) Pigmentation and skin reaction to sun as risk factors for cutaneous melanoma: Western Canada melanoma study. Br Med J 288:99–102
43. Funk W, Schmoeckel CH, Hölzel D et al (1984) Prognostic classification of malignant melanoma by clinical criteria. Br J Dermatol 111:129–138
44. Gallagher RP, Elwood JM, Hill GB et al (1985) Reproductive factors, oral contraceptives and risk of malignant melanoma: Western Canada melanoma study. Br J Cancer 52:901–907
45. Gallagher RP, Elwood JM, Hill GB (1986) Risk factors for cutaneous malignant melanoma: the Western Canada melanoma study. Recent Results Cancer Res 102:38–55
46. Garbe C, Bertz J, Orfanos CE (1986) Malignes Melanom: Zunahme von Inzidenz und Mortalität in der Bundesrepublik Deutschland. Z Hautkr 61:1751–1764
47. Garbe C, Stadler R, Orfanos CE (1986) Prognose-orientierte Therapie des malignes Melanoms – Neuere Konzepte. Hautarzt 37:365–372
48. Garbe C, Bertz J, Orfanos CE et al (1987) Das maligne Melanom im deutschsprachigen Raum in den 80er Jahren. Erste Ergebnisse des Zentralregisters Malignes Melanom der Deutschen Dermatologischen Gesellschaft in Verbindung mit dem Bundesgesundheitsamt Berlin. Hautarzt 38:639–644
49. Garbe C, Bertz J, Orfanos CE et al (1987) Zentralregister Malignes Melanom: Arbeitsbericht an den Ausschuß der Deutschen Dermatologischen Gesellschaft. Stand: Mai 1987. Dtsch Dermatologe 35:1314–1323
50. Garbe C, Krüger S, Stadler R, Orfanos CE (1988) Risikofaktoren für das maligne Melanom in einem deutschen Kollektiv. Zbl Hautkr 154:624
51. Garbe C, Orfanos CE (1989) Epidemiologie des malignen Melanoms in der Bundesrepublik Deutschland im internationalen Vergleich. Onkologie 12:253–262
52. Garbe C, Wiebelt H, Orfanos CE (1989) Change of epidemiological characteristics of malignant melanoma during the years 1962–1972 and 1983–1986 in the Federal Republic of Germany. Dermatologica 178:131–135
53. Garbe C, Krüger S, Stadler R et al (1989) Markers and relative risk for developing malignant melanoma in a German population. Int J Dermatol, im Druck
54. Garbe C, Burg G, Drepper H, Rassner G (1989) Die Prognose des malignen Melanoms im klinischen Stadium I. Hautarzt 40:378
55. Garbe C, Büttner P, Bertz J et al (1990) Die Prognose des primären malignen Melanoms – eine multizentrische Studie an 5093 Patienten. in: C. E. Orfanos, C. Garbe (Hrsg.), Das maligne Melanom der Haut. Zuckschwerdt Verlag, München, im Druck
56. Gellin GA, Kopf AW, Garfinkel L (1969) Malignant melanoma. A controlled study of possible associated factors. Arch Dermatol 99:43–48
57. Green A, Siskind V, Bain C, Alexander J (1985) Sunburn and malignant melanoma. Br J Cancer 51:393–397
58. Green A, Bain C, Mc Lennan R, Siskind V (1986) Risk factors for cutaneous melanoma in Queensland. Recent results Cancer Res 102:76–97
59. Greene MH, Reimer RR, Clark WH Jr, Mastrangelo MJ (1978) Precursor lesions in familial melanoma. Semin Oncol 5:85–87
60. Greene MH, Clark WH Jr, Tucker MA et al (1980) Precursor naevi in cutaneous malignant melanoma: a proposed nomenclature. Lancet II:1024

61. Greene MH, Clark WH Jr, Tucker MA et al (1985) High risk of malignant melanoma in melanoma-prone families with dysplastic nevi. Ann Int Med 102:458–465
62. Greene MH, Tucker MA, Clark WH Jr et al (1987) Hereditary melanoma and the dysplastic nevus syndrome: the risk of cancer other than melanoma. J Am Acad Dermatol 16:792–797
63. Griffiths RW, Briggs JC (1984) Long term follow-up in cutaneous malignant melanoma: the relationship of maximal tumor thickness of disease free survival, disease recurrence and death. Br J Plast Surg 37:507–513
64. Griffiths RW, Briggs JC (1986) Incidence of locally metastatic ("recurrent") cutaneous malignant melanoma following conventional wide margin excisional surgery for invasive clinical stage I tumors: importance of maximal primary tumor thickness. Br J Surg 73:349–353
65. Heite HJ (1981) Epidemiologie und Prognose. In: Weidner F, Tonak J (Hrsg.) Das maligne Melanom der Haut. Perimed Erlangen, pp. 11–26
66. Heite HJ (1981) Ergebnisse der Arbeitsgemeinschaft Malignes Melanom der Deutschen Forschungsgemeinschaft. Hautarzt 31 (Suppl):11–19
67. Helmrich S, Rosenberg L, Kaufman DW et al (1984) Lack of an elevated risk of malignant melanoma in relation to oral contraceptive use. J Natl Cancer Inst 72:617–620
68. Hoffmeister H, Bertz J, Garbe C (1989) Entwicklung von Inzidenz und Mortalität des malignen Melanoms in der Bundesrepublik Deutschland. Hautarzt 40:377
69. Holly EA, Kelly JW, Shpall SN, Chiu S-H (1987) Number of melanocytic nevi as a major risk factor for malignant melanoma. J Am Acad Dermatol 17:459–468
70. Holman CDJ, Mulroney CD, Armstrong BK (1980) Epidemiology of preinvasive and invasive malignant melanoma in Western Australia. Int J Cancer 25:317–323
71. Holman CDJ, James IR, Gattey PH et al (1980) An analysis of trends in mortality from malignant melanoma of the skin in Australia. Int J Cancer 26:703–709
72. Holman CDJ, Armstrong BK (1984) Pigmentary traits, ethnic origin, benign nevi, and family history as risk factors for cutaneous malignant melanoma J Natl Cancer Inst 72:257–266
73. Holman CDJ, Armstrong BK, Heenan PJ (1984) Cutaneous malignant melanoma in woman: Exogenous sex hormones and reproductive factors. Br J Cancer 50:673–680
74. Houghton A, Flannery J, Viola MV (1980) Malignant melanoma in Connecticut and Denmark. Int J Cancer 25:95–104
75. Howell JW, Greene MH, Corner RC et al (1984) Fibroblasts from patients with hereditary cutaneous malignant melanoma are abnormally sensitive to the mutagenic effects of simulated sunlight and 4-nitro quinoline 1 oxide. Proc Natl Acad Sci USA 81:1179–1183
76. Jung EG (1986) Xeroderma pigmentosum. Int J Dermatol 25:629
77. Jung EG (1988) Xeroderma pigmentosum: A model for UV-carcinogenesis of the skin. Skin Cancer 3:211–220
78. Jung EG (1989) Wie kann man Melanome verhindern? Prävention der Melanome und Früherkennung der Melanomvorläufer. Dtsch med Wschr 114:393–397
79. Jung HD (1985) Aktuelle Probleme der Epidemiologie am Beispiel des malignen Melanoms der Haut – mit internationaler Übersicht. Akt Dermatol 11:154–156
80. Jung HD (1988) Epidemiologie des malignen Melanoms in der Deutschen Demokratischen Republik. II. Mitteilung. Mortalität, Verhältnis Mortalität/Inzidenz, Überlebensraten, Verlust an Arbeitsjahren. Dermatol Mschr 174:73–79
81. Jung HD (1988) Mortalität und Inzidenz am malignen Melanom der Haut in der Bundesrepbulik Deutschland, der Deutschen Demokratischen Republik und der Schweiz. Akt Dermatol 14:12–14
82. Kopf AW, Kripke ML, Stern RS (1984) Sun and malignant melanoma. J Am Acad Dermatol 11:674–684
83. Kopf AW, Lindsay AC, Rogers GS et al (1985) Relationship of nevocytic nevi to sun exposure in dysplastic nevus syndrome. J Am Acad Dermatol 12:656–662
84. Kühnl-Petzoldt CH, Wiebelt H (1981) Der grundlegende Einfluß der Tumordicke gegenüber anderen (klinischen und histologischen) Parametern auf die Prognose. Zbl Haut-Geschlkr 145:424

85. Kühnl-Petzoldt C, Wiebelt H, Berger H (1983) Prognostic groups of patients with stage I melanoma. Arch Dermatol 119:816–819
86. Kühnl-Petzoldt CH, Keil H, Schöpf E (1986) Der Einfluß der Mitosedichte auf die Überlebenswahrscheinlichkeit von Patienten mit dünnen (≤1,5 mm) Melanomen. Z Hautkr 61:15–24
87. Lancaster HO, Nelson J (1957) Sunlight as a cause of melanoma: a clinical survey. Med J Aust 1:452–456
88. Larsen TE, Little JH, Orell SR et al (1980) International pathologists congruence survey on quantitation of malignant melanoma. Pathology 12:245–253
89. Lee JAH, Petersen GR, Stevens RG, Vesanen K (1979) The influence of age, year of birth, and date on mortality for malignant melanoma in the population of England and Wales, Canada and the white population of the United States. Am J Epidemiol 110:734–739
90. Lee JAH (1980) Diagnosis, treatment and prognosis of early melanoma. Ann Surg 191:87–97
91. Lee JAH (1988) Trend with time of the incidence of malignant melanoma of the skin in white populations. Pigment Cell, Vol 9, Karger, Basel, pp 1–7
92. Lynch HT, Fusaro RM, Kimberling WJ et al (1983) Familial atypical multiple mole-melanoma (FAMMM) syndrome: segregation analysis. J Med Genet 20:342–344
93. Maize JC (1983) Primary cutaneous malignant melanoma. An analysis of the prognostic value of histologic characteristics. J Am Acad Dermatol 8:857–863
94. Mc Carthy WH, Black AL, Milton GW (1980) Melanoma in New South Wales. An epidemiologic survey 1970–76. Cancer 46:427–432
95. Mc Govern VJ, Shaw HM, Milton GS et al (1979) Prognostic significance of the histologic features of malignant melanoma. Histopathol 3:385–393
96. Mc Govern VJ, Shaw HM, Milton GW et al (1982) Ulceration and prognosis in cutaneous malignant melanoma. Histopathology 6:399–407
97. Mackie RM, Aitchison T (1982) Severe sunburn and subsequent risk of primary cutaneous malignant melanoma in Scotland. Br J Cancer 46:955–960
98. Mackie RM (1983) The pathogenesis of cutaneous malignant melanoma. Br Med J 287:1568–1569
99. Mc Leod GRC, Redman JC, Illig L (1985) Public and professional melanoma education in Queensland, New Mexico, and Germany: a new and highly successful approach to improve the therapeutic results in malignant melanoma of the skin and to reduce its death rate. In: Bagnara J, Klaus SN, Paul E, Schartl M (eds) Biological, molecular and clinical aspects of pigmentation. Proceedings of the XIIth International Pigment Cell Conference, University of Tokyo Press, pp 651–661
100. Neeser P, Torhorst J, Rufli T (1988) Public and professional melanoma education. Dtsch Dermatol 36:960–966
101. Neeser P, Rufli T, Torhorst J (1989) Melanomaufklärung in der Schweiz. Hautarzt 40:378–379
102. Orfanos CE, Döring CH (1983) Malignes Melanom: Eine aktuelle Bestandsaufnahme. Klassifikation, prognostische Faktoren, Behandlungsrichtlinien. Z Hautkr 58:881–900
103. Orfanos CE, Garbe C, Bertz J (1985) Epidemiologie des malignen Melanoms der Haut im internationalen Vergleich. Hautarzt 36(Suppl VII):81–84
104. Osterlind A, Moller-Jensen O (1986) Trends in incidenc of malignant melanoma of the skin in Denmark. Recent Results Cancer Res 102:8–17
105. Osterlind A, Tucker MA, Hou-Jensen K et al (1988) The Danish case control study of cutaneous melanoma. I. Importance of host factors. Int J Cancer 42:200–206
106. Osterlind A, Tucker MA, Stone BJ et al (1988) The Danish case control study of cutaneous melanoma. I. Importance of UV-light exposure. Int J Cancer 42:319–324
107. Paul E (1977) Entstehung maligner Melanome auf präexistenten Pigmentläsionen. Überprüfung der anamnestischen Angaben anhand von privaten Photoserien der Patienten. Hautarzt 28:638–647
108. Paul E (1988) Growth dynamics of malignant melanoma and their relationship to melanocytic naevi as revealed by photocatamnestical investigations. In: Elwood JM (ed) Pigment Cell 9, Basel: Karger, pp 59–76

109. Paul E, Rauh M (1989) Melanom-Epidemiologie in Mittelhessen – Trend-Entwicklungen und deren mögliche Ursachen. Hautarzt 40:378
110. Perera MIR, Um KI, Greene MH et al (1986) Hereditary dysplastic nevus syndrome. Lymphoid cells ultraviolet hypermutability in association with increased melanoma susceptibility. Cancer Res 46:1005–1009
111. Prade M, Boguet C, Charpentier C (1982) Malignant melanoma of the skin: prognostic factors derived from a multifactorial analysis of 239 cases. Am J Dermatopathol 4:411
112. Przybilla B, Schwab U, Landthaler M, Braun-Falco O (1985) Development of two malignant melanoma during administration of levedopa. Acta Derm Venereol 65:556–557
113. Reed RJ (1976) New concepts in surgical pathology of the skin. In: Hartman W, Kay S, Reed RJ (eds) Histopathology. John Wiley & Sons, New York
114. Reimer RR, Clark WH Jr, Greene MH et al (1978) Precursor lesions in familial melanoma. J Am Med Assoc 239:744–746
115. Reintgen DS, Paull DE, Hilliard FS et al (1984) Sex related survival differences in instances of melanoma. Surg Gynecol Obstet 159:367–372
116. Reynolds P, Austin D, Thomas J (1982) Familial and occupational risks associated with malignant melanoma of the skin. Am J Epidemiol 116:570
117. Robertson I, Cook MG, Dymock RB, Orell SR (1981) Cutaneous malignant melanoma in South Australia. The main feature. Med J Australia 2:92–94
118. Rogers GS, Kopf AW, Rigel DS et al (1986) Influence of anatomic location on prognosis of malignant melanoma: Attempt to verrify the BANS model. J Am Acad Dermatol 15:231–237
119. Schmoeckel CH, Braun-Falco O (1978) Prognostic index in malignant melanoma. Arch Dermatol 114:871–873
120. Schmoeckel CH, Nejad KK, Braun-Falco O (1980) Der prognostische Index beim malignen Melanom. Eine verbesserte Methode zur Einschätzung des Metastasierungsrisikos. Patholog; 1:71–78
121. Schmoeckel CH, Bockelbrink A, Bockelbrink H, Braun-Falco O (1983) Low- and high-risk malignant melanoma – I. Evaluation of clinical and histological prognosticators in 585 cases. Eur J Cancer Clin Oncol 2:227–235
122. Schmoeckel Ch, Bockelbrink A, Bockelbrink H, Braun-Falco O (1983) Low- and high-risk malignant melanoma: II. Multivariate analysis for a prognostic classification. Eur J Cancer Clin Oncol 2:237–243
123. Schmoeckel C, Bockelbrink A, Bockelbrink H, Braun-Falco O (1983) Low- and high-risk malignant melanoma. III. Prognostic significance of the resection margin. Eur J Cancer Clin Oncol 19:245–249
124. Schreiber MM, Bozzo PD, Moon E (1981) Malignant melanoma in Southern Arizona. Increasing incidence and sunlight as an etiologic factor. Arch Dermatol 117:6–11
125. Scotto J, Nam J-M (1980) Skin melanoma and seasonal patterns. Am J Epidemiol 111:309–314
126. Seebach HB, Tille MM, Bahmer F (1985) Das maligne Melanom der Haut im Krebsregister des Saarlandes 1968–1981. Pathologe 6:231–241
127. Shaw HM, McGovern VJ, Milton GW et al (1980) Histologic features of tumors, and the female superiority in survival from malignant melanoma. Cancer 45:1604–1608
128. Shaw HM, Balch CH, Soon S-J (1985) Prognostic histopathological factors in malignant melanoma. Pathology 17:360–364
129. Skibba KJL, Pinckley J, Gilbert EF, Johnson RO (1972) Multiple primary melanoma following administration of levodopa. Arch Pathol 93:556–561
130. Smith PJ, Greene MH, Derlin DA et al (1982) Abnormal sensitivity to UV-radiation in cultured skin fibroblasts from patients with hereditary cutaneous malignant melanoma and dysplastic nevus syndrome. Int J Cancer 30:39–45
131. Smith PJ, Greene MH, Adams D et al (1983) Abnormal responses to the carcinogen 4-nitroquinoline-1-oxide of cultured cells from patients with dysplastic nevus syndrome and hereditary cutaneous malignant melanoma. Carcinogenesis 4:911–917
132. Sondergaard K (1985) Depth of invasion and tumor thickness in parimary cutaneous malignant melanoma. A study of 2012 cases. Acta Pathol Microbiol Immunol Scand (A) 93:49–55

133. Sondergaard K, Hou-Jensen K (1985) Partial regression in thin primary cutaneous malignant melanoma clinical stage I. A study of 486 cases. Virchows Arch (A) 408:241–247
134. Statistisches Amt des Saarlandes (1987) Morbidität und Mortalität an bösartigen Neubildungen im Saarland 1984. Sonderhefte des Statistischen Amtes des Saarlandes Nr. 131
135. Stroebel W, Garbe C (1989) Klinisch epidemiologische Daten des Zentralregisters Malignes Melanom der DDG. Hautarzt 40:337
136. Swerdlow AJ (1979) Incidence of malignant melanoma of the skin in England and Wales and its relationship to sunshine. Br Med J 2:1324–1327
137. Swerdlow AJ, English J, Mackie RM et al (1984) Benign naevi associated with high risk of melanoma. Lancet I:168
138. Swerdlow AJ, Green A (1987) Melanocytic naevi and melanoma: an epidemiological perspective. Br J Dermatol 117:137–146
139. Tan GJHK, Baak JPA (1984) Evaluation of prognostic characteristics of stage I cutaneous melanoma. Anal Quant Cytol 6:147–154
140. Thiess S, Garbe C, Stadler R et al (1989) Inzidenz des malignen Melanoms 1980–1986 in Berlin. Hautarzt 40:393
141. Tucker MA, Bale SJ (1988) Clinical aspects of familial cutaneous malignant melanoma. Semin Oncol 15:524–528
142. Van der Esch EP, Cascinelli N, Preda F et al (1981) Stage I melanoma of the skin: Evaluation of prognosis according to histologic characteristics. Cancer 48:1668–1673
143. Wanebo HJ, Fortner JG, Woodruff J et al (1975) Selection of the optimum surgical treatment of stage I melanoma by depth of microinvasion. Use of continued microstage (Clark-Breslow) technique. Ann Surg 182:302–315
144. Waterhouse J, Muir C, Shanmugaratnam K, Powel J (eds) (1982) Cancer incidence in five continents. IARC Scientific Publ 42, International Agency of Research on Cancer, Lyon
145. Woods JE, Taylor WF, Pritchard DJ et al (1985) Is the BANS concept for malignant melanoma valid? Am J Surg: 150:452–455

„Sonne ohne Reue" – Ergebnisse der Aufklärungskampagne „Malignes Melanom" *

H. Pehamberger [1], M. Binder [1], H. Hönigsmann [1], E.-M. Kokoschka [2], E. Pichler [3], P. Soyer [4], H. Waclawiczek [5]

1. Einleitung

Das Melanom ist der bösartigste Hauttumor, dessen besondere Gefährlichkeit sich in einer hohen Metastasierungstendenz und in einer Behandlungsresistenz gegenüber konventionellen Krebs-Therapieformen im fortgeschrittenen Metastasenstadium äußert. Ein weiteres Problem besteht in der weltweit beobachteten Inzidenzzunahme des Tumors. War das Melanom am Anfang dieses Jahrhunderts ein seltener Tumor – es erkrankte etwa 1 aus 100000 Menschen pro Jahr – so sind es heute in Europa und den USA etwa 15 aus 100000, und jüngsten Berechnungen zufolge wird im Jahre 2000 jeder 100. Amerikaner im Laufe seines Lebens ein Melanom bekommen [5]. In Österreich werden derzeit jährlich etwa 1500 bis 2000 neue primäre Melanome der Haut diagnostiziert und behandelt.

Gegenüber dieser Inzidenzzunahme steht die nahezu paradox anmutende Tatsache, daß sich die Prognose des Melanoms in den letzten Jahrzehnten entscheidend verbessert hat. Lag die generelle 5-Jahres-Überlebensrate des Melanoms Mitte des 20. Jahrhunderts noch etwa bei 50%, so ist sie heute bei etwa 85% anzusetzen [1–5]. Der Grund dafür liegt in der Tatsache, daß wir heute die klinischen Kriterien des Melanoms, seine Früherkennungsmerkmale und seine Vorläuferläsionen (Risikonaevi, Präkursor-Läsionen wie kongenitale Naevi und dysplastische Naevi) kennen und der Tumor in noch frühen, präinvasiven, durch die Operation noch heilbaren Phasen erkannt und exzidiert wird. Die Prognose des primären Melanoms der Haut richtet sich in erster Linie nach dem vertikalen Dickendurchmesser des Tumors (nach Breslow), wobei Tumoren unter 1 mm Eindringtiefe eine etwa 95%ige 10-Jahres-Überlebenschance aufweisen [1–4].

Das Ziel von Öffentlichkeitskampagnen der letzten Jahre war es daher, diese Botschaft an die Kollegenschaft sowie an die Öffentlichkeit zu bringen. Dies bedeutet, daß das Melanom so früh als möglich erkannt werden muß. Da sich der Prozeß auf der Haut abspielt und die Diagnostik fast immer ohne kompliziertere Eingriffe durchgeführt werden kann – sofern bestimmte Leitsymptome (Warnzeichen) erkannt werden – ist eine Früherkennung durch ein entsprechendes Schulungsprogramm möglich. In Australien, USA, Großbritannien und der Bundesrepublik Deutschland wurden derartige Kampagnen durchgeführt und es gelang, die mittlere Tumordicke sämtlicher exzidierter Tumore signifikant zu verringern, d. h. die Melanome wurden in frühen, noch weniger invasiven Phasen erkannt und exzidiert [2, 3]. Wir berichten über die im

---

* Österreichische Ärztezeitung 45/12/35–40/1990

I. Universitäts-Hautklinik Wien [1]
II. Universitäts-Hautklinik Wien [2]
Universitäts-Klinik für Dermatologie und Venerologie Innsbruck [3]
Universitäts-Klinik für Dermatologie und Venerologie Graz [4]
I. Chirurgische Abteilung des Landeskrankenhauses Salzburg [5]

Frühjahr und Sommer 1988 durchgeführte erste österreichische Aufklärungskampagne Malignes Melanom – „Sonne ohne Reue".

2. Beteiligte Institutionen

Die Kampagne „Sonne ohne Reue" wurde von der Arbeitsgruppe Melanom der Österreichischen Gesellschaft für Dermatologie und Venerologie unter persönlicher, intellektueller und finanzieller Beteiligung folgender Institutionen durchgeführt:

Arbeitsgruppe Melanom der Arbeitsgemeinschaft Chirurgische Onkologie (ACO)
Österreichische Krebshilfe (ca. 1 Million ÖS)
Ärztekammer für Wien (mediale Aufarbeitung; ca. 50000 ÖS)
Österreichische Ärztekammer (mediale Aufarbeitung)
Österreichischer Rundfunk Fernsehen (ORF) (Rundfunk- und Fernsehspots im Gegenwert von ca. 6 Millionen ÖS)

3. Eingesetzte Mittel

3a. Publikationen

- Melanommanual [3]
- Übersichtsartikel „Malignes Melanom" in der Österreichischen [1] und der Wiener [4] Ärztezeitung

3b. Informationsmaterial

- Plakat „Sonne ohne Reue" (1 Million Stück)
- Informationsfolder „Sonne ohne Reue" (siehe Abb.)

3c. Fortbildungsveranstaltungen

- Melanomtagung im Rahmen der Österreichischen Gesellschaft für Dermatologie und Venerologie
- Fortbildungsseminare der Fortbildungsreferate der Ärztekammern
- Bezirksärztetreffen, Collegium publicum, etc.

3d. Öffentlichkeitsarbeit

- Pressekonferenz der Ärztekammer für Wien
- Publikationen in Tageszeitungen
- ORF: Fernsehsendungen: Fernsehdepot, Wissen Aktuell, etc., Rundfunksendungen: Von Tag zu Tag, Ö3 Freizeichen, etc.

4. Evaluierung des Effekts der Kampagne

4a. Krebsinformationsdienst der Österreichischen Krebshilfe

Der Krebsinformationsdienst der Österreichischen Krebshilfe stellte eine Einrichtung zur Information und Beratung der Bevölkerung zu Fragen des „Problemkreises Krebs" sowie zur menschlichen, psychologischen und fachlichen Betreuung Betroffener und ihrer Angehörigen dar. Die Frequenz der Anfragen und Gespräche spiegelt die Sensibilität der Bevölkerung bezüglich eines spezifischen onkologischen Themas wider bzw. läßt sich an der Frequenz der Anrufer die Öffentlichkeitswirksamkeit von Aufklärungskampagnen messen. Während der Kampagne „Sonne ohne Reue" konnte ein Anstieg der den Problemkreis Melanom betreffenden Anfragen von 10 bis 12 pro Tag auf *bis zu 100 (!) pro Tag* verzeichnet werden.

4b. Fragebogenaktion

Die in Tabelle 1 angeführten Fragen wurden an alle niedergelassenen Mitglieder der Österreichischen Gesellschaft für Dermatologie und Venerologie im Herbst 1988 ausgesandt. Bei einer Rückmeldungsquote von 63% zeigte sich, daß die Durchführung der Kampagne äußerst positiv bewertet wurde und eine zunehmende Sensibilisierung der Bevölkerung gegenüber dem Problemkreis Melanom erkennbar war. Dies hatte zur Folge, daß eine größere Zahl der Bevölkerung als bisher sich einer dermatologischen „Gesundenuntersuchung" unterzog, wobei vermehrt Risikonaevi, Melanome, aber auch andere Hauttumoren (Basaliome, etc.) entdeckt wurden (Tabelle 1).

4c. Melanomfrequenz

Um den positiven Effekt der Kampagne jedoch nicht nur durch die subjektive Meinung befragter Kollegen ausdrücken zu können, wurden an allen Österreichischen Universitäts-Kliniken für Dermatologie (Wien I, Wien II, Graz und Innsbruck) sämtliche registrierte Melanome ein Jahr vor, im Jahr der Kampagne und ein Jahr danach (1987, 1988 und 1989) statistisch erfaßt und entsprechend ihrer vertikalen Tumordik-

Tabelle 1. Fragebogenaktion zur Evaluierung der Aufklärungscampagne Malignes Melanom – Sonne ohne Reue

In den Monaten Juli bis Oktober 1988 wurde verzeichnet:	Befragte Dermatologen
1.	Ja
a) eine Zunahme der Zuweisung von Patienten zur Begutachtung pigmentierter Läsionen (Naevi/Melanome)	87,4%
b) eine Zunahme an Patienten, die von selbst die Begutachtung pigmentierter Läsionen (Naevi/Melanome) wünschten	98,5%
c) eine vermehrte Bereitschaft, die Begutachtung pigmentierter Läsionen durchführen zu lassen	97,0%
d) eine erhöhte Sensibilität gegenüber dem Wort „Melanom"	89,7%
2. eine Zunahme der Häufigkeit der Diagnose:	
a) dysplastischer Naevus	74,4%
b) kongenitaler Naevus	54,9%
c) Melanom	43,3%
d) Basaliom und Plattenepithelkarzinom	39,3%
3. Die Aktion Melanom wurde für sinnvoll gehalten	99,3%
4. Die mediale Aufarbeitung des Themas wurde für gut befunden	88,9%
5. Die bereitgestellten Unterlagen wurden verwendet	79,1%
6. Die Wiederholung einer derartigen Aktion würden befürworten	97,0%

Melanominzidenz
Eindringtiefe <= 0,75 mm
Wien I/br 1
Anzahl der Fälle
0
2
4
6
8
10
05/87
10/87
03/88
08/88
01/89
06/89
Beobachtungszeitraum

Abb. 1

Melanominzidenz
Eindringtiefe <= 0,75 mm
Graz/br 1
Anzahl der Fälle
0
5
10
15
20
25
05/87
10/87
03/88
08/88
01/89
06/89
Beobachtungszeitraum

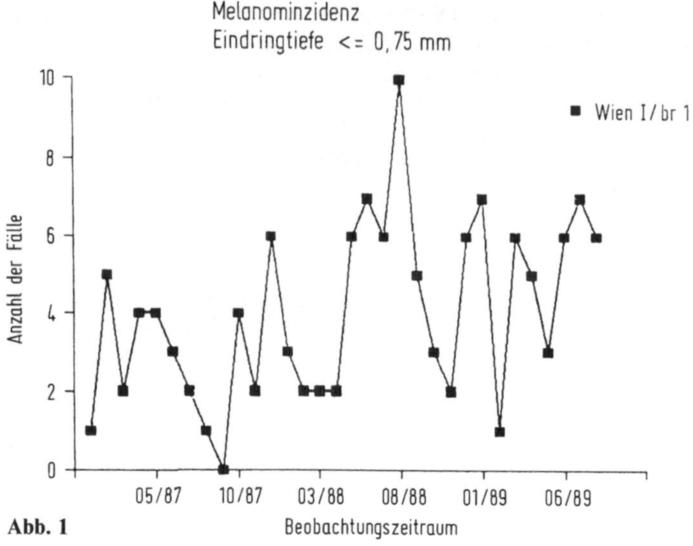

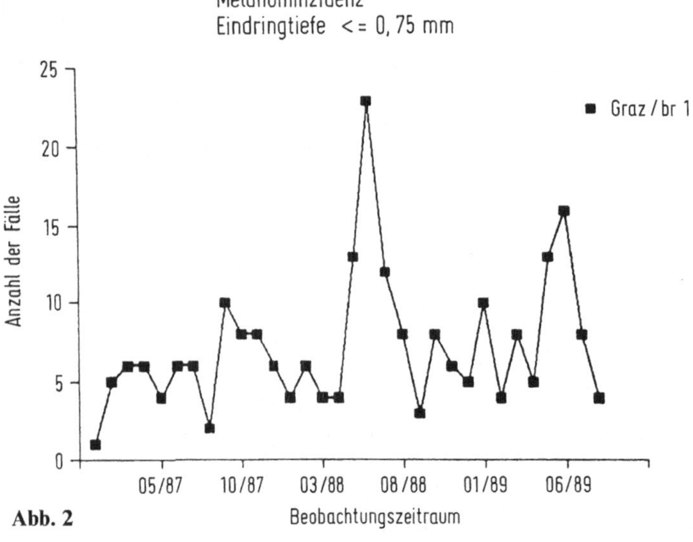

Abb. 2

Melanominzidenz
Eindringtiefe <= 0,75 mm
Wien II / br 1
Anzahl der Fälle
10
8
6
4
2
0
05/87
10/87
03/88
08/88
01/89
06/89
Beobachtungszeitraum

Abb. 3

Melanominzidenz
Eindringtiefe <= 0,75 mm
Innsbr. / br 1
Anzahl der Fälle
16
14
12
10
8
6
4
2
0
05/87
10/87
03/88
08/88
01/89
06/89
Beobachtungszeitraum

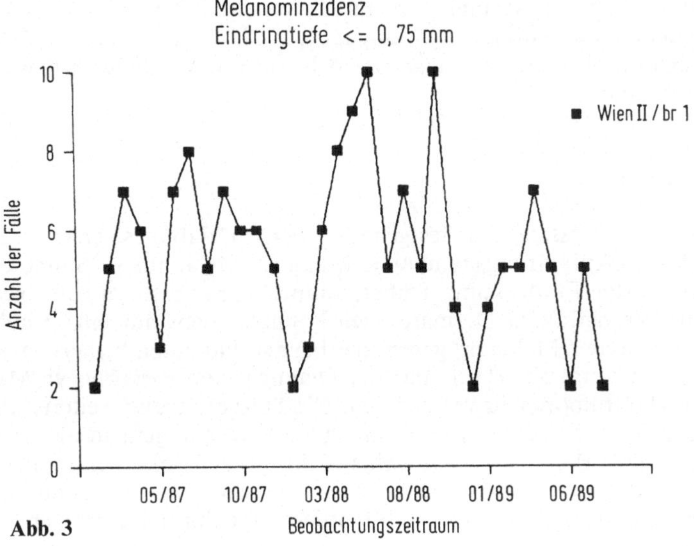

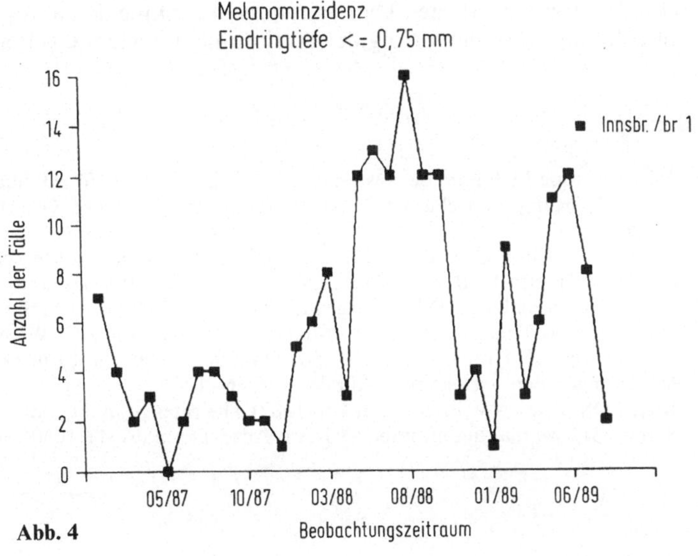

Abb. 4

ken (nach Breslow) analysiert. Es zeigte sich, daß an allen 4 Kliniken im Endsommer des Jahres der Aufklärungskampagne, 1988, *ein vermehrtes Auftreten „früher dünner“, prognostisch günstiger Melanome*, d. h. mit Eindringtiefen von weniger als 0,75 mm zu beobachten war.

5. Resumee

Zusammenfassend darf festgehalten werden, daß diese erstmals in Österreich durchgeführte Aufklärungskampagne Malignes Melanom – „Sonne ohne Reue“ zu einer vermehrten Entdeckung „früher, dünner“, prognostisch günstiger Melanome geführt hat. Die befragten Dermatologen konnten nicht nur eine erhöhte Sensibilität dem Problemkreis Melanom gegenüber bei den Patienten bemerken, sondern es war auch eine Zunahme der Häufigkeit der Diagnose von Risikonaevi, Melanomen und anderen Hauttumoren zu verzeichnen. Die Durchführung weiterer ähnlicher, nach Möglichkeit noch verbesserter Kampagnen wurde allgemein als wünschenswert angesehen. Diese Publikation soll daher nicht nur als Dokumentation des positiven Erfolgs der Kampagne „Sonne ohne Reue“ angesehen werden, sondern auch eine Hilfe für die zukünftige Erschließung öffentlicher Geldmittel darstellen.

Danksagung
Die Autoren möchten Frau Inge Schilling, PR-Managerin der Österreichischen Krebshilfe, Ihren herzlichen Dank aussprechen. Ohne den aufopfernden Einsatz von Frau Schilling wäre der Erfolg der Aktion nicht zustande gekommen.

Literatur

1. Arbeitsgruppe Melanom der Österreichischen Gesellschaft für Dermatologie und Venerologie (1988) Malignes Melanom: Früherkennung und Prognose. Österreichische Ärztezeitung 11:26–31
2. Balch MC, Milton GW, Shaw HM, Soong S (1985) Cutaneous Melanoma, Clinical Management and Treatment Results Worldwide. J. B. Lippincott Company, Philadelphia, USA
3. Kerl H, Kokoschka K, Pehamberger H, Pichler E (1988) Das Maligne Melanom der Haut. Diagnose und Therapie (Manual). Medienverlag Schering AG, Wien
4. Pehamberger H, Hönigsmann H (1988) Malignes Melanom, Früherkennung und Prognose. Mitteilungen der Ärztekammer für Wien 6:16–19
5. Riegel DS, Kopf AW, Friedmann RS (1987) The rates of malignant melanoma in the United States: Are we making an impact? J Am Acad Dermatol 17:1050–1053

Risikofaktoren beim malignen Melanom

E.-M. Kokoschka

Sofern das Melanom in einem frühen Wachsstumsstadium erkannt wird, kann es in den meisten Fällen durch einfache chirurgische Behandlung geheilt werden. Der Verdacht auf ein Melanom sollte sich zuerst aufgrund der Anamnese ergeben, sodann aus dem klinischen Bild, wobei erfahrene Dermatologen in über 95% der Fälle bereits eine Diagnose stellen können. Der Arzt muß daher mit den charakteristischen Merkmalen des Hautmelanoms sehr gut vertraut sein, so daß bei verdächtigen Pigmentmalen zum frühestmöglichen Zeitpunkt eine histologische Untersuchung erfolgen kann. Neben dem spontan auftretenden Melanom, gibt es Bevölkerungsgruppen, die ein erhöhtes Risiko auf die Inzidenz eines Melanoms haben. Diese Personen müssen im Rahmen eines Screening-Programmes automatisch regelmäßig auf Vorläuferläsionen bzw. auf spontanes Auftreten eines malignen Melanoms untersucht werden.

Aufgrund sehr breit angelegter epidemiologischer Studien im Süden der Vereinigten Staaten sowie in Australien können eine Gruppe von Merkmalen festgelegt werden, die derzeit als Risikofaktoren für die Melanomentstehung mit unterschiedlicher Signifikanz vorliegen [11, 16].

Folgende Risikofaktoren wurden bisher eingehend untersucht:

1. Verschiedene Pigmentcharakteristika bei hellhäutiger Komplexion
2. Familiäre und genetische Faktoren
3. UV-Licht-Exposition
4. Akute Sonnenschäden
5. Ethnische Faktoren
6. Hormonelle Faktoren
7. Verschiedene, allgemeine onkogene Faktoren

Pigmentcharakteristika

Untersucht man verschiedene Hautcharakteristika bei mitteleuropäischer Komplexion so zeigt sich, daß die Anzahl benigner Lentigines, die Anzahl von Naevi, der Bräunungstyp und die Tendenz zu Sonnenbrand signifikant mit dem Risiko des Auftretens eines Melanoms assoziiert sind. Die Pigmentzelldichte variiert zwischen verschiedenen anatomischen Hautarealen, wobei eine kontinuierliche Steigerung vom Stamm zu Extremitäten, zum Kopf und zur Vorhaut zu verzeichnen ist. Die Zahl der Melanozyten, sowie deren Pigmentgehalt ändert sich im Verlaufe des Alterns und mit zunehmender Exposition mit ultraviolettem Licht. Verschiedene proliferative melanozytische Läsionen, ihre Anzahl und Lokalisation können mit einem erhöhten Risiko für das maligne Melanom in Übereinstimmung gebracht werden.

Es handelt sich dabei einerseits um *Lentigines*, die eine Hyperplasie einer einschichtigen Melanozytenlage mit Hyperpigmentation der Basalschicht darstellen, wobei es

II. Universitäts-Hautklinik Wien

zu keiner vermehrten Pigmentierung nach Sonnenbestrahlung kommt (Differentialdiagnose zu Sommersprossen). Andererseits um Pigmentnaevi verschiedensten Typs, die eine vielschichtige Hyperplasie von Naevozyten charakterisiert und unter UV-Bestrahlung deutlich eine Zunahme des Pigmentgehaltes aufweisen.

Untersucht man große Personengruppen so zeigt sich, daß die stärkste Assoziation zwischen Melanom und Pigmentphänotyp, im Auftreten von multiplen proliferativen Läsionen an den Armen gegeben ist [16], wobei das relative Risiko für multiple Lentigines bei 6,6 im Vergleich zu Kontrollpersonen liegt, hingegen für Naevi bei 20. Sind sowohl Naevi als auch Lentigines an den Armen zu finden, so erhöhte sich das Risiko auf 29,3 im Vergleich zu Personen, die keine Pigmentläsionen an den Armen haben [18]. Die direkte Assoziation zwischen Naevi und Melanomen ist noch nicht eindeutig geklärt. Doch zeigen ⅔ aller Patienten in primären Melanomen einen Naevus als Ursprungsläsion [5, 30]. Andererseits scheint eine genetische Disposition für die lichtinduzierte onkogenetische Umwandlung von Naevi zu bestehen [7, 8].

Weiterhin zeigte sich, daß der kutane Phänotyp ein relativ guter Prädiktor für das Risiko der Melanomentstehung ist [12, 13]. Untersucht man das invidivuelle Risiko für ein Hautmelanom bezogen auf Haar, Haut und Augenfarbe im klinischen Stadium I, so zeigt sich, daß Rothaarige mit grünen oder braunen Augen, mit heller bräunungsarmer Hautkomplexion (Hauttyp I) ein 4,5fach höheres Risiko aufweisen als Personen mit Hauttyp III und IV (Tabelle 1).

Die Fähigkeit zur UV-Dosis-abhängigen Hautbräunung ist ein protektiver Faktor gegen Hautkarzinome. Es haben daher jene Personen, die keine Bräunung nach Sonnenbestrahlung erfahren, ein 4,5fach höheres Risiko für maligne Pigmenttumoren als jene, die schnell und dunkel bräunen. Noch höher liegt das Risiko für jene Personen, die immer wieder Sonnenbrände erfahren, nicht bräunen aber intensiv in der Folge schälen; das relative Risiko liegt bei 5%, im Vergleich zum Bräunungstyp IV. Ist der kutane Phänotyp bei einem Individuum so konzipiert, daß hochdosierte UV-Bestrahlung zur Neubildung von Naevuszellnaevi, mit Neigung zu Sonnenbrand ohne Bräunung, gelagert ist – nimmt das Risiko für die externe Stimulation zur Melanombildung exzeptionell schnell zu und liegt 51mal höher als bei jenen Personen, die keines dieser Charakteristika aufweisen (Tabelle 2).

Tabelle 1. Relatives Risiko (rR) bezogen auf die Haar-, Haut- und Augenfarbe bei Melanompatienten im klinischen Stadium I (zit. aus Milton und Mitarb. 1988, 31)

Haar	Haut	Augen	rR
Rot	Hell	Grün oder Braun	4,5
Rot	Hell	Blau	4,2
Rot	Dunkel	Grün oder Braun	3,4
Rot	Dunkel	Blau	2,5
Blond	Hell	Grün oder Braun	2,6
Blond	Hell	Blau	2,8
Blond	Dunkel	Grün oder Braun	1,2
Blond	Dunkel	Blau	2
Braun oder Schwarz	Hell	Grün oder Braun	1,9
Braun oder Schwarz	Hell	Blau	2,5
Braun oder Schwarz	Dunkel	Grün oder Braun	1
Braun oder Schwarz	Dunkel	Blau	1

Tabelle 2. Melanomrisiko bezogen auf den Pigmentzellphänotyp (Mod. nach Green u. Mitarb. 1986, [16])

Risikofaktoren	rR = relatives Risiko
Naevi an den Armen	22,8
Lentigines an den Armen	2,7
Empfindlichkeit für Sonnenbrand	5,0
Wenig oder keine Bräunung	1,9
Rote Haarfarbe	7,2
Augenfarbe grün oder braun	1,1
Hellhäutig	1,1

Familiäre und genetische Faktoren

Von Lynch u. Mitarb. [28] wurde 1978 der dysplastische Naevus als distinkter kutaner Phänotyp eines Melanomvorläufers erkannt und sowohl als Risikomarker für eine Melanomdisposition, als auch als direkte Lokalisation einer Melanomentstehung beschrieben. Dysplastische Neavuszellnaevi können individuell sporadisch auftreten, oder familiär autosomal-dominant vererbt werden [12, 13]. Von einem dysplastischen Naevuszellnaevus-Syndrom wird dann gesprochen, wenn bei mindestens 2 direkt verwandten Familienangehörigen multiple Naevi des dysplastischen Typs auftreten [33]. Patienten mit sporadisch auftretenden dysplastischen Naevi haben ein Lebenszeit-Melanomrisiko von 20%, bei Assoziation von dysplastischem Naevus-Syndrom und familiären Melanomen potenziert sich dieses jedoch um ein Vielfaches. Von der Arbeitsgruppe um Bale [4] wurde 1989 auch ein Gen-Lokus am kurzen Arm von Chromosom 1 im Chromosomenband 1_p36 demonstriert, welcher vielleicht für die Suszeptibilität für Melanome in diesen Familien verantwortlich ist.

Weiterhin wurde auch die familiäre Disposition für Melanome und das Auftreten von Naevi und Lentigines an freigetragenen Körperarealen als genetische Determinante für eine Melanozytenproliferationstendenz untersucht. Patienten mit multiplen Naevi an den Armen hatten eine wesentlich häufigere Melanomanamnese mit einem relativen Risiko von 2,5 als Kontrollpersonen, wobei sich wieder eine Assoziierung mit der Dosis der UV-Bestrahlung in der frühen Kindheit, sowie mit vielen Sonnenbränden (mehr als 8) ergab. Von Green und Mitarb. [16] wurde aus dieser Beobachtung geschlossen, daß multiple Naevi an den Armen eine erhebliche Tendenz zur Proliferation von Melanozyten darstellen, die unter Einfluß von Sonnenexposition bei erhöhter Suszeptibilität synchron verlaufen. Mit Ausnahme des Unterschenkels gibt es jedoch keine Übereinstimmung zwischen Sonnenbrandlokalisation und Neuentstehung eines malignen Melanoms [15, 16, 29]. Damit kann nicht auf eine direkte karzinogene Aktion von UV-Licht auf das Melanozyten-DNA-Repair-System postuliert werden. Diese klinische Beobachtung konnte auch mit experimentellen Ergebnissen in Übereinstimmung gebracht werden, in denen gezeigt wurde, daß es im Rattenversuch nach UV-Bestrahlung auch zu Veränderungen der Melanozytenpopulation an bedeckter unbestrahlter Haut kommt [35] und lokal durch immunologische Effekte mediiert wird [10].

Ethnische Faktoren

Der Einfluß einer bestimmten Bevölkerungsgruppe auf die Entstehung des malignen Melanoms ohne Berücksichtigung des UV-Hauttypes, sowie der UV-Gesamtbelastung zeigt keine signifikanten Ergebnisse. Untersuchungen an keltischen Abkömmlingen, in Australien diagnostiziert, konnten dies beweisen [16]. Ein leicht erhöhtes Risiko war nur bei Emigranten, die mehr als 40 Jahre in Australien lebten, zu verzeichnen.

Hormonelle Faktoren

Die verschiedensten Fallbeschreibungen von Melanomen während der Schwangerschaft [24], sowie die erhöhte Pigmentdisposition während der Gravidität durch erhöhte Spiegel von Melanozyten-stimulierendem Hormon [1], der Nachweis von Steroidhormonrezeptoren, aber auch von Östrogen- und Androgenrezeptoren an der Melanomzelle [25, 32], das Wachstum unter externer Östrogenexposition bei weiblichen Tieren [27], sowie Studien die zeigen konnten, daß eine Langzeittherapie mit oralen Kontrazeptiven zu einem erhöhten Risiko führen [3, 19] schienen Beweise zu sein, daß exogene und endogene Sexualhormonstimulation mit einem erhöhten Risiko zum malignen Melanom assoziiert sind. Die Auswertung der Analyse von Frauen im gebärfähigen Alter und entsprechend der Geburtenrate, sowie unter Hormontherapie [16] zeigten, daß kein statistisch signifikant erhöhtes Risiko für Melanome bei diesen Patientinnen nachzuweisen war. Dabei scheint es auch unerheblich zu sein, ob eine Östrogentherapie kurzzeitig oder über viele Jahre durchgeführt wurde [19]. Ebenso konnten keine schlüssigen Verknüpfungen zwischen Alter zum Zeitpunkt der Menarche, Anzahl der Geburten [9], sowie das Alter der Erstgebärenden, sowie bei einem Multivarianz-Modell relativiert werden [20].

Verschiedene Faktoren

Berücksichtigt man verschiedenste Umweltfaktoren, welche chronisch auf den Organismus einwirken, wie Nikotin, Alkohol, unterschiedliche Nahrungsmittel wie z. B. ungesättigte Fettsäure, sowie der Einfluß verschiedener Externa wie z. B. kosmetische Grundlagen oder Haarfärbemittel [34], so zeigte sich in keiner Gruppe ein signifikanter Einfluß auf die Melanomentstehung [16, 23, 26].

Ebenso waren soziale Faktoren mit keinen höheren Inzidenzraten verbunden [2, 6].

Zusammenfassung

Als signifikanter Risikofaktor für das maligne Melanom kann das Auftreten von erworbenen Naevuszellnaevi und Lentigines an den Armen gewertet werden.

Die Beobachtung, daß Personen mit bleicher und sonnenempfindlicher Komplexion, charakterisiert durch helle Haarfarbe und einem erhöhten Auftreten von Sonnenbränden bei akuter Exposition, weit häufiger ein Melanom erfahren, geben einen deutlichen Hinweis für die UV-Licht-Hypothese als ätiologischer Faktor. Weiterhin konnte nachgewiesen werden, daß UV-Licht von hoher Einzeldosierung über die Lebenszeit akkumuliert und somit ebenfalls zu einer vermehrten Entwicklung von Melanomen führt. Diese hohe UV-Dosis kann sich einerseits aus einer chronischen Sonnenexposition über lange Zeit (z. B. ständiges Arbeiten im Freien) oder aus wiederholten Episoden von kurzen, aber schweren Sonnenattacken (ungewohntes Freizeitverhalten) ergeben. Theoretisch erscheint es auch möglich zu sein, daß nach hoher UV-Exposition der Schweiß karzinogene Determinanten beinhaltet, welche einen kausalen Zusammenhang mit der Melanomentstehung vermuten lassen können. Die Exposition mit verschiedenen Chemikalien könnte für die karzinogene Disposition zum Melanom mitverantwortlich sein, doch ist bisher der direkte Zusammenhang für eine bestimmte Substanz nicht gelungen. Weder der soziale Status noch Konsumgüter, sowie externe oder endogene hormonelle Exposition scheinen signifikant determinant für das Melanomrisiko zu sein, wenn sie mit phänotypischen und Umweltfaktoren in Vergleich gestellt werden.

Literatur

1. Ances IG, Pomerantz SH (1974) Serum concentrations of β melanocyte-astimulating hormone in human pregnancy. Am J Obstet Gynecol 119:1062–1068
2. Austin DF, Reynolds P (1986) Occupation and malignant melanoma of the skin. In: Gallagher RP (ed) Epidemiology of Malignant Melanoma. Springer, Berlin Heidelberg New York Tokyo
3. Bain C, Hennekens C, Speizer FC et al (1982) Oral contraceptive use and malignant melanoma. JNCI 68:537–539
4. Bale SJ, Dracopoli NC, Tucker MA, Clark WH jr, Fraser MC, Stanger BZ, Green P, Donis-Keller H, Housman DE, Greene MH (1989) Mapping the Gene for Hereditary cutaneous malignant Melanoma-Dysplastic Nevus to Chromosome 1p. N Engl J Med 320:1367–1372
5. Clark WH, Mastrangelo MJ, Ainsworth AM, Berd D, Bellet RE, Bernardino EA (1977) Current concepts of the biology of human cutaneous malignant melanoma. Adv Cancer Res 24:267–338
6. Cooke KR, Skeegg DCG, Fraser J (1984) Socio-economic status, indoor and outdoor work, and malignant melanoma. Int J Cancer 34:57–62
7. Elder DE, Goldman LI, Goldman SC et al (1980) Dysplastic nevus syndrome: a phenotypic association of sporadic cutaneous melanoma. Cancer 46:1787–1794
8. Elder DE, Kraemer KH, Greene MH, Clark WH, Guerry D (1982) The dysplastic nevus syndrome: our definition. Am J Dermatopath 4:455–460
9. Elwood JM, Coldman AJ (1987) Previous pregnancy and melanoma prognosis. Lancet II:1000–1001
10. Fisher MS, Kripke ML (1982) Suppressor T-lymphocytes control the development of primary skin cancers in ultraviolet irradiated mice. Science 216:1133–1134
11. Gallagher RP, Elwood JM, Hill GB (1986) Risk factors for cutaneous malignant Melanoma. The Western Canada Melanoma Study. In: Gallagher RP (ed) Epidemiology of Malignant Melanoma. Springer, Berlin Heidelberg New York Tokyo
12. Green MH, Fraumen JF (1979) The hereditary variant of malignant melanoma. In: Clark WH jr, Goldman LI, Mastrangelo MJ (eds) Human malignant melanoma. Grune & Stratton, New York, pp 139–166
13. Green MH, Goldin R, Clark WH et al (1983) Familial cutaneous malign melanoma: Autosomal dominant trail possibly linked to the Rh locus. Proc Natl Acad Sci USA 80:6071–6075
14. Green A, Mac Lennan R, Siskind V (1985) Common acquired naevi and the risk of malignant melanoma. Int J Cancer 35:297–300
15. Green A, Siskind V, Bain C, Alexander J (1985) Sunburn and malignant melanoma. Br J Cancer 51:393–397
16. Green A, Bain C, McLennan R, Siskind V (1986) Risk factors for cutaneous Melanoma in Queensland. In: Gallagher RP (ed) Epidemiology of Malignant Melanoma. Springer, Berlin Heidelberg New York Tokyo, pp 76–97

17. Green A, Bain C (1985) Hormonal factors and melanoma in women. Med J Aust 142:446–448
18. Green A (1984) Sun exposure and the risk of melanoma. Aust J Dermatol 25:99–102
19. Holly EA, Weiss NS, Liff J (1983) Cutaneous malignant melanoma in relation to exogenous hormones and reproductive factors. JNCI 70:827–831
20. Holly EA (1986) Melanoma and Pregnancy. In Gallagher RP (ed) Epidemiology of Malignant Melanoma. Springer, Berlin Heidelberg New York Tokyo
21. Holley EA (1986) Cutaneous Melanoma and Oral Contraceptives: A review of case-control and cohort studies. In: Gallagher RP (ed.) Epidemiology of Malignant Melanoma. Springer, Berlin Heidelberg New York Tokyo
22. Holman CDJ, James IR, Gattey PH et al (1980) An analysis of trends in mortality from malignant melanoma of the skin in Australia. Int J Canc 26:703–709
23. Holman CDJ, Armstrong BK, Heenan PJ (1983) A theory of the etiology and pathogenesis of human cutaneous malignant melanoma. JNCI 71:651–656
24. Houghton AN, Flannery J, Viola MV (1981) Malignant melanoma of the skin occurring during pregnancy. Cancer 48:407–410
25. Kokoschka EM, Luger Th, Schmidt J, Spona J, Bieglmayer Ch (1981) Steroidrezeptoranalyse an malignen Melanomen. Hautarzt [Suppl V] 32:70–72
26. Lee JAH, Strickland D (1980) Malignant melanoma: social status and outdoor work. Br J Cancer 41:757–763
27. Lopez RE, Bhakoo, Paolini NS, Rosen F, Holyhoke ED, Godrosen MH (1978) Effect of estrogen in the growth of B-16 melanoma. Surg Forum 29:153–154
28. Lynch HT, Frichot BC III, Lynch JF (1978) Familial atypical multiple mole-melanoma syndrome. J Med Genet 15:352
29. MacKie RM, Aitchison T (1982) Severe sunburn and subsequent risk of primary cutaneous melanoma in Scotland. Br J Cancer 46:955–960
30. McGovern VJ (1977) Epidemiological aspects of melanoma: a review. Pathology 9:233–241
31. Milton GW, Balch CM, Shaw HM (1988) Klinik (Symptomatologie, klinische Diagnose und Differentialdiagnose) In Balch CM, Milton GW et al (eds.) Hautmelanoma. Diagnose, Therapie und weltweite Ergebnisse. Springer, Berlin Heidelberg New York Tokyo, S 13–31
32. Neifeld JP, Lippman ME (1980) Steroid hormone receptors and melanoma. J Invest Derm 74:379–381
33. Niebauer G, Kokoschka EM (1986) Das dysplastische Nävussyndrom. Wien Klin Wochenschr 98(20):673–678
34. Reynolds P, Austin DF (1984) Epidemiologic-based screening strategies for malignant melanoma of the skin. In: Engstrom PF, Anderson PN, Mortenson LE (eds) Advances in cancer control: epidemiology and research. Liss, New York, pp 245–254
35. Rosdahl IK (1979) Local and systemic effects on the epidermal melanocyte population in UV-irradiated mouse skin. J Invest Dermatol 70:143–148

Malignes Melanom – Früherkennung

H. Pehamberger

1. Zusammenfassung

Tumordicke, Eindringtiefe und Tumorvolumen stellen die wesentlichsten prognostischen Parameter des primären malignen Melanoms der Haut dar. Es steht außer Zweifel, daß „dünne", nicht invasive Melanome eine bessere Prognose besitzen als invasive und daß die Prognose nahezu linear gegenüber der Zunahme der Tumordicke abnimmt. Da ausreichend früh diagnostizierte Melanome durch die radikale Exzision heilbar sind, kommt der Früherkennung in der Behandlung des malignen Melanoms integrale Bedeutung zu. Es gilt daher, Charakteristika an pigmentierten Läsionen zu beachten, die als Warnzeichen der Umwandlung in ein malignes Melanom angesehen werden. Diese Veränderungen können sowohl an Naevi, aber auch an *de novo* aufgetretenen pigmentierten Läsionen erkannt werden. Ein weiterer wesentlicher Aspekt der Früherkennung besteht in der Erkennung von Risikonaevi – sogenannten Melanompräkursoren –, wie dysplastischen und kongenitalen Naevi, die ein erhöhtes Risiko der Melanomentwicklung beinhalten. Eine Verbesserung der Frühdiagnostik des malignen Melanoms konnte weiters durch die Epilumineszenzmikroskopie erreicht werden; eine Methode, die nicht nur die subtilere Betrachtung der klinischen Kriterien ermöglicht, sondern durch die Ölimmersionstechnik die Epidermis transluzent macht und damit eine neue Dimension der Hautmorphologie, nämlich den Bereich der dermoepidermalen Junktionszone eröffnet. Damit wurde die klinische Diagnostik pigmentierter Läsionen um neue Kriterien bereichert, die die Treffsicherheit in der Unterscheidung von benignen zu malignen, sowie die Abgrenzung zu nicht pigmentierten Läsionen verbessern.

2. Einleitung

Das Melanom ist der bösartigste Hauttumor, dessen Gefährlichkeit einerseits in einer hohen Metastasierungstendenz, andererseits in einer tumorspezifischen Resistenz gegenüber konventionellen Krebstherapien besteht [1]. Weiteres ist weltweit eine enorme Inzidenzzunahme des Melanoms zu beobachten. Dem gegenüber steht die Tatsache, daß die Prognose des Melanoms zunehmend besser wird. Starben Mitte des Jahrhunderts noch etwa 50% der Patienten mit Melanom, so liegt heute die generelle 5-Jahres-Überlebensrate bei über 80% [4, 13]. Die Ursache dafür liegt in erster Linie in einer verbesserten Früherkennung! Es existieren heute Kriterien, die es gestatten, das Melanom bereits in seinen Frühphasen zu erkennen und in einem Stadium zu operieren, in dem der Tumor durch die ausreichende Excision noch heilbar ist [2, 6].

I. Universitäts-Hautklinik Wien

3. Früherkennungsmerkmale

Die Mehrzahl der Melanome entsteht intraepidermal aus Klonen maligner Melanozyten. Entsprechend dem biologischen Wachstumsmuster erfolgt eine sehr lange, bis zu Jahrzehnte dauernde intraepidermale Wachstumsphase (Lentigo maligna; LM) oder eine etwas kürzere, Monate bis zu 2 Jahren währende (oberflächlich spreitendes Melanom – superficial spreading melanoma; SSM) Wachstumsphase als Melanom in situ. Erst dann kommt es zum vertikalen Wachstum und somit zur Invasion des Tumors (LM Melanom, LMM oder SSM). Die horizontale Wachstumsphase ist beim nodulären malignen Melanom (NMM) praktisch fehlend, die Invasivität tritt sofort ein [16].

Praktisch jedes Melanom der Haut beginnt daher als kleinste, initial meist für einen Naevus gehaltene, pigmentierte Läsion. Das Leitsymptom der Malignität ist die

Tabelle 1. Melanomwarnzeichen

- o Größenwachstum
- o Randveränderung
- o Oberflächenveränderung
- o Farbveränderung
- o Entzündung
- o Juckreiz
- o Blutung
- o Plötzliches Auftreten zahlreicher Naevi

Tabelle 2. ABC der Melanomdiagnostik

A = *Asymmetrie*
der Form; eine Hälfte anders als die andere
(*Muttermale* sind rund und symmetrisch.
Melanome wachsen stärker in eine Richtung und sind daher asymmetrisch).

B = *Begrenzung*
unregelmäßig
(*Muttermale* sind in der Randzone scharf zur normalen Haut begrenzt
Melanome zeigen eine zackige und unregelmäßige Begrenzung zur normalen Haut. Dunkel gefärbte Stellen und helle Haut gehen scheinbar übergangslos ineinander über).

C = *Colorit*
Farbe ist uneinheitlich und spiegelt alle Töne von braun, blau, grau, weiß, rot und schwarz wider
(*Muttermale* weisen einen einheitlichen (homogenen) hellbraunen Farbton auf.
Melanome sind durch verschiedene braune und schwarze bzw. rötliche und auch graue Farbtöne gekennzeichnet).

D = *Durchmesser*
größer als der Durchmesser eines Bleistiftende-Radiergummis (6 mm)
(*Muttermale* bleiben nach ihrer anfänglichen Wachstumsphase über viele Jahre gleich groß.
Melanome nehmen immer an Größe zu).

E = *Elevation*
vorhanden; Oberfläche über das Hautniveau erhaben mit Unregelmäßigkeit, Unebenheit und Knötchenbildung

Tabelle 3. Glasgow seven point check list

1. Itch or altered sensation
2. Over 1 cm diameter in size
3. Increasing size in an adult
4. Geographic or irregular outline
5. Color variation within the lesion
6. Inflammation
7. Crusting or bleeding

Tabelle 4.

	Dysplastische Naevi	Normale erworbene Naevi
Zahl:	einer oder mehr, Dutzend oder unzählbar, besonders in Melanom-Familien	einer oder mehr, im Schnitt 12 bis 15; 30% weißer Menschen haben überhaupt keine Naevi
Verteilung:	jede Lokalisation, besonders am Stamm, aber auch an sonnenbedeckten Arealen, wie Kopfhaut, Genital-, Glutäalregion, weibliche Brust	jede Lokalisation, sonnenexponierte Areale am Stamm und den Extremitäten, selten in Glutäalregion und weiblicher Brust
Typ:	makulo-papulös, sogar wenn groß (über 6 mm) leicht erhaben	schmale Läsion (junktionaler Naevus) sind makulös, und größere Läsionen (über 6 mm) sind üblicherweise uniform erhaben (Papeln oder Plaques)-dermaler Naevus
Größe:	üblicherweise bis zu 15 mm, Läsionen über 6 mm müssen als dysplastischer oder kongenitaler Naevus angesehen werden	meist kleiner als 6 mm
Farbe:	braun (dunkel- oder mittel braun, rosa!)	braun (mittel- oder dunkel)
Farbmuster:	unregelmäßiger Wechsel von braun und dunkelbraun mit oft rosa Anteilen	einheitlich oder regelmäßiges Muster
Form:	rund, oval oder ellipsoid	rund oder oval
Rand:	unscharfer Rand mit normaler Haut und/oder unregelmäßigem Rand	scharf begrenzt, unregelmäßiger Rand meist nicht vorhanden

Unregelmäßigkeit in bezug auf Form, Farbe, Rand, Oberfläche, aber auch Größenwachstum, Juckreiz und Blutung zeigen Malignität an. Diese Charakteristika wurden von uns als „Melanomwarnzeichen“ (Tabelle 1) bezeichnet [16]. Die Simplifizierung dieser Kriterien zur Patientenaufklärung und Öffentlichkeitsarbeit erfolgte durch die American Cancer Society mittels dem ABC der Melanomdiagnostik (Tabelle 2) [7]. Gleichen Inhalt stellt die „Glasgow seven point check list“ (Tabelle 3) [9] dar. Alle diese Checklisten sind einfache Richtlinien zur Diagnostik der frühen Kriterien des Melanoms und dienen dazu, Patienten, Öffentlichkeit, medizinisches Personal und

Ärzte auf die Bedeutung der Früherkennung und die Kriterien des Melanoms aufmerksam zu machen.

4. Melanompräkursoren – Risikonaevi

Neben der Erkennung von frühen, „dünnen“, kurablen Melanomen gilt es, Personen zu erfassen, die ein erhöhtes Melanomrisiko besitzen, das sind Menschen mit bestimmten Muttermalen (Melanompraekursoren – Risikonaevi), nämlich dysplastischen Naevi oder kongenitalen Naevi.

4.1 Dysplastische Naevi

Dysplastische Naevi (Clark Melanocytic Lesion) sind erworbene Muttermale mit bestimmten klinischen und histopathologischen Kriterien, die sich von „normalen“ erworbenen, benignen Pigmentnaevi unterscheiden und klinisch oft nicht von einem frühen Melanom unterschieden werden können [8, 10, 11].

Dysplastische Naevi können in 2 Formen auftreten: 1. familiär (dysplastisches Naevus-Syndrom, früher als B-K-Mole-Syndrom bezeichnet) und 2. nicht familiär (sporadische, nicht familiäre dysplastische Naevi). Familiäre dysplastische Naevi werden autosomal dominant vererbt, das Vorkommen von multiplen, dysplastischen Naevi in 2 oder mehr Mitgliedern einer Familie rechtfertigt die Klassifikation. In solchen Familien wurde das vermehrte Auftreten (stark erhöhtes Risiko!) von Melanomen beobachtet. Im Gegensatz dazu können dysplastische Naevi auch ohne Familienanamnese solitär, meist jedoch multipel bei Einzelindividuen auftreten (sporadisch, nicht familiäre dysplastische Naevi). Junge erwachsene Menschen haben üblicherweise im Durchschnitt 25 „normale“, benigne Naevi. Patienten mit dysplastischen Naevi (familiär oder nicht familiär) besitzen hingegen meist mehr als 100 Muttermale! Dysplastische Naevi entstehen üblicherweise im jungen Erwachsenenalter, während benigne Naevi üblicherweise nicht nach dem 35. Lebensjahr neu auftreten. Dysplastische Naevi können prinzipiell an jeder Stelle der Körperoberfläche entstehen, werden jedoch oft am Stamm gefunden sowie gehäuft an „bedeckten“ Stellen der Körperoberfläche, wie Gesäßregion, Brust oder am Capillitium; dies stellt einen gewissen Unterschied in der Verteilung zu benignen Naevi dar.

Dysplastische Naevi sind meist größer als benigne Naevi und messen im Durchmesser etwa 5 bis 12 mm. Sie besitzen einen maculösen und einen papulösen Anteil, vielfach vergleichbar einem Spiegelei, das heißt mit zentraler Papel und peripherem ringförmigem Fleck und sind von unregelmäßiger Form und Begrenzung. Die Farbe ist uneinheitlich und variiert zwischen rötlich-bräunlich oder braun-schwärzlich, typisch ist jedoch ein rosa Hintergrund. Die Oberfläche dysplastischer Naevi ist meist wie die normaler Haut, manchmal jedoch höckrig. Dermato-histopathologisch weisen dysplastische Naevi typische Merkmale auf.

Dysplastische Naevi können selbst zu einem Melanom werden oder stellen zumindest einen Marker dafür dar, daß der betreffende Patient oder seine Angehörigen ein erhöhtes Risiko besitzen, ein Melanom – auch aus normaler Haut – zu entwickeln. Demzufolge gehören Patienten mit dysplastischen Naevi einer Risikogruppe an und müssen häufig (1- bis 2mal pro Jahr) kontrolliert und beobachtet werden, um suspekte Läsionen möglichst frühzeitig exzidieren zu können. Zur Diagnose gehört die exakte makroskopisch klinische Beurteilung der gesamten Körperoberfläche inklusive Capillitium, Augen, Genitale und Intertrigoregionen. Zumindest einer der klinisch atypisch erscheinenden dysplastischen Naevi sollte exzidiert und die Diagnose histopatholo-

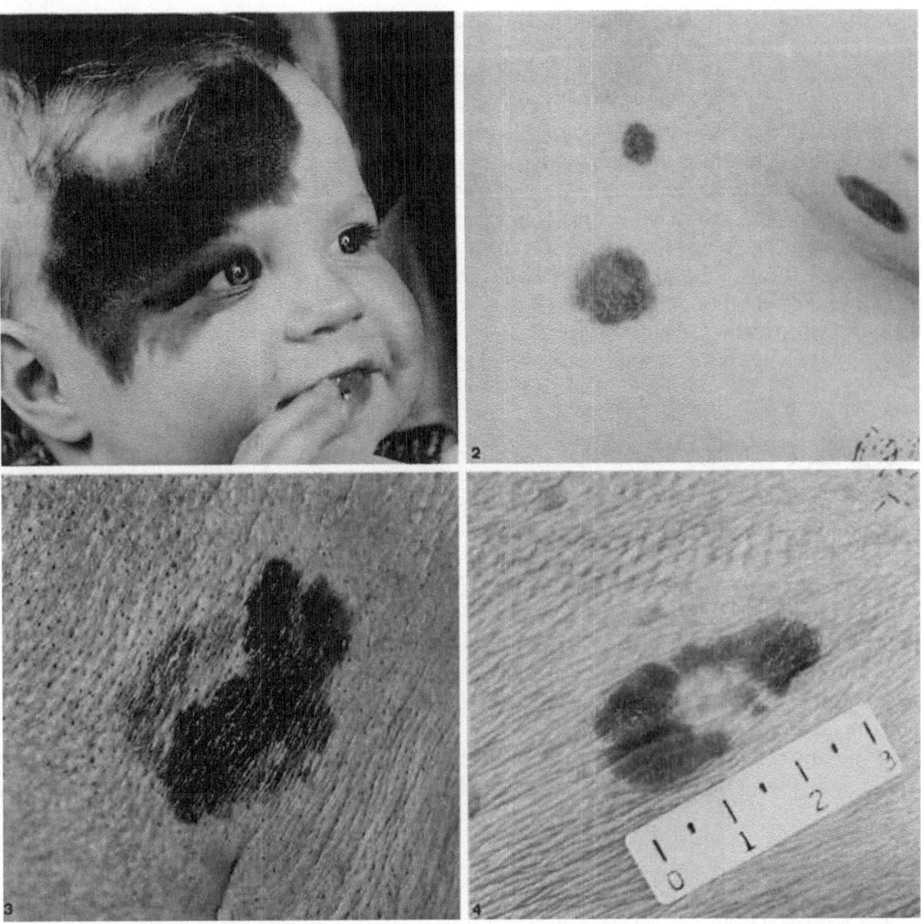

Abb. 1. Congenitaler Naevus

Abb. 2. Dysplastischer Naevus

Abb. 3. Lentigo maligna

Abb. 4. Oberflächlich spreitendes Melanom in situ

gisch bestätigt werden. Wurde ein familiäres dysplastisches Naevus-Syndrom festgestellt, sollten sämtliche Verwandten ersten Grades klinisch untersucht werden.

4.2 Kongenitale Naevi

Kongenitale Naevi sind melanozytäre Naevi, die von Geburt an bestehen. Sie können im Durchmesser klein (kleiner als 1,5 cm), mittelgroß (1,5 bis 20 cm) oder groß (größer als 20 cm) bis weite Teile der Körperoberfläche einnehmend sein. Letztere Gruppe wurde auch als Riesenpigmentnaevi oder mit dem aus psychologischen Gründen nach Tunlichkeit nicht mehr zu verwendenden Ausdruck „Tierfellnaevi" bezeichnet.

Klinisch handelt es sich um oberflächlich unregelmäßig zerklüftete, papillomatöse, teilweise verrucöse Naevuszellnaevi mit vermehrter Pigmentierung unterschiedlicher

Intensität und variablen Braunschattierungen sowie stellenweise Hypertrichose [3, 5, 11, 14].

Man weiß heute, daß aus großen bis riesigen kongenitalen Naevi Melanome überzufällig häufig (15 bis 30%) entstehen. Große, kongenitale Naevi sollten daher nach Maßgabe der chirurgischen Möglichkeiten ganz oder zumindest teilweise exzidiert werden – in letzterem Fall muß eine regelmäßige Nachsorge in Form klinischer Kontrollen erfolgen. Bezüglich kleiner kongenitaler Naevi sind die Meinungen im Hinblick auf Melanomrisiko und therapeutisches Vorgehen teils kontroversiell. Rezente Arbeiten unterstreichen jedoch immer mehr das Potential kleiner kongenitaler Naevi, sich in ein Melanom umzuwandeln. Da die chirurgische Entfernung kleiner kongenitaler Naevi in den meisten Fällen problemlos ist und letztlich weniger aufwendig und risikoreich als die andererseits erforderlichen lebenslangen klinischen Kontrollen, wird sie heute von den meisten Dermatologen empfohlen.

5. Epilumineszenzmikroskopie

Obwohl viele pigmentierte Läsionen bereits aufgrund des klinischen Erscheinungsbildes eindeutig diagnostizierbar sind, ist das bei einer Reihe von Läsionen selbst erfahrenen Dermatologen aufgrund ausschließlich klinischer Kriterien nicht möglich. Es sei daher auf eine neue Methode der Hautmikroskopie, die Epilumineszenzmikroskopie, hingewiesen, die einerseits eine exaktere Beobachtung von Oberflächendetails pigmentierter Läsionen ermöglicht, andererseits durch Verwendung der Ölimmersionstechnik eine neue Dimension der Hautmorphologie, nämlich den Bereich der Dermoepidermalzone, eröffnet. Dadurch gelang es, zusätzliche Kriterien zu erstellen, die eine entscheidende Verbesserung in der Unterscheidung von benignen und malignen melanozytären Läsionen und somit eine wesentliche Hilfe in der präoperativen Diagnostik pigmentierter Läsionen darstellen [12, 15].

6. Sonographie

In den letzten Jahren wurde zunehmend Ultraschallmethoden eine Bedeutung in der Beurteilung der Eindringtiefe und Abgrenzung kutaner Tumoren zugesprochen. Inwieweit die Technik aufgrund ihres jedoch limitierten Auflösungsvermögens in der Differentialdiagnose früher Melanome von normalen oder dysplastischen Naevi bzw. anderen Hauttumoren von Relevanz ist, wird weiteren Studien vorbehalten bleiben.

7. Schlußfolgerung

Der wesentliche Aspekt der modernen Melanombehandlung konzentriert sich, da die Prognose um so günstiger ist, je früher der Tumor in seiner Entwicklungsphase erkannt und chirurgisch entfernt wird, auf eine weitere Verbesserung der Frühdiagnostik.

Eine Unterstützung etablierter klinischer Kriterien könnte durch die Epilumineszenzmikroskopie erfolgen, eine Methode, die durch zusätzlich morphologische Kriterien eine Hilfe zur reinen klinischen Diagnostik darstellt. Von größter Bedeutung, und das sei abschließend hervorgehoben, wird jedoch intensivere Aufklärungstätigkeit bezüglich der Früherkennung des Melanoms sein, um den Tumor in frühen, chirurgisch kurativen Phasen zu diagnostizieren.

Literatur

1. Ackermann AB (1981) Pathology of malignant melanoma. Masson Publishing USA Inc.
2. Ackermann AB (1985) No one should die of malignant melanoma. J Am Acad Dermatol 12:115–116
3. Alper JC (1985) Congenital nevi. The controversity goes on. Arch Dermatol 112:734–735
4. Balch CH, Milton GW, Shaw HM, Soong S (1985) Cutaneous melanoma. Clinical management and treatment results worldwide. JB Lippincott Company, Philadelphia
5. Elder DE (1985) The blind man and the elephant. Different views of small congenital nevi. Arch Dermatol 121:1263–1265
6. Fitzpatrick TB, Rhodes AR, Sober AJ (1985) Prevention of melanoma by recognition of its precursors. New Engl J Med 312:115–116
7. Fitzpatrick TB, Rhodes AR, Sober AJ, Mihm, Jr. MC (1988) Primary malignant melanoma of the skin: the call for action to identify persons at risk: to discover precursor lesions; to detect early melanomas. In: Pigment Cell. Karger, Basel, vol IX, pp 110–117
8. Greene MH, Clarke WH, Tucker MA (1985) Acquired precursors of cutaneous malignant melanoma. The familial dysplastic nevus syndrome. New Engl J Med 312:91–97
9. Mackie RM (1986) Early recognition of malignant melanoma. J Am Acad Dermatol 15:707–708
10. National Institutes of Health Consensus Development Conference Statement, October 24–26, 1983 (1984) Precursors to malignant melanoma. J Am Acad Dermatol 10:683–688
11. Pehamberger H (1987) Risikonaevi. Wien Klin Wochenschr 99:441–445
12. Pehamberger H, Steiner A, Wolff K (1987) In vivo epiluminescence microscopy of pigmented skin lesions. I. Pattern of analysis of pigmented skin lesions. J Am Acad Dermatol 17:571–583
13. Riegel DS, Kopf AW, Friedmann RS (1987) The rates of malignant melanoma in the United States: Are we making an impact? J Am Acad Dermatol 17:1050–1053
14. Rhodes AR, Sober AS, Cay CL (1982) The malignant potential of small congenital nevocellular nevi. J Am Acad Dermatol 6:230–241
15. Steiner A, Pehamberger J, Wolff K (1987) In vivo epiluminescence microscopy of pigmented skin lesions. II. Diagnosis of small pigmented skin lesions and early detection of malignant melanoma. J Am Acad Dermatol 17:584–591
16. Wolff K, Pehamberger H (1985) Malignes Melanom: Früherkennung und Prognose. Editorial. Wien Klin Wochenschr 97:451–456

Früherkennung des malignen Melanoms

I. Marhold, P. Duschet, T. Schwarz, F. Gschnait

Einleitung

Die Prognose des fortgeschrittenen malignen Melanoms konnte in den letzten Jahren auch durch den Einsatz radikalchirurgischer Maßnahmen, die Erprobung verschiedenster zytostatischer Therapieschemata und auch durch die Applikation von Zytokinen (Interferon, Interleukin 2) nicht entscheidend verbessert werden. Das rechtzeitige Erkennen früher Melanome erscheint daher derzeit als einzige wirksame Strategie die Inzidenz und Letalität dieses Tumors wirksam zu senken. Ziel der vorliegenden Studie war es, anhand des eigenen Patientengutes retrospektiv zu untersuchen, ob die in den letzten Jahren intensivierte Aufklärungsarbeit die Zahl der frühzeitig erkannten Melanome erhöhte.

Material und Methoden

Die klinischen und histologischen Daten aller in den Zeiträumen Oktober 1976 bis September 1979 sowie Oktober 1986 bis September 1989 exzidierten malignen Melanome wurden in Form einer retrospektiven Studie evaluiert und miteinander verglichen.

Alle melanomverdächtigen Läsionen ambulanter und stationärer Patienten wurden in Lokalanästhesie per primam exzidiert. Die histologischen Schnitte (Hämatoxylin-Eosin) wurden von zwei unabhängigen Dermatohistologen beurteilt. Die Tumordicke wurde nach Breslow vom oberen Rand des Stratum granulosum bis zur tiefsten Melanomzelle gemessen [1]. Die Tumoren wurden jeweils fünf Gruppen (in situ Melanome; ≤0,75 mm; 0,76–1,5 mm; 1,51–4 mm; >4 mm) zugeordnet und der mittlere Breslowwert der Zeiträume 1976–1979 bzw. 1986–1989 errechnet.

Ergebnisse (Tabelle 1)

1976–1979 wurden 33 Melanome exzidiert (17 Männer, Alter: 60±17 Jahre; 16 Frauen, Alter: 59±12 Jahre). Die Aufschlüsselung der Breslowwerte ergab einen hohen Anteil (61%) von „dicken" malignen Melanomen (Breslow größer als 1,5 mm). Insgesamt weniger als ein Drittel der Läsionen (30%) war der prognostisch günstigen Gruppe mit einem Breslow ≤0,75 mm zuzuordnen, ein einziges Melanom (3%) lag in situ. Der mittlere Breslow betrug 2,77±2,7 mm.

Im zweiten Beobachtungszeitraum wurden 136 Melanome erfaßt (57 Männer, Alter: 62±15 Jahre; 79 Frauen, Alter: 60±17 Jahre). Nur mehr 28% der Tumoren

Dermatologische Abteilung im Krankenhaus Lainz

Tabelle 1. Breslowwerte in den Zeiträumen 1976 bis 1979 und 1986 bis 1989

	1976–1979 (n=33)		1986–1989 (n=136)	
	Zahl	%	Zahl	%
In situ	1	3	30	22
≤0,75 mm	9	27	43	32
0,76 bis 1,5 mm	3	9	25	18
1,51 bis 4 mm	14	43	30	22
>4 mm	6	18	8	6
Summe	33	100	136	100
Mittlerer Breslow (Mittelwert ± SD)	2,77 ± 2,7 mm		1,24 ± 1,7 mm	

waren dicker als 1,5 mm, mehr als die Hälfte der Tumoren hatte einen Breslowwert von ≤0,75 mm. 22% der Melanome konnten noch in situ erfaßt werden. Der Mittlere Breslowwert lag mit 1,24 ± 1,7 deutlich niedriger als im Vergleichskollektiv.

Kommentar

Die Anzahl der diagnostizierten Melanome hat sich in unserem Patientengut innerhalb von zehn Jahren mehr als vervierfacht. Diese außerordentlich starke Zunahme ist nur zum Teil durch die weltweit zu verzeichnende gestiegene Inzidenz dieses Tumors erklärbar. Von wesentlich größerer Bedeutung scheint die von den Patienten vermehrt in Anspruch genommene Begutachtung suspekter Pigmentläsionen durch einen Dermatologen zu sein. Diese Annahme wird durch die Tatsache, daß im Zeitraum 1986–1989 wesentlich mehr Melanome mit niedrigen Breslowwerten als noch zehn Jahre zuvor exzidiert werden konnten, erhärtet. Besonders ermutigend ist dabei der enorm gestiegene Anteil der in situ Melanome, die nach Exzision in 100% geheilt sind. Die vorliegenden Ergebnisse zeigen daher, daß durch intensive dermatologische Screeninguntersuchungen mit nachfolgender Exzision klinisch atypisch erscheinender Pigmentläsionen die Erfassung der Melanome zu einem frühen, prognostisch günstigen Zeitpunkt möglich ist. Diese Studie unterstreicht die Forderung nach zumindest einmal pro Jahr stattfindenden dermatologischen „Gesundenuntersuchungen" und der operativen Entfernung aller verdächtigen Pigmentläsionen unter histologischer Kontrolle.

Literatur

1. Breslow A (1975) Tumor thickness. Level of invasion and node dissection in stage I cutaneous melanoma. Ann Surg 182:572

Malignes Melanom in Österreich Retrospektive Analyse des Patientenkollektivs der I. Universitäts-Hautklinik Wien 1963–1988

M. Binder, H. Pehamberger, A. Steiner, K. Wolff

1. Zusammenfassung

An der I. Universitäts-Hautklinik Wien wurden in den Jahren 1963–1988 1016 Patienten mit primärem malignen Melanom der Haut diagnostiziert und behandelt. Es wurde eine ständige Zunahme der jährlichen Inzidenz von Melanompatienten beobachtet. Das mittlere Alter der Patienten betrug 56 Jahre und das Geschlechtsverhältnis von Frauen zu Männern war 57% zu 43%.

87% der Patienten kamen im klinischen Stadium I der Erkrankung (ohne erkennbare Lymphknotenmetastasen) zur ersten Diagnose, wohingegen 10% im klinischen Stadium II (mit histologisch gesicherten Lymphknotenmetastasen) und 3% der Patienten im klinischen Stadium III (mit Fernmetastasen) erstmals zur Vorstellung kamen. Die primären Tumore waren zu 44% noduläre Melanome, zu 50% oberflächlich spreitende maligne Melanome, zu 10% Lentigo-maligna Melanome und zu 4% akral lentiginöse Melanome. Bei weiblichen Patienten waren die Läsionen zu 44% der Fälle an der unteren Extremität lokalisiert und bei Männern fanden sich 61% am Stamm.

Die Mehrzahl der Tumoren wies einen Invasionslevel IV nach Clark auf (56%) und die mittlere Tumordicke nach Breslow betrug 1,7 mm. Eine Untersuchung der Parameter des Mikrostaging (Tumordicke nach Breslow and Invasionslevel nach Clark) zeigte von 1963 bis 1988 eine beständige Abnahme der Invasionstiefe und damit eine Verbesserung prognostischer Faktoren. In diesem Zeitraum wurden keine signifikanten Veränderungen hinsichtlich der Lokalisation der primären Tumoren, der histologischen Typen sowie der Geschlechts- und Altersverteilung festgestellt.

2. Einleitung

An der I. Universitäts-Hautklinik Wien wurden in den Jahren 1963–1988 1016 Patienten mit histologisch verifiziertem primären malignen Melanom der Haut diagnostiziert und behandelt. Das Einzugsgebiet der I. Universitäts-Hautklinik Wien, als eines der beiden Zentren in der Therapie des malignen Melanoms in Ostösterreich, umfaßt nicht nur die Stadt Wien sondern auch die angrenzenden Bundesländer Niederösterreich und Burgenland. Mehr als 90% aller Patienten stammen aus diesem, rund 3,25 Mio Einwohner fassenden Gebiet. Wien selbst, mit rund 1,25 Mio Einwohnern ist die größte Stadt Österreichs und liegt 48 Grad nördlicher Breite und 16 Grad östlicher Länge. Die langjährige Durchschnittstemperatur beträgt im Juli 20 Grad Celsius und im Januar −1,5 Grad Celsius. Die Sonne scheint im Mittel 1800 Stunden jährlich (Schwankungsbreite 1580–2200 h).

I. Universitäts-Hautklinik Wien

3. Patienten und Methoden

In der vorliegenden Studie sind ausschließlich Patienten enthalten, deren histopathologische Diagnostik an der I. Universitäts-Hautklinik durchgeführt wurde. Alle Patienten standen über einen Zeitraum von mindestens 10 Jahren in klinischer Kontrolle. In den ersten 3 Jahren erfolgten die Nachuntersuchungen in 3monatigen Abständen. In den folgenden 2 Jahren wurde die klinische Kontrolle halbjährlich und schließlich jährlich durchgeführt.

Die Dokumentation und die statistische Analyse erfolgte auf einer Großrechenanlage unter der Verwendung der Statistikpakete SAS und BMDP. Die Überlebenskurven wurden unter der Verwendung der Methode nach Kaplan und Meier erstellt. Zur Signifikanztestung wurde der generalisierte Wilcoxon-Test herangezogen. Die prognostische Relevanz der klinischen und pathologischen Parameter im klinischen Stadium I wurden im Detail mit Hilfe des multivariaten Regressionsmodells nach Cox untersucht [2].

3.1 Klinische Parameter

Der Großteil unserer Patienten befand sich zum Zeitpunkt der Diagnose im klinischen Stadium I (87%). Bei rund 10% der Patienten fanden sich bereits Lymphknotenmetastasen (Stadium II) und 3% präsentierten sich primär mit Fernmetastasen (Stadium III) (Tabelle 1). Das mediane Alter lag bei 56 Jahren, lediglich bei Patienten primär im klinischen Stadium III der Erkrankung betrug der Altersmedian 72 Jahre. Weniger als ein Prozent aller Melanompatienten waren Kinder oder Jugendliche und nur 6% waren jünger als 30 Jahre.

Frauen überwogen in unserem Kollektiv mit 57% gegenüber 43% Männern. Es erscheint bemerkenswert, daß in den Stadien II und III Männer in der Mehrzahl vertreten waren (53% Männer im Stadium II, 57% Männer im Stadium III) (Tabelle 1).

Bei Männern sind Melanome hauptsächlich am Stamm (61%), hier insbesondere am Rücken lokalisiert, bei Frauen hingegen an der unteren Extremität (44%), mit besonderer Häufung am Unterschenkel. Primärläsionen an Kopf und Nacken waren bei Patienten im Stadium I in ausgewogener Verteilung anzutreffen. Bei Patienten im Stadium II und III wiesen jedoch nur Männer Primärläsionen in dieser Region auf (Tabelle 1).

4. Pathologische Parameter

Das superfiziell spreitende Melanom (SSM) war in unserem Kollektiv mit 50% am häufigsten vertreten, gefolgt vom nodulären malignen Melanom (NMM) mit 34%, dem Lentigo-maligna-Melanom (LMM) mit 10% und dem akrallentiginösen Melanom (ALM) mit 4%. Interessant erscheint, daß jene Patienten, die sich primär im Stadium I präsentierten, in 53% ein SSM aufwiesen, während jene im Stadium II und III in der Mehrzahl (50% bzw. 40%) ein NMM als Primärtumor zeigten. Das LMM trat besonders bei älteren Patienten in der Kopf-Nacken-Region auf. Die restlichen Melanomtypen wiesen bezüglich Geschlecht, Lebensalter und Tumorlokalisation eine relativ ausgeglichene Verteilung auf (Tabelle 1).

Noduläre Melanome waren an allen Lokalisationen signifikant dicker ($p < 0{,}005$). Mehr als die Hälfte aller Läsionen (52%) wurden als Clark Level IV beurteilt, 23% erwiesen sich als Level III-, 15% als Level II und 7% als Level V Melanome. In situ

Tabelle 1. Klinische und Pathologische Charakteristika des Melanomkollektivs der I. Univ. Hautklinik Wien 1963–1988

Charakteristika	Klinisches Stadium			
	Stadium I	Stadium II	Stadium III	Gesamt
Klinische Merkmale				
Anzahl d. Patienten	880 (87%)	106 (10%)	30 (3%)	1016
Medianes Alter	55	55	72	56
Geschlecht				
Männlich	41%	53%	57%	43%
Weiblich	59%	47%	43%	57%
Lokalisation				
Frauen, untere Extr.	43%	50%	39%	44%
Männer, untere Extr.	12%	14%	6%	12%
Frauen, obere Extr.	17%	20%	31%	18%
Männer, obere Extr.	9%	18%	12%	10%
Frauen, Kopf/Nacken	14%	0%	0%	13%
Männer, Kopf/Nacken	15%	13%	24%	15%
Frauen, Stamm	24%	28%	23%	25%
Männer, Stamm	63%	52%	41%	61%
Frauen, andere	1%	2%	8%	<1%
Männer, andere	1%	2%	17%	2%
Pathologische Merkmale				
Melanomtyp				
NMM	32%	50%	40%	34%
SSM	53%	37%	17%	50%
LMM	12%	3%	3%	10%
ALM	3%	7%	10%	4%
SMM[a]	<1%	<1%	3%	<1%
unklassifiziert	<1%	3%	27%	1%
Eindringtiefe nach Clark				
I	4%	0%	0%	3%
II	16%	1%	0%	15%
III	25%	13%	5%	23%
IV	50%	64%	50%	52%
V	4%	22%	45%	7%
Tumordicke nach Breslow				
<0,75 mm	25%	8%	0%	23%
0,76 mm–1,49 mm	24%	9%	0%	22%
1,50 mm–2,49 mm	21%	22%	6%	21%
2,50 mm–3,99 mm	15%	20%	3%	16%
≧4,00 mm	14%	41%	91%	18%
Mediane Tumordicke	1,6 mm	3,1 mm	5,6 mm	1,7 mm

[a] Schleimhautmelanom

Melanome, also Level I, wurden relativ selten (3%) diagnostiziert. Bei Patienten primär im Stadium I überwogen im Vergleich zu den beiden anderen Krankheitsstadien Clark-Level II und III. Der Median der Tumordicke nach Breslow betrug bei den 880 Patienten im Stadium I 1,60 mm. Hier wiesen 25% der Patienten Tumordicken <0,75 mm auf. Bei 14% der Patienten im Stadium I betrug die Tumordicke nach

Breslow jedoch >4,00 mm. Im Stadium II betrug der Median der Tumordicke 3,10 mm und im Stadium III 5,60 mm, hier waren bereits 91% aller Läsionen dicker als 4,00 mm [1, 3, 4].

5. Überlebensraten und prognostische Faktoren

Die 10-Jahres-Überlebensrate bei Patienten im Stadium I betrug 74%. Patienten mit Lymphknotenmetastasen (Stadium II) wiesen ein 10-Jahres-Überleben von 28% auf. Bei Patienten im Stadium III mit Fernmetastasen, die ausschließlich an der Haut nachgewiesen wurden, war ein 5-Jahres-Überleben von 71% zu beobachten. Diese außerordentlich gute Prognose relativiert sich jedoch durch die geringe Anzahl in dieser Subgruppe (7 Patienten). Patienten im Stadium III mit Organmetastasen (Stadium III) wiesen die schlechteste Prognose auf. Nach 70 Monaten war keiner der Patienten mehr am Leben. Schlüsselt man das 10-Jahres-Überleben im Stadium I nach Geschlecht auf, so zeigen Frauen mit 76% eine statistisch signifikant bessere Prognose als Männer mit 62% ($p<0,01$) (Abb. 1). Der Einfluß der Tumorlokalisation wirkte sich auf die Prognose statistisch nicht signifikant aus.

Die Analyse des Patientenkollektivs hinsichtlich der Übereinstimmung von Tumordicke und Überlebensrate zeigt sowohl in der Eindringtiefe nach Clark (Daten nicht dargestellt), als auch in den verwendeten Subgruppen der Eindringtiefe nach Breslow eine eindeutige Korrelation (Abb. 2). Je dünner der Tumor desto besser die 10-Jahres-Überlebensrate der Patienten im Stadium I (91%: ≤ 0,75 mm; 83%: 0,76–1,51 mm; 56%: 1,51–4,00 mm; 41% ≥ 4,00 mm).

Bei Patienten im Stadium I zeigte sich eine signifikant bessere Prognose bei SSM im Gegensatz zu NMM ($p=0,01$). Wurden jedoch die im Durchschnitt dickeren NMM nach Eindringtiefe geordnet, so ließ sich kein statistisch signifikanter Unterschied im Überleben der Patienten nachweisen.

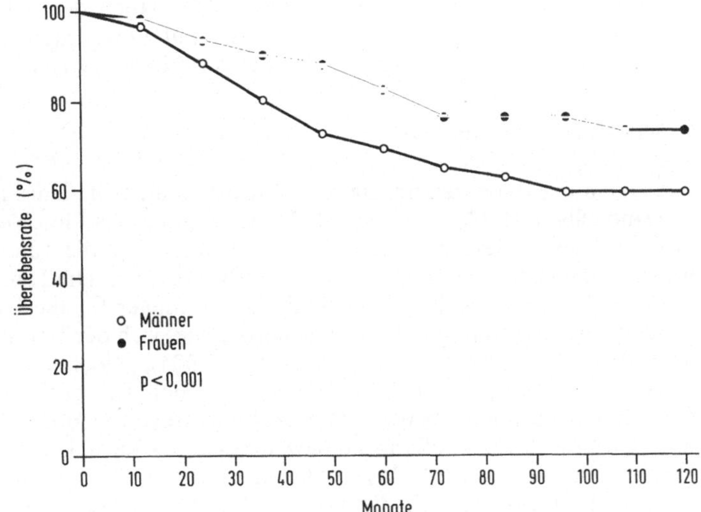

Abb. 1. Überlebenskurven (Kaplan–Meier Methode) bei malignem Melanom im Stadium I (880 Patienten). Unterteilung nach Geschlecht. Der p-Wert bezieht sich auf den statistischen Vergleich der Gruppen

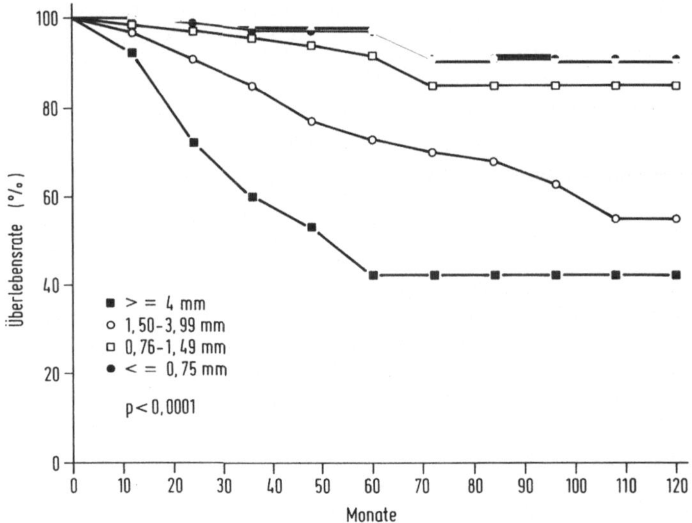

Abb. 2. Überlebenskurven (Kaplan–Meier Methode) bei malignem Melanom im Stadium I (880 Patienten). Unterteilung nach Tumordicke. Der p-Wert bezieht sich auf den statistischen Vergleich aller Untergruppen

6. Zeittrends

Am hervorstechendsten erscheint die Zunahme der von uns erfaßten Patienten. Während in den Jahren 1963–1968 lediglich 33 Patienten mit malignem Melanom behandelt wurden, waren es im Vergleichszeitraum 1983–1988 bereits 464 Patienten. Die klinischen Charakteristika Geschlecht, Lebensalter oder Tumorlokalisation veränderten sich im Beobachtungszeitraum von 25 Jahren nicht substantiell (Tabelle 2).

Hervorzuheben ist jedoch, daß der Median der Tumordicke stetig kleiner wird (Tabelle 2). Der Anteil der Melanome $\leq$ 0,75 mm hat sich in den 25 Jahren verdoppelt (von 13% auf 26%), ebenso nahm die Zahl der Melanome zwischen 2,50–3,99 mm ab (von 33% auf 13%). Leider hat sich der Anteil der Läsionen >4,00 mm im Beobachtungszeitraum nicht verringert. Während von 1963–1968 keine einzige Läsion als Clark-Level I diagnostiziert wurde, liegt der Anteil der in situ Melanome im Vergleichszeitraum 1983–1988 bereits bei 6%. Noch deutlicher zeigt sich die Zunahme von Läsionen mit Level II von 10% auf 17%. Interessant erscheint die Zunahme von SSM (42% auf 55%) bei stetiger Abnahme von NMM (Tabelle 2).

7. Multifaktorielle Analyse

Die Daten der Patienten im Stadium I wurden mit Hilfe eines multivariaten Regressionsmodells nach Cox untersucht. Dabei wurden das Geschlecht, das Lebensalter, die Lokalisation des Primärtumors, der Melanomtyp, die Tumordicke nach Breslow und der Level nach Clark in das Modell aufgenommen. Die Tumordicke nach Breslow erwies sich als der stärkste prognostische Parameter für die Überlebenswahrscheinlichkeit der Patienten (p=0,0001), ebenso erwies sich der Level nach Clark als aussagekräftiger Parameter für die Prognose (p=0,004), jedoch nur, wenn im schrittweisen Regressionsverfahren der Level gefolgt von der Tumordicke an die 1. Stelle des Modells gesetzt wurde. In umgekehrter Reihenfolge angeordnet, war die Eindringtiefe nach Breslow hoch signifikant, dagegen besaß der Level keinen zusätzlichen prognostischen Einfluß (p=0,32): Wir schließen daraus, daß die Eindringtiefe nach Breslow bereits alle Informationen, die aus dem Level zu ziehen sind, enthält.

Tabelle 2. Zeitverlauf der klinischen und pathologischen Charakteristika des Melanomkollektivs der I. Univ.-Hautklinik Wien 1963–1988

Charakteristika	1963–1967	1968–1972	1973–1977	1978–1982	1983–1987
Zahl der Patienten	33	80	114	266	464
Männl./Weibl.	40%/60%	36%/64%	39%/61%	44%/56%	54%/57%
Medianes Alter	50	58	54	57	55
Mediane Tumor Dicke (mm)	2,2	2,0	1,4	1,85	1,60
≦0,75 mm	13%	18%	25%	20%	26%
0,76 mm–1,49 mm	20%	19%	26%	18%	23%
1,50 mm–2,49 mm	23%	23%	25%	25%	19%
2,50 mm–3,99 mm	33%	19%	15%	17%	13%
≧4,00 mm	10%	20%	10%	20%	18%
Eindringtiefe Clark					
I	0%	0%	1%	2%	6%
II	10%	13%	12%	12%	17%
III	26%	20%	27%	18%	26%
IV	58%	55%	58%	59%	45%
V	6%	12%	3%	9%	6%
Melanomtyp					
ALM	–	1%	1%	6%	5%
LMM	10%	17%	11%	7%	11%
NMM	48%	44%	35%	42%	27%
SSM	42%	37%	52%	45%	55%
Andere	–	1%	1%	–%	2%
Lokalisation					
Kopf u. Nacken	12%	19%	11%	11%	14%
Untere Extr.	12%	12%	16%	14%	16%
Obere Extr.	33%	35%	32%	31%	30%
Stamm	42%	34%	40%	44%	39%
Andere	<1%	–	1%	<1%	1%

Tabelle 3. Ergebnisse einer multivariaten Analyse nach Cox. 880 Patienten im Stadium I

Faktor	p-Wert
Tumordicke nach Breslow	0,0001
Eindringtiefe nach Clark	0,004
Geschlecht	0,05
Melanomtyp	n.s.
Lokalisation	n.s.

n.s. = statistisch nicht signifikant

Das Geschlecht übte in unserem Kollektiv einen schwach signifikanten Einfluß auf die Prognose aus (Frauen wiesen eine bessere Prognose als Männer auf) ($p = 0,05$). Die restlichen untersuchten Parameter erwiesen sich im Modell für die Prognose statistisch nicht signifikant (Tabelle 3).

8. Kommentar

Die präsentierte retrospektive Analyse des Patientenkollektivs von 1016 Patienten, die an der I. Universitäts-Hautklinik Wien, in den Jahren von 1963–1988 mit primärem malignen Melanom der Haut diagnostiziert und behandelt wurden, stellt in Österreich die erste derartige Untersuchung dar und soll einen Überblick über die Inzidenz und die klinischen und pathologischen Parameter des malignen Melanoms in Ostösterreich geben.

Die Daten sind sowohl in klinischer als auch in pathologischer Sicht mit den international erhobenen Daten vergleichbar [1, 3, 4]. Die erschreckende Zunahme diagnostizierter Fälle ist ebenfalls mit einem weltweiten Trend in Übereinstimmung zu bringen. Ob die festgestellte stetige Abnahme der Eindringtiefe zu einer besseren Prognose hinsichtlich einer größeren Überlebenswahrscheinlichkeit führen wird, sollen zukünftige Untersuchungen zeigen.

Literatur

1. Balch CM, Milton GW, Shaw HM, Soong SJ (1985) Cutaneous melanoma clinical management and treatment results worldwide. J. B. Lippincott Company, Philadelphia
2. Harrel FE (1983) The PHGLM procedure. In: SAS Institute Inc. Supplemental Library User's Guide, 1983 ed. Cary, NC: SAS Institute Inc., pp 267–294
3. Kopf AW, Bart RS, Rodriguez-Sain RS, Ackerman AB (1979) Malignant melanoma. Masson, New York
4. Voigt H, Kleeberg UR (1986) Malignes Melanom. Springer, Berlin Heidelberg New York Tokyo

Zur Epidemiologie des malignen Melanoms an der Grazer Hautklinik von 1970–1988

E. Rieger, H.P. Soyer, R. Kofler, S. Hödl, J. Smolle, E. Richtig, G. Leitinger, W. Rathmayr, H. Kerl

Zusammenfassung

Von 1970 bis 1988 wurden an der Grazer Hautklinik 974 primäre Melanome der Haut diagnostiziert und behandelt. Während des Beobachtungszeitraums nahm die Häufigkeit der Melanome deutlich zu (1970–1974: 38, 1984–1988: 480). Unter der Annahme eines linearen Anstiegs war eine durchschnittliche Häufigkeitszunahme von 6,4 Melanomen pro Jahr festzustellen ($r = 0{,}98$, $p < 0{,}0001$). Das Verhältnis zwischen Männern und Frauen betrug 1:1,7. Das mittlere Alter der Patienten zum Zeitpunkt der Erstoperation betrug 55,9 Jahre (kein Geschlechtsunterschied) und blieb über den gesamten Beobachtungszeitraum gleich. Die Verteilung auf die verschiedenen Körperregionen zeigte mit 33,4% eine Bevorzugung des Rumpfes (Kopf/Hals 22,9%, obere Extremitäten 11,5%, untere Extremitäten 31,8%). 88,9% der Patienten waren zum Zeitpunkt der Erstoperation im klinischen Stadium I (keine Metastasen). Histologisch fanden sich mit 32,4% am häufigsten knotige Melanome (superfiziell-spreitende 31,3%, Lentigo maligna-Melanome 13,8%, akral-lentiginöse 6,3%, unklassifiziert 16,2%). Die größte vertikale Tumordicke (Breslow-Index) zeigte von 1978 bis 1988 fallende Tendenz. Eine deutliche Verbesserung der Prognose ist derzeit nur durch eine möglichst frühzeitige operative Entfernung zu erreichen. Dies ist nur durch eine verbesserte Früherkennung möglich und sollte daher Ziel verstärkter vorsorgemedizinischer Bemühungen (Aufklärung der Bevölkerung über mögliche Gefahren von Pigmentläsionen, Sensibilisierung der Ärzteschaft) werden.

1. Einleitung

Das maligne Melanom der Haut gehört zu den bösartigsten Hauttumoren und gleichzeitig zu den häufigsten Tumoren überhaupt [15]. Die Inzidenz nimmt nach wie vor zu [1, 4, 6–8, 10]. Im Gegensatz zu anderen Tumoren ist das Melanom jedoch in vielen Fällen ohne besondere Hilfsmittel bereits frühzeitig zu erkennen. Da die Prognose sehr wesentlich von der Tumordicke abhängt [2, 3, 5, 14, 15], ist die Früherkennung und frühzeitige operative Entfernung von entscheidender Bedeutung.

In der vorliegenden Arbeit werden epidemiologische Daten der Melanom-Patienten an der Grazer Hautklinik von 1970 bis 1988 dargestellt.

2. Patienten und Methoden

In dieser Studie wurden alle Patienten mit malignen Melanomen der Haut, die zwischen 1970 und 1988 an der Grazer Hautklinik diagnostiziert und behandelt wurden, erfaßt.

Universitätsklinik für Dermatologie und Venerologie in Graz

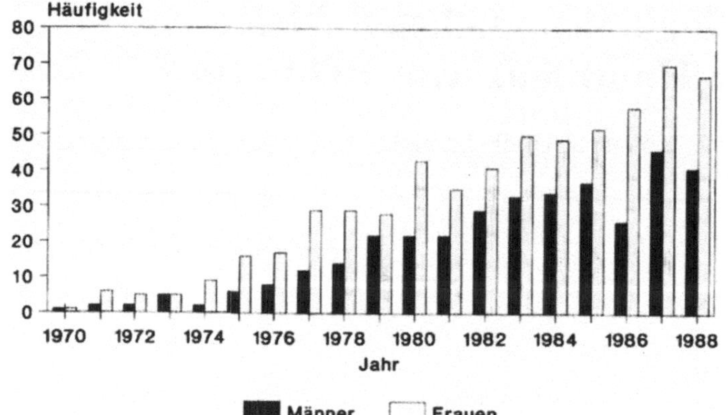

Abb. 1. Zunahme der Melanomhäufigkeit an der Univ.-Hautklinik Graz von 1970 bis 1988

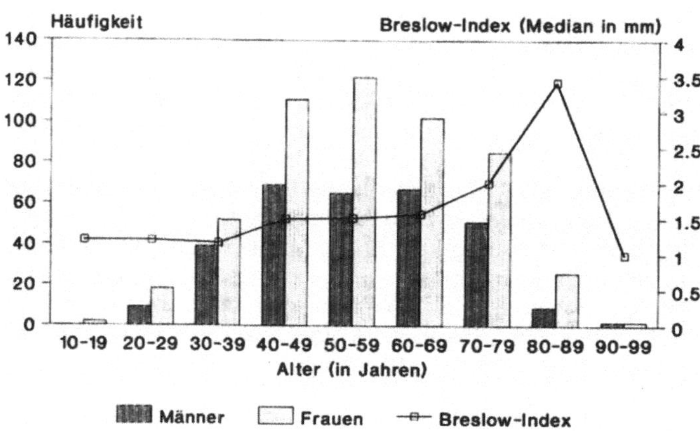

Abb. 2. Altersverteilung zum Zeitpunkt der Erstoperation und Breslow-Index (Median in mm)

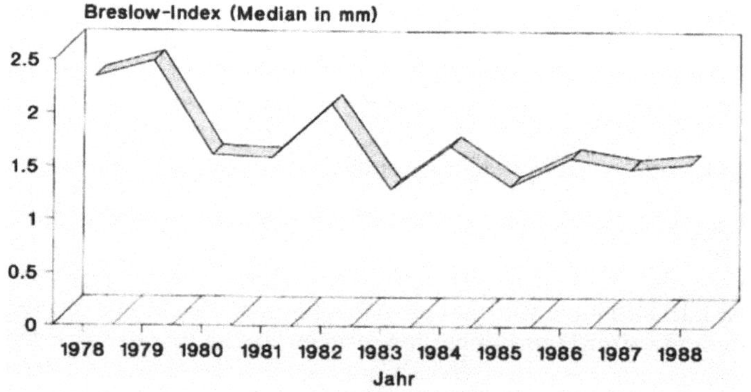

Abb. 3. Abnahme der Tumordicke (Median des Breslow-Index) an der Univ.-Hautklinik Graz von 1978 bis 1988

Folgende statistische Methoden wurden angewandt: t-Test nach Student, U-Test nach Wilcoxon, Mann und Whitney, Kolmogoroff-Smirnoff-Test für 2 unabhängige Stichproben und lineare Regression [13].

3. Ergebnisse

Von 1970 bis 1988 wurden an der Grazer Hautklinik bei 974 Patienten maligne Melanome der Haut diagnostiziert und behandelt. Die Häufigkeit der malignen Melanome nahm von 1970 bis 1988 beträchtlich zu (Abb. 1). Unter der Annahme eines linearen Anstiegs der Häufigkeit findet sich eine durchschnittliche jährliche Zunahme von 6,4 Fällen pro Jahr (lineare Regression: $r=0{,}98$, $p<0{,}0001$). Das Verhältnis zwischen Männern und Frauen betrug 1:1,7 (37,4% Männer, 62,6% Frauen).

Das Alter der Melanom-Patienten zum Zeitpunkt der Erstoperation (Abb. 2) betrug im Mittel $55{,}9 \pm 0{,}51$ Jahre (Mittelwert $\pm$ Standardfehler des Mittelwertes) und zeigte keinen Geschlechtsunterschied (Männer $55{,}6 \pm 0{,}82$, Frauen $56{,}2 \pm 0{,}65$ Jahre, t-Test: $p>0{,}5$). Das Durchschnittsalter wies über den Beobachtungszeitraum keine wesentlichen Schwankungen auf.

Mit 33,4% waren die Melanome am häufigsten am Stamm lokalisiert (Kopf/Hals 22,9%, obere Extremitäten 11,5%, untere Extremitäten 31,8%). Häufigste Einzellokalisationen waren: Rücken (24,2%, Männer: Frauen 1,8:1), Gesicht (19,7%, Männer: Frauen 1:2), Unterschenkel (19,6%, Männer: Frauen 1:12!). Die Lokalisation des Primärtumors blieb in 0,4% der Fälle unbekannt.

88,9% aller Melanom-Patienten befanden sich zum Zeitpunkt der Erstoperation im klinischen Stadium I (keine Metastasen), 1,9% im Stadium II (Satelliten- oder Intransit-Metastasen), 8,6% im Stadium III (regionäre Lymphknoten-Metastasen), 0,4% im Stadium IV (Fernmetastasen), 0,2% konnten nicht sicher eingeordnet werden (z. B. durch fehlende Zustimmung zu Untersuchungen). Diese Verhältnisse blieben über den Beobachtungszeitraum weitgehend konstant.

Die Klassifikation der Melanome nach dem histologischen Typ ergab folgende Häufigkeiten: superfiziell-spreitende 31,3%, noduläre 32,4%, Lentigo maligna-Melanom 13,8%, akral-lentiginöse 6,3%, nicht klassifiziert oder nicht klassifizierbar 16,2%.

Der mittlere Breslow-Index (größte vertikale Tumordicke) betrug $2{,}34 \pm 0{,}09$ mm (Median 1,50) und zeigte keinen signifikanten Unterschied zwischen den Geschlechtern (Männer $2{,}45 \pm 0{,}15$, Median 1,78; Frauen $2{,}25 \pm 0{,}10$, Median 1,50, U-Test: $p>0{,}3$). Die Tumordicke nahm von 1978 bis 1988 deutlich ab (Abb. 3). Während der Anteil der Melanome über 3 mm Dicke im Jahre 1978 38,5% betrug, lag er 1988 nur noch bei 19,5%. Der Anteil der Melanome unter 0,76 mm Dicke hingegen stieg von 14,6% im Jahre 1979 auf 30,8% im Jahre 1987. Der Median des Breslow-Index war ab dem 70. Lebensjahr deutlich höher als bei jüngeren Patienten (Abb. 2).

4. Diskussion

Die weltweit beobachtete Zunahme der Inzidenz von malignen Melanomen in den letzten Jahrzehnten [1, 4, 6–8, 11] hat auch an der Grazer Hautklinik zu einem starken Anstieg der Zahl an Melanom-Patienten geführt. Wenngleich ein Teil der Zunahme auf eine verbesserte Diagnostik und eine vermehrte Zuweisung aus peripheren Krankenhäusern zurückzuführen ist, kann doch ein deutlicher Anstieg der Melanom-Inzidenz nicht übersehen werden.

Melanome der Haut entwickeln sich im Gegensatz zu anderen malignen Tumoren vor den Augen des Patienten und des Arztes und können in den meisten Fällen ohne invasive diagnostische Methoden erkannt werden [9, 10]. Dies stellt eine besondere, in den letzten Jahren vielleicht immer noch nicht ausreichend beachtete Herausforderung an die Vorsorgemedizin dar. Die Überlebenszeit von Melanom-Patienten verhält sich umgekehrt proportional zur Tumordicke. Die 5-Jahres-Überlebensrate beträgt bei einer Tumordicke unter 0,76 mm 98–99%, bei einer Tumordicke über 3 mm jedoch nur noch 46% [2, 3, 5, 14, 15]. Der Früherkennung von Melanomen muß daher nach wie vor größte Priorität eingeräumt werden.

Die Abnahme der Tumordicke in den letzten Jahren kann als Erfolg der bisherigen vorsorgemedizinischen Bemühungen gewertet werden. Dennoch ist die mittlere Tumordicke immer noch erschreckend hoch. Durch die Schaffung einer eigenen Ambulanz für Pigmentläsionen an der Grazer Hautklinik wurden die Voraussetzungen für eine adäquate Vorsorge verbessert.

Vorsorgemaßnahmen müssen sowohl die Bevölkerung als auch die Ärzteschaft einbeziehen [17]. Einerseits muß durch sachliche Aufklärung der Bevölkerung über die potentiellen Gefahren von Pigmentläsionen ein Problembewußtsein geschaffen werden, das den Patienten bereits frühzeitig zum Arzt führt. Andererseits muß auch die Ärzteschaft verstärkte Aufmerksamkeit auf Pigmentläsionen richten. Eine gründliche Inspektion möglichst der gesamten Haut im Hinblick auf Pigmentläsionen anläßlich körperlicher Untersuchungen beim praktizierenden Arzt ebenso wie in den Krankenhäusern sollte selbstverständlich werden [9, 12]. Nur so kann die Prognose von Melanom-Patienten entscheidend verbessert werden.

5. Literatur

1. Armstrong BK, Holman CDJ, Ford JM, Woodings TL (1982) Trends in melanoma incidence and mortality in Australia. In: Magnus K (ed) Trends in Cancer Incidence. Hemisphere, Washington, pp 399–417
2. Blois MS, Sagebiel RW, Abarband RM, Caldwell T, Tuttle MS (1983) Malignant melanoma of the skin. I. The association of tumor depth and type, and patient sex, age and site with survival. Cancer 52:1380
3. Breslow A (1970) Thickness, cross-sectional areas and depth of invasion in the prognosis of cutaneous melanoma. Ann Surg 172:902
4. Elwood JM (1989) Epidemiology and control of melanoma in white populations and in Japan. J Invest Dermatol 92:214S–221S
5. van der Esch EP, Cascinelli N, Preda F, Morabito A, Bufalino R (1981) Stage I melanoma of the skin. Evaluation of prognosis according to histologic characteristics. Cancer 48:1668
6. Fitzpatrick TB (1989) Enigma of the pathogenesis of primary melanoma: changing incidence and mortality in Japan and the United States. J Invest Dermatol 92 (Suppl):234S–235S
7. Garbe C, Bertz J, Orfanos CE (1986) Malignes Melanom: Zunahme von Inzidenz und Mortalität in der Bundesrepublik Deutschland. Z Hautkr 61:1751–1764
8. Garbe C, Wiebelt H, Orfanos CE (1989) Change of epidemiological characteristics of malignant melanoma during the years 1962–1972 and 1983–1986 in the Federal Republic of Germany. Dermatologica 178:131–135
9. Kerl H (1989) Früherkennung des malignen Melanoms. Österreichische Zeitschrift für ärztliche Fortbildung 2:59–67
10. Mihm MC Jr, Fitzpatrick T (1976) Early detection of malignant melanoma. Cancer 37:597–603
11. Orfanos CE, Garbe C, Bertz J (1985) Epidemiologie des malignen Melanoms im internationalen Vergleich. Hautarzt 36 [Suppl 7]:81–84

12. Rigel DS, Friedman RJ, Kopf AW, Weltman R, Prioleau PG, Safai B, Lebwohl MG, Eliezri Y, Torre DP, Binford RT Jr, et al (1986). Importance of complete cutaneous examination for the detection of malignant melanoma. J Am Acad Dermatol 14:857–860
13. Sachs L (1984) Angewandte Statistik, 6. Aufl. Springer, Berlin Heidelberg New York Tokyo
14. Sondergaard K, Schou G (1985) Survival with primary cutaneous malignant melanoma, evaluated from 2012 cases. Virchows Arch A 406:179
15. Veronesi U, Cascinelli N, Morabito A, Bufalino R, van der Esch EP, Preda F, Vaglini M, Rovini D, Orefice S (1980) Prognosis of stage I melanoma of the skin. Int J Cancer 26:733
16. Waterhouse J, Muir C, Shanmugaratnam K, et al (eds.) (1982) Cancer incidence in five continents. IARC Scientific Publications No 42. International Agency for Research on Cancer, Lyon
17. Whitehead SM, Wroughton MA, Elwood JM, Davison J, Stewart M (1989) Effects of a health education campaign for the earlier diagnosis of melanoma. Br J Cancer 60:421–425

Auflichtmikroskopische Kriterien zur Differentialdiagnose von pigmentierten Hautveränderungen

G. Leitinger, H.P. Soyer, J. Smolle, S. Hödl, E. Richtig, E. Rieger, H. Kerl

Zusammenfassung

Ausgehend von der Kolposkopie in der Gynäkologie ist die Auflichtmikroskopie in der Routinediagnostik von Pigmenttumoren der Haut eine wichtige Hilfsmethode zur exakten Tumorklassifikation. Einerseits kann mit hoher Wahrscheinlichkeit die Differentialdiagnose zwischen melanozytären und nicht-melanozytären Pigmentläsionen durchgeführt werden, und andererseits gelingt es in vielen Fällen, Melanomvorläufer und Melanomfrühformen zu identifizieren. Bemerkenswert sind, neben der einfachen Handhabung des zur Auflichtmikroskopie verwendeten Stereomikroskopes, die gute Reproduzierbarkeit der Ergebnisse und die Möglichkeit der photographischen Dokumentation. Anhand der Photographien kann – im Falle einer operativen Tumorentfernung – zu einem späteren Zeitpunkt die Korrelation der auflichtmikroskopischen Befunde mit den entsprechenden histopathologischen Veränderungen erfolgen. Durch die auf diesem Wege gewonnenen Erkenntnisse wird eine hohe Treffsicherheit in der präoperativen Diagnostik erreicht.

Einleitung

Die Diagnose von pigmentierten Hauttumoren ist auch für den Dermatologen in manchen Fällen schwierig, weil sicher reproduzierbare klinisch-morphologische Kriterien wegen der Heterogenität dieser Läsionen fehlen. Die heute günstigere Prognose des malignen Melanoms ist in erster Linie auf die verbesserte Frühdiagnose zurückzuführen, die nach wie vor im Mittelpunkt des Interesses steht. Aus diesem Grunde kommt der klinischen Erkennung von Melanomfrühformen (melanomata in situ) und Melanomvorläufern (dysplastische Naevi) beziehungsweise deren Abgrenzung von anderen Pigmenttumoren eine besondere Bedeutung zu [7, 13, 14].

Um die differentialdiagnostische Treffsicherheit bei der Beurteilung pigmentierter Hauttumoren zu erhöhen, wird in zunehmendem Maße neben der Betrachtung mit dem freien Auge und der Lupe die Auflichtmikroskopie als präoperatives diagnostisches Hilfsmittel eingesetzt [2–5, 9–11, 15–17, 19]. Folgende Synonyma sind gebräuchlich: Auflichtmikroskopie, Epiluminiszenzmikroskopie, Intravitale Auflichtmikroskopie, Dermatoskopie, Intravitale Makrophotographie, Hochauflösende Hautoberflächenphotographie, surface microscopy und incident light microscopy. Empfohlen wurde diese Methode in der Dermatologie bereits 1920 von Saphier [12] und 1933 von Hinselmann [6], dem Begründer der Kolposkopie.

In der vorliegenden Arbeit werden unsere Erfahrungen mit der Auflichtmikroskopie bei der Untersuchung pigmentierter Hautveränderungen dargestellt und die wichtigsten differentialdiagnostischen Kriterien präsentiert [1, 15–17].

Universitätsklinik für Dermatologie und Venerologie in Graz

Methodik

Nach Aufbringen eines Tropfens Immersionsöl und Auflegen eines Deckglases wurden die auflichtmikroskopischen Untersuchungen mit einem Stereomikroskop (Wild Heerbrug M 650) mit den Vergrößerungen 6×, 10×, 16×, 25× und 40× durchgeführt. Durch die Applikation des Öltropfens werden Streuungsphänomene an der Hornschicht vermieden, wodurch eine bessere Beurteilbarkeit der dermoepidermalen Junktionszone erreicht wird. Das Aufbringen des Deckglases stabilisiert das Beobachtungsfeld. Die Photodokumentation erfolgte mit einer eingebauten Spiegelreflexkamera (Minolta XG-M). Insgesamt wurden 402 Pigmentläsionen untersucht, die sich in folgende Diagnosen aufschlüsseln lassen: Malignes Melanom (107 Fälle), Melanoma in situ (22 Fälle), dysplastischer Naevus (87 Fälle), papillomatöser dermaler Naevus (15 Fälle), Compound-Naevus (40 Fälle), Junktionsnaevus (52 Fälle), Verruca seborrhoica (27 Fälle), pigmentiertes Basaliom (19 Fälle), solitäres Angiokeratom (22 Fälle), pigmentiertes Dermatofibrom (5 Fälle), subcorneales Hämatom (6 Fälle).

Ergebnisse

Sämtliche melanozytären Läsionen weisen – mit Ausnahme von papillomatösen dermalen Naevi und blauen Naevi – ein, wenn auch unterschiedlich ausgeformtes, Pigmentnetz auf, welches sich von einem mehr oder weniger gleichmäßig braun gefärbten Hintergrund abhebt (Abb. 1). Histologisch korrespondiert das Pigmentnetz mit verlängerten und deutlich pigmentierten Reteleisten, während die Pigmentierung des Stratum basale für die diffuse Hintergrundpigmentierung verantwortlich ist. Maligne Melanome sind durch folgende auflichtmikroskopische Phänomene charakterisiert (Tabelle 1): „grobtrabekuläres Pigmentnetz" (broadened pigment network), „schwarze Punkte" (black dots), „bizarre Ausläufer" (irregular extensions), „radiäre Ausläufer" (radial streaming), „weißer Schleier" (whitish veil, milky way), „weiße narbenartige Areale" (white scar-like areas) und „grau-blaue Areale" (greyish-blue areas) (Abb. 2). Die entsprechenden histologischen Veränderungen sind ebenfalls in Tabelle 1 angeführt. Die auflichtmikroskopischen Details werden entweder einzeln oder kombiniert bei nahezu jedem invasiven malignen Melanom beobachtet. Melanomata in situ sind hingegen in den meisten Fällen lediglich durch ein grobtrabekuläres und ein peripher gelegenes Pigmentnetz gekennzeichnet.

Im Gegensatz zu den malignen Melanomen fehlt bei dysplastischen Naevi meist ein deutliches „grobtrabekuläres Pigmentnetz". „Bizarre Ausläufer" und „schwarze Punkte" sowie die übrigen oben erwähnten für ein Melanom charakteristischen Krite-

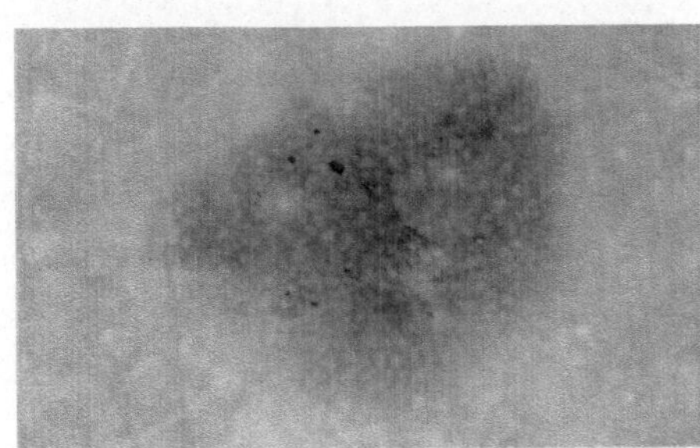

Abb. 1. Lentiginöser melanozytärer Naevus. Regelmäßiges Pigmentnetz auf gleichmäßig braun gefärbtem Hintergrund

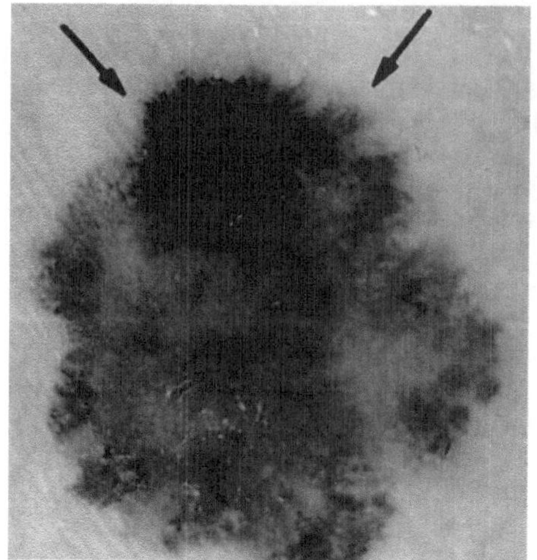

Abb. 2. Malignes Melanom. Unregelmäßiges grobtrabekuläres Pigmentnetz und unregelmäßige Ausläufer (Pfeile) in der Peripherie der Läsion

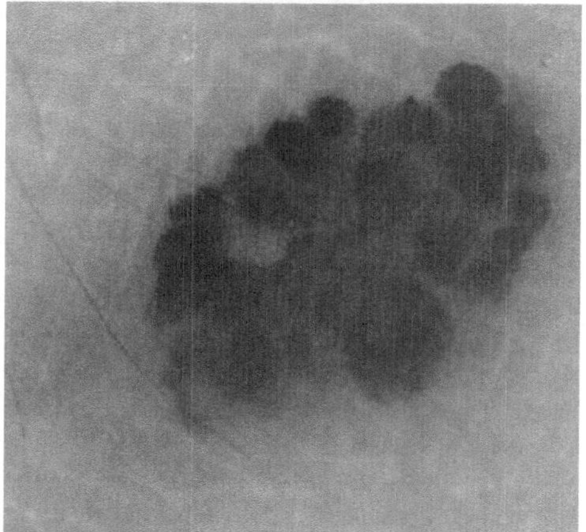

Abb. 3. Angiom. Mehrere rötlich markierte Lakunen

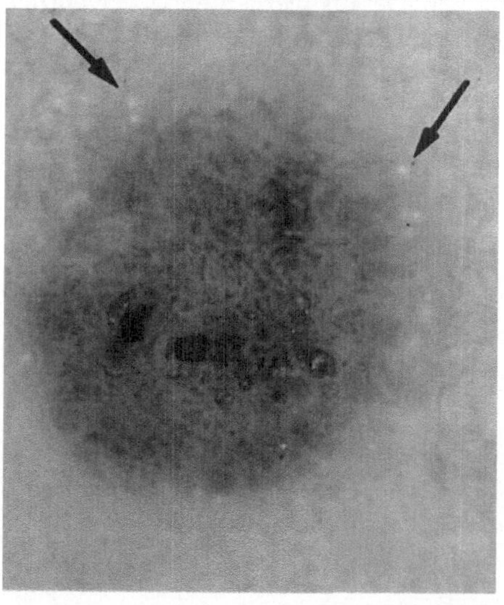

Abb. 4. Verruca seborrhoica. Vollständiges Fehlen des Pigmentnetzes, einige Comedoartige Follikelöffnungen, am Rand mehrere Pseudohornzysten (Pfeile)

Tabelle 1. Auflichtmikroskopische Kriterien und zugrundeliegende histologische Veränderungen

Auflichtmikroskopische Kriterien	Histologische Veränderungen	Diagnostische Bedeutung
Pigmentnetz "pigment network"	Markante und pigmentierte Reteleisten	Melanozytäre Läsionen
Grobtrabekuläres Pigmentnetz "broad pigment network"	Verbreiterte, stark pigmentierte Reteleisten	Malignes Melanom
Schwarze Punkte "black dots"	Ansammlungen von Melanozyten und Melanin im Stratum corneum	Malignes Melanom
Bizarre Ausläufer "irregular extensions"	konfluierende, stark pigmentierte, junktionale Nester	Malignes Melanom
Radiäre Ausläufer "radial streaming"	radiär angeordnete pigmentierte junktionale Nester	Malignes Melanom, pigmentierter Spindelzellnaevus
Weißer Schleier "Whitish veil"	kompakte Orthokeratose und Hypergranulose	Malignes Melanom
Weiße narbenartige Areale "white scar-like areas"	Fibrose im Bereich eines verbreiterten Stratum papillare	Regressives malignes Melanom
Grau-blaue Areale "greyish-blue areas"	Fibrose und Melanophagen im Bereich eines verbreiterten Stratum papillare	Regressives malignes Melanom

rien werden bei dysplastischen Naevi äußerst selten beobachtet. Dysplastische Naevi sind durch ein ungleichmäßig über die Läsion verteiltes, unregelmäßiges und oft verwaschenes Pigmentnetz gekennzeichnet.

Alle nicht-melanozytären Pigmenttumoren sind durch das Fehlen eines Pigmentnetzes charakterisiert. Pigmentierte Basaliome zeigen in typischen Fällen mehrblättrig angeordnete dunkelbraun-graue Areale, während Gefäßtumoren – vor allem solitäre Angiokeratome – durch zahlreiche unterschiedlich stark markierte Gefäßräume eindeutig einzuordnen sind (Abb. 3). Verrucae seborrhoicae können durch das Fehlen des Pigmentnetzes, sowie durch das Vorliegen von vereinzelten kreisrunden weißlichgelben Arealen (sogenannten Pseudohornzysten) und von Comedo-artigen Follikelöffnungen diagnostiziert werden (Abb. 4).

Besprechung

Das Hauptanwendungsgebiet der Auflichtmikroskopie liegt vor allem in der Unterscheidung von benignen und malignen pigmentierten Hauttumoren. Die Differentialdiagnose dieser Läsionen ist auch für den erfahrenen Dermatologen in manchen Fällen problematisch. Die Auflichtmikroskopie eröffnet eine neue Dimension der klinisch-morphologischen Betrachtungsweise und führt nachweislich zu einer Erhöhung der diagnostischen Treffsicherheit [18].

Allerdings ist auch mit Hilfe der Auflichtmikroskopie die Beurteilbarkeit knotiger dermaler Pigmenttumoren oft schwierig: für diese Fälle wird auf die zusätzliche diagnostische Möglicheit der Sonographie verwiesen [8]. Es muß erwähnt werden, daß aufgrund des Vorliegens eines einzigen Kriteriums nicht mit Sicherheit auf eine bestimmte Diagnose geschlossen werden kann [1]. Die auflichtmikroskopische Diagnose setzt sich aus der Synopsis der vorhandenen Kriterien zusammen, wobei zu beachten ist, daß nicht selten auch das Fehlen charakteristischer auflichtmikroskopischer Phänomene von diagnostischer Bedeutung sein kann. In diesem Zusammenhang ist anzumerken, daß für die wichtige Unterscheidung zwischen frühen malignen Melanomen und dysplastischen Naevi bereits eine Reihe von auflichtmikroskopischen Kriterien erarbeitet wurden. So läßt sich bei Vorhandensein der Phänomene „unregelmäßiges" und „grobtrabekuläres Pigmentnetz", „bizarre Ausläufer", „black dots", und „weißer Schleier" die Diagnose malignes Melanom mit großer Sicherheit stellen. Bei Fehlen all dieser Kriterien kann ein malignes Melanom nahezu immer ausgeschlossen werden.

Die Zusammenhänge zwischen den auflichtmikroskopisch erkennbaren Phänomenen und den jeweils zugrundeliegenden histopathologischen Veränderungen sind gut reproduzierbar. Somit ergeben sich mit entsprechender Erfahrung bei alleiniger Betrachtung des Auflichtbildes Rückschlüsse auf den histologischen Befund.

Literatur

1. Bahmer FA, Fritsch P, Kreusch J, Pehamberger H, Rohrer C, Schindera I, Smolle J, Soyer HP, Stolz W (1990) Diagnostische Kriterien in der Auflichtmikroskopie. Hautarzt 41:513–514
2. Bahmer FA, Rohrer C (1985) Ein Beitrag zur Abgrenzung früher Melanome mittels einer einfachen Methode der hochauflösenden Hautoberflächenfotografie. Akt Dermatol 11:149–153
3. Braun-Falco O, Stolz W, Bilek P, Merkle T, Landthaler M (1990) Das Dermatoskop. Eine Vereinfachung der Auflichtmikroskopie von pigmentierten Hautveränderungen. Hautarzt 41:131–136
4. Fritsch P, Pechlaner R (1981) Differentiation of benign from malignant melanocytic lesions using incident light microscopy. In: Ackerman AB (ed) Pathology of Malignant Melanoma. Masson Publishing, New York, pp 301–312
5. Haas N, Ernst TM, Stüttgen G (1984) Makrofotografie im transmittierenden Licht – Ein Beitrag zur horizontalen Strukturanalyse pigmentierter Hauttumoren. Z Hautkr 59:985–989
6. Hinselmann H (1933) Die Bedeutung der Kolposkopie für den Dermatologen. Dermatol Wochenschr 96:533–545
7. Kerl H, Soyer HP, Smolle J (1988) Der dysplastische Naevus. Hautarzt (Suppl. VIII) 39:24–26
8. Kraus W, Nake-Elias A, Schramm P (1985) Diagnostische Fortschritte bei malignen Melanomen durch die hochauflösende Real-Time-Sonographie. Hautarzt 36:386–392
9. Kreusch J, Rassner G (1990) Strukturanalyse melanozytischer Pigmentmale durch Auflichtmikroskopie. Hautarzt 41:27–33
10. MacKie RM (1971) An aid to the preoperative assessment of pigmented lesions of the skin. Br J Dermatol 85:232–238
11. Pehamberger H, Steiner A, Wolff K (1987) In vivo epiluminescence microscopy of pigmented skin lesions. I. Pattern analysis of pigmented skin lesions. J Am Acad Dermatol 17:571–583
12. Saphier J (1921) Die Dermatoskopie. I. Mitteilung. Arch Dermat Syph 128:1–19
13. Schmöckel C, Wagner-Grösser G, Braun-Falco O (1985) Klinische Diagnostik initialer maligner Melanome. Hautarzt 36:558–562

14. Sober AJ, Fitzpatrick TB, Mihm WC, Wise TG, Pearson BJ, Clark WH, Kopf AW (1979) Early recognition of malignant melanoma. JAMA 242:2795–2799
15. Soyer HP, Smolle J, Kerl H, Stettner H (1987) Early diagnosis of malignant melanoma by surface microscopy. Lancet II/8562:803
16. Soyer HP, Smolle J, Hödl S, Pachernegg H, Kerl H (1989) Surface microscopy: A new approach to the diagnosis of cutaneous pigmented tumors. Am J Dermatopathol 11:1–10
17. Soyer HP, Smolle J, Kresbach H, Hödl S, Glavanovitz P, Pachernegg H, Kerl H (1988) Zur Auflichtmikroskopie von Pigmenttumoren der Haut. Hautarzt 39:223–227
18. Steiner A, Pehamberger H, Wolff K (1987) In vivo epiluminescence of pigmented skin lesions. II. Diagnosis of small pigmented skin lesions and early detection of malignant melanoma. J Am Acad Dermatol 17:584–591
19. Stolz W, Bilek P, Landthaler M, Merkle T, Braun-Falco O (1989) Skin surface microscopy. Lancet II:864–865

Die Bedeutung der Epilumineszenzmikroskopie für die präoperative Diagnostik pigmentierter Hautläsionen

A. Steiner, H. Pehambeger, K. Wolff

Zusammenfassung

Die Epilumineszenzmikroskopie ermöglicht einerseits eine exakte Beobachtung der Oberflächenstruktur pigmentierter Hautläsionen, andererseits eröffnet die Transluzenz der Ölimmersionstechnik, die die pigmentierten Strukturen der dermo-epidermalen Junktionszone der klinischen Untersuchung zugänglich macht, eine neue Dimension der Hautmorphologie. Mehr als 5000 pigmentierte Hautläsionen wurden mit einem Wild M 650 (Wild Heerbrugg, Schweiz) – Operationsmikroskop untersucht. Bei allen pigmentierten Hautläsionen wurde zuerst die Oberflächenstruktur beurteilt. Anschließend erfolgte die Untersuchung mit Immersionsöl. Die erstellten Kriterien für die Unterscheidung der pigmentierten Hautläsionen waren das generelle Aussehen, die Oberfläche, die Konfiguration sowie die Begrenzung und das Pigmentmuster. In einer Studie, die 509 pigmentierte Hautläsionen umfaßt, konnte mit Hilfe der Epilumineszenztechnik die Treffsicherheit der klinischen Diagnose bei klinisch nicht eindeutig diagnostizierbaren pigmentierten Hautläsionen deutlich verbessert werden. Für kleine noduläre Melanome konnte die Trefferquote von 46% auf 62% erhöht werden, für das SSM in situ von 50% auf 83%, für das SSM von 54% auf 63% und für die frühe Lentigo maligna und das Lentigo maligna Melanom von 70% auf 80%. Von Bedeutung war auch die Verbesserung der Diagnose des Spitz-Naevus von 56% auf 93% und des pigmentierten Basalioms von 58% auf 89%, da viele dieser Läsionen klinisch für Melanome gehalten wurden.

Einleitung

Das maligne Melanom der Haut ist heilbar, wenn der Tumor in frühen Stadien erkannt und excidiert wird. Die wesentlichste Voraussetzung dafür ist die frühzeitige Erkennung des Tumors und die rechtzeitige ausgedehnte Excision. Da nicht alle pigmentierten Hautläsionen aufgrund ihrer klinischen Kriterien exakt diagnostiziert werden können, vor allem wenn es sich um kleine Läsionen handelt, wurden neue Methoden zur Verbesserung der klinischen Diagnose von pigmentierten Hautläsionen gesucht.

Im folgenden berichten wir über unsere Erfahrungen mit der Epilumineszenzmikroskopie, eine Methode, die nicht nur eine subtilere Betrachtung von Oberflächenstrukturen der Haut ermöglicht, sondern durch die Ölimmersionstechnik einen neuen Bereich der Hautmorphologie eröffnet. An mehr als 5000 pigmentierten Hautläsionen konnten wir Kriterien beschreiben, die die Differenzierung der einzelnen Pigmentläsionen ermöglichte. In einer Studie, die 509 pigmentierte Hautläsionen umfaßt, wurde

I. Universitäts-Hautklinik Wien

die Treffsicherheit der epilumineszenzmikroskopischen Diagnose bei klinisch nicht eindeutig diagnostizierbaren pigmentierten Hautläsionen untersucht.

Material und Methoden

Die Epilumineszenzmikroskopie wurde mit einem Wild M 650 (Wild Heerbrugg, Schweiz) Operationsmikroskop durchgeführt. Die Vergrößerung betrug 6, 10, 16, 25 und 40 ×. Bei allen pigmentierten Hautläsionen wird zuerst die Oberflächenstruktur beurteilt. Anschließend erfolgt die Untersuchung mit Immersionsöl, wobei die pigmentierten Hautläsionen mit einem Tropfen Öl und einem Objektträger bedeckt werden. Durch die Immersionstechnik wird die Epidermis translucent und eine Beurteilung der pigmentierten Strukturen im Bereich der dermoepidermalen Junctionszone möglich. Eine angeschlossene Photoeinrichtung mit einer Olympus CM 10-Kamera ermöglicht die gleichzeitige photographische Dokumentation. Im Anschluß daran werden alle Hautläsionen excidiert und die Präparate in Serienschnitten für die histologische Untersuchung aufgearbeitet.

Musteranalyse

Die erstellten Kriterien für die Unterscheidung der Pigmentläsionen waren das generelle Aussehen und die Oberfläche der Pigmentläsion sowie das Pigmentmuster. Das Pigmentmuster, das sich nach Anwendung der Ölimmersionstechnik darstellte, setzt sich aus

a) Pigmentnetz
b) „brown globules“
c) „black dots“
d) Depigmentierung
e) radiären Ausläufer
f) Pseudopodien

zusammen.

Pigmentnetz

Bei hoher Vergrößerung mit Ölimmersion erkennt man ein Netzwerk von feinen braunen Linien, das anatomisch dem Melaninpigment in den basalen Epidermalzellen entspricht. Bei benignen Pigmentläsionen ist das Pigmentnetz regelmäßig und dünn, ein prominentes unregelmäßiges Pigmentnetz ist ein Hinweis für Malignität.

Brown globules

Nester von Melanozyten in den tieferen Schichten der Epidermis entsprechen "brown globules". Diese sind in gutartigen pigmentierten Läsionen gleich groß und regelmäßig angeordnet. Unregelmäßig angeordnete und verschieden große "brown globules" sind ein Hinweis für Malignität.

"Black dots"

"Black dots" sind Ansammlungen von Melaninpigment im Stratum corneum. Das Vorhandensein von "black dots" in unregelmäßiger Anordnung, vor allem in der Peripherie von pigmentierten Hautläsionen, kann ein Hinweis für Malignität sein.

Depigmentierung

Depigmentierung entspricht einem Fehlen von Pigment oder ist Ausdruck von Regression. In benignen Hautläsionen können regelmäßig depigmentierte Areale im Zentrum der Läsion gefunden werden. Unregelmäßig depigmentierte Areale, vor allem in der Peripherie, sind ein Hinweis für Malignität.

Radiäre Ausläufer und Pseudopodien

Sie entsprechen der radiären Wachstumsphase von Melanomen und sind Hinweise für Malignität.

In einer Studie wurden 509 kleine, klinisch nicht eindeutig diagnostizierbare pigmentierte Hautläsionen mit Hilfe der Epilumineszenztechnik untersucht.

Ergebnisse und Besprechung

Die Epilumineszenzmikroskopie ermöglicht einerseits eine exakte Beobachtung der Oberflächenstruktur, andererseits eröffnet die Transluzenz der Ölimmersionstechnik, die die pigmentierten Strukturen der dermoepidermalen Junctionszone der klinischen Untersuchung zugänglich macht, eine neue Dimension in der Hautmorphologie. In den letzten Jahren haben wir mehr als 5000 pigmentierte Hautläsionen mit der Epilumineszenzmikroskopie untersucht und das epilumineszenzmikroskopische Muster mit der Histopathologie korreliert. Dadurch konnten neue Kriterien für die Differentialdiagnose von pigmentierten Hautläsionen gefunden werden. Kein Kriterium war per se diagnostisch sondern nur die Kombination für eine pigmentierte Hautläsion charakteristisch. In einer Studie, die 509 pigmentierte Hautläsionen umfaßt, konnte mit Hilfe der Epilumineszenztechnik die Treffsicherheit der klinischen Diagnose bei klinisch nicht eindeutig diagnostizierbaren pigmentierten Hautläsionen deutlich verbessert werden. Bei sehr kleinen nodulären Melanomen konnte die Trefferquote von 46% auf 62% erhöht werden, für das SSM in situ von 50% auf 83%, für das SSM von 54% auf 63% und für die frühe Lentigo maligna und das Lentigo maligna Melanom von 70% auf 80%. Von Bedeutung war auch die Verbesserung der Diagnose des Spitznaevus von 56% auf 93% und des pigmentierten Basalioms von 58% auf 89%, da viele dieser Läsionen klinisch für Melanome gehalten wurden. Im gesamten konnte die Treffsicherheit der klinischen Diagnose bei diesen kleinen, klinisch nicht eindeutig diagnostizierbaren pigmentierten Hautläsionen von 60% auf 93% verbessert werden.

Literatur

MacKie RM (1971) An aid to the preoperative assessment of pigmented lesions of the skin. Br J Dermatol 85:232–238

Fritsch P, Pechlaner R (1981) Differentation of benign from malignant melanocytic lesions using incident light microscopy. In: Ackermann AB (ed). Pathology of malignant melanoma. New York, Masson, pp 301–312

Pehamberger H, Steiner A, Wolff K (1987) Epiluminescence microscopy of pigmented skin lesions I. Pattern analysis of pigmented skin lesions. J Am Acad Dermatol 17:571–583

Steiner A, Pehamberger H, Wolff K (1987) Epiluminescence microscopy of pigmented skin lesions. II. Diagnosis of small pigmented skin lesions and early detection of malignant melanoma. J Am Acad Dermatol 17:584–591

Differentialdiagnose des malignen Melanoms

H. Kerl und H.P. Soyer

Die meisten Tumoren der Haut können aufgrund ihrer morphologischen Charakteristika einwandfrei identifiziert werden. Insbesondere unter den Pigmenttumoren findet man jedoch mitunter spezielle Fälle, die Probleme hinsichtlich der biologischen Beurteilung und Differentialdiagnose aufwerfen [1–8].

Über 70 gut- und bösartige Hauttumoren können eine Ähnlichkeit mit dem Melanom zeigen. Zur Beurteilung dieser Läsionen sollte daher immer ein erfahrener Dermatologe beigezogen werden.

In den Tabellen 1 und 2 (Abb. 1–9) sind für die Differentialdiagnose des Melanoms wichtige Tumoren angeführt, deren Kenntnis von besonderer praktischer Bedeutung ist, um die therapeutischen Konsequenzen der Fehldiagnose Melanom zu vermeiden.

Tabelle 1. Melanom – Differentialdiagnose

Nichtmelanozytäre Tumoren	
Epithelial	Verschiedenes
– Verruca seborrhoica	– Subkorneale Hämorrhagie (‚Tennis-Ferse')
– Pigmentiertes Basaliom	– Subunguales Hämatom
– Pigmentierte aktinische Keratose	– Pigmentiertes Dermatofibrom
– Verruköses Karzinom	– Mastozytom
– Adnextumoren	– Epitheloid-Sarkom
	– Neurofibrom
Vaskulär	
– Angiokeratom	
– Granuloma pyogenicum	
– Kaposi-Sarkom	

Tabelle 2. Gutartige melanozytäre Proliferationen, die klinisch und/oder histologisch maligne Melanome imitieren ('Pseudomelanome')

- Spitz-Nävi und Varianten (einschließlich pigmentierter Spindelzelltumor und 'combined' Spitz-Nävus)
- Rezidiv-Nävi nach unvollständiger Exzision
- Akrale Nävi mit palmar-plantarer Lokalisation
- Genitale Nävi
- Dysplastische Nävi
- Halo-Nävi
- Blaue Nävi
- Nävi mit 2 Zellpopulationen
- Nävi bei Neugeborenen
- 'New nevi of midlife'

Universitätsklinik für Dermatologie und Venerologie in Graz

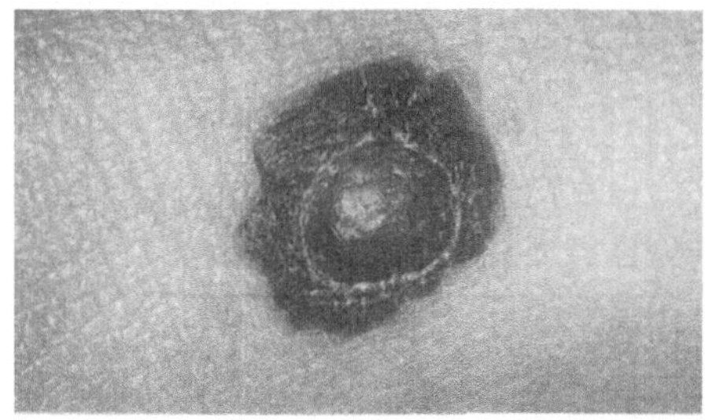

Abb. 1. Atypischer Spitz-Naevus

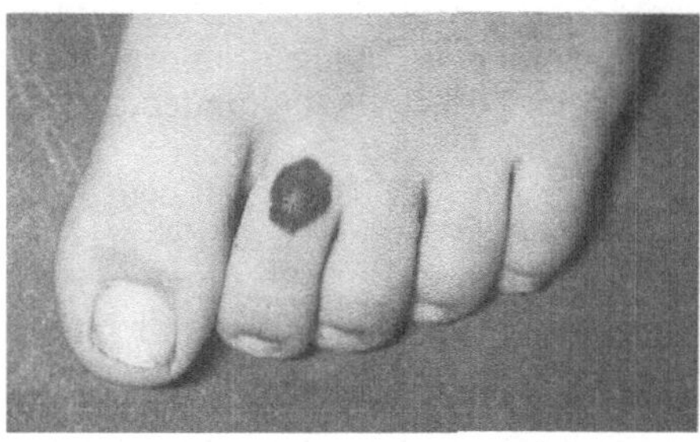

Abb. 2. Pigmentierter Spindelzelltumor (Reed)

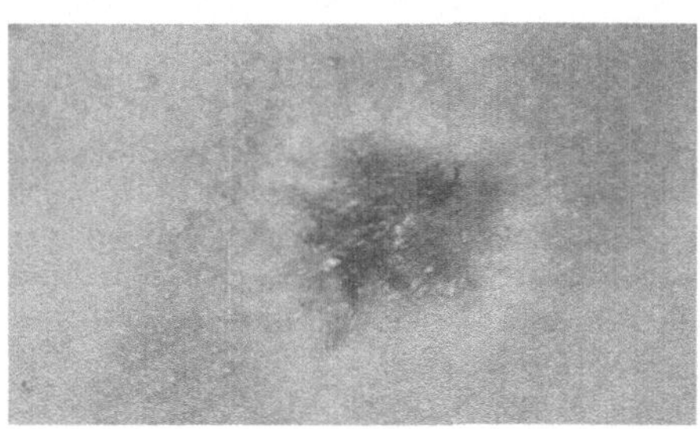

Abb. 3. Rezidivnaevus nach unvollständiger Exzision

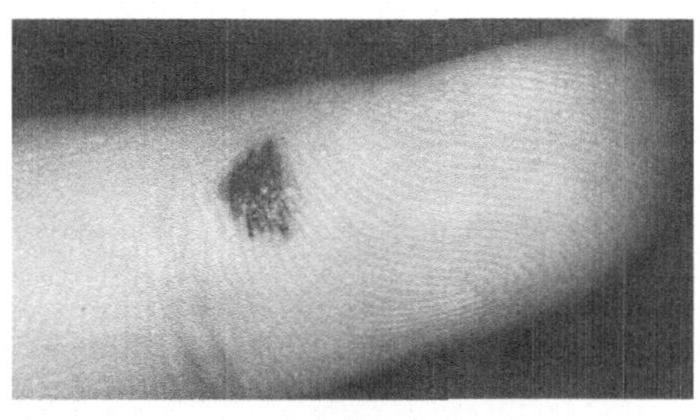

Abb. 4. Akraler Naevuszellnaevus

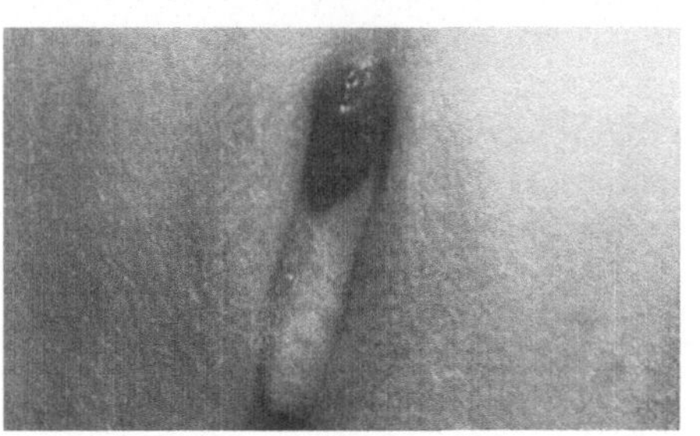

Abb. 5. Genitaler Naevuszellnaevus bei einem kleinen Mädchen

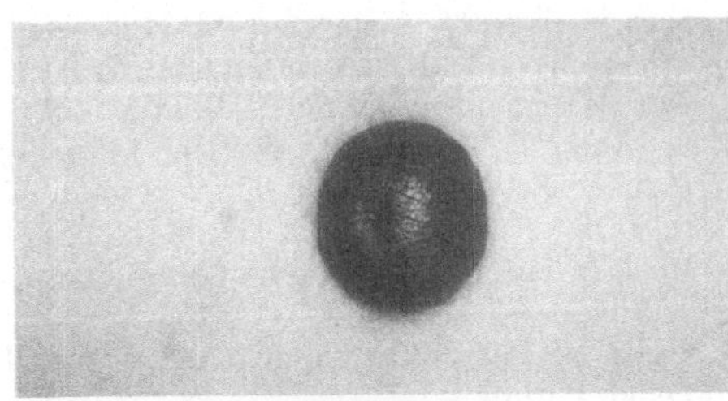

Abb. 6. Naevus coeruleus

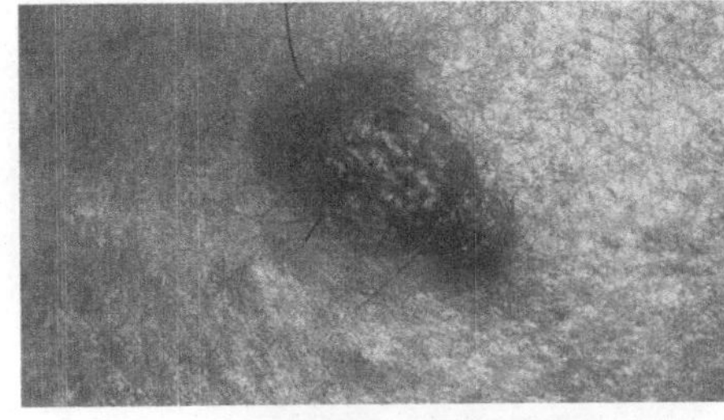

Abb. 7. Naevus mit 2 Zellpopulationen: Histologisch fanden sich kleine Naevuszellen und pagetoide Naevuszellen

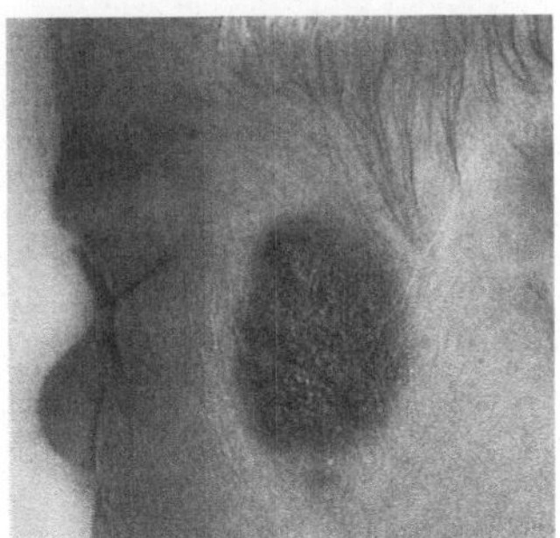

Abb. 8. Kongenitaler Naevuszellnaevus bei einem Neugeborenen

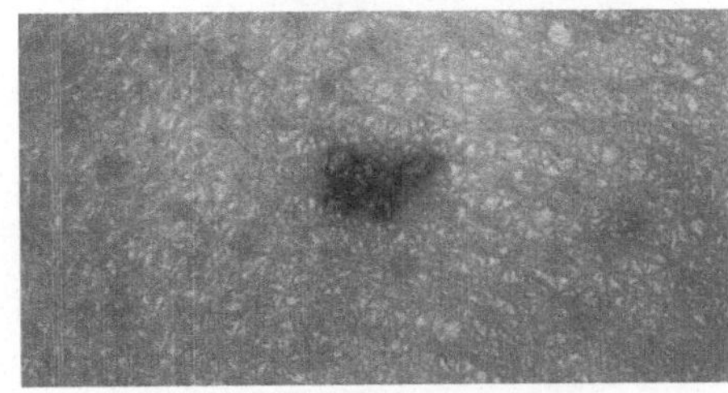

Abb. 9. 'Neu' aufgetretener atypischer Junktionsnaevus bei einem 35jährigen Patienten ('new nevus of midlife')

Literatur

1. Ackerman AB (1988) Melanocytic proliferations that simulate malignant melanoma histopathologically. In: Mihm MC, Murphy GF, Kaufman N (eds) Pathobiology and recognition of malignant melanoma. Williams & Wilkins, Baltimore Hong Kong London Sydney, pp 153–173
2. Christensen WN, Friedman KJ, Woodruff JD, Hood AF (1987) Histologic characteristics of vulvar nevocellular nevi. J Cutan Pathol 14:87–91
3. Kerl H, Smolle J, Hödl S, Soyer HP (1989) Kongenitales Pseudomelanom. Z Hautkr 64:564–568

4. Kerl H, Trau H, Ackerman AB (1984) Differentiation of melanocytic nevi from malignant melanomas in palms, soles, and nail beds solely by signs in the cornified layer of the epidermis. Am J Dermatopathol 6:159–160
5. Kornberg R, Ackerman AB (1975) Pseudomelanoma. Arch Dermatol 111:1588–1590
6. Paniago-Pereira C, Maize JC, Ackerman AB (1978) Nevus of large spindle and/or epithelioid cells (Spitz's nevus). Arch Dermatol 114:1811–1823
7. Rock B, Hood AF, Rock JA (1990) Prospective study of vulvar nevi. J Am Acad Dermatol 22:104–106
8. Smith NP (1987) The pigmented spindle cell tumor of Reed: an underdiagnosed lesion. Semin Diagn Pathol 4:75–87

Prognose und Stadieneinteilung beim malignen Melanom

J. Smolle und E. Richtig

Einleitung

Das maligne Melanom der Haut gehört zu den bösartigsten Tumoren des Menschen. In den letzten Jahrzehnten hat es in allen westlichen Industrienationen eine enorme Häufigkeitszunahme erfahren. In früheren Jahren wurde das maligne Melanom oft als unberechenbar bezeichnet. Diesen Ruf der Unberechenbarkeit erhielt der Tumor deshalb, weil früher weder eine Unterscheidung zwischen gutartigen Naevuszellnaevi und dem malignen Melanom sicher möglich war, noch innerhalb der malignen Melanome die prognostische Bedeutung verschiedener Stadien und Subtypen bekannt war.

Auf Grund der detaillierten Betrachtungsweise der letzten zwei Jahrzehnte und der damit verbundenen Zunahme an Erfahrung ist es heute möglich, nicht nur eine Unterscheidung zwischen gutartigen und bösartigen melanozytären Läsionen in fast allen Fällen zu treffen, sondern auch beim malignen Melanom eine weitgehend Fall-spezifische Einschätzung der Prognose zu geben. Im folgenden werden eine kurze Übersicht über die derzeit gültigen prognostischen Kriterien und ein Ausblick auf neuere Verfahren zur Objektivierung der Prognose gegeben.

Stadieneinteilung des malignen Melanoms

Die Einteilung der Melanomerkrankung nach Sylven (Kresbach 1965) gliedert den Verlauf in drei Abschnitte: Das Stadium I erfaßt den Primärtumor sowie gegebenenfalls Lokalrezidive, Satellitenmetastasen (in einem Umkreis von 2 cm vom Primärtumor) und In-transit-Metastasen. Das Stadium II bedeutet den Befall der regionären Lymphknoten und das Stadium III das Auftreten von Fernmetastasen. Die 5-Jahresüberlebensrate wird für das Stadium I mit 79% angegeben (Kerl et al. 1989). Nach dem Auftreten regionärer Lymphknotenmetastasen beträgt die 5-Jahresüberlebensrate 25%; beim Vorliegen von Fernmetastasen versterben alle Patienten – von wenigen Ausnahmen abgesehen – innerhalb weniger Jahre.

Parallelen zur Stadieneinteilung nach Sylven weist das TNM-Schema auf. Allerdings erfaßt das T-Stadium lediglich Primärtumor und Satellitenmetastasen, während In-transit-Metastasen bereits zum N1-Stadium gerechnet werden. Sowohl bei den Lymphknotenmetastasen (N) als auch bei den Fernmetastasen (M) ist eine spezifisch auf das Melanom abgestimmte Differenzierung des TNM-Schemas vorgesehen (Kerl et al. 1989).

Univ.-Klinik für Dermatologie und Venerologie in Graz

Prognose des primären malignen Melanoms

Eine grobe Einschätzung der Prognose des primären malignen Melanoms (ohne Vorliegen von Lymphknoten- oder Fernmetastasen) kann schon auf Grund des klinischen Bildes allein erfolgen: Als ungünstige Faktoren gelten männliches Geschlecht, Lokalisation an der Kopfhaut, am Stamm, an den Schleimhäuten und an den Handflächen, ein horizontaler Durchmesser über 14 mm, deutlich palpable Erhabenheit des Tumors sowie in besonderem Masse oberflächliche Exulzeration (Kerl et al. 1989).

Eine genaue prognostische Einschätzung ist allerdings nur histologisch nach operativer Entfernung des Primärtumors möglich. Als isoliertes Kriterium ist die größte vertikale Tumordicke nach Breslow mit Abstand am wichtigsten: Bei einem Breslow-Index unter 0,75 mm beträgt die 5-Jahres-Überlebensrate 98%, bei einem Breslow-Index über 3,0 mm lediglich 46% (Kerl et al. 1989). Der Clark-Level, der die Eindringtiefe in Relation zu den Schichten der Haut beschreibt, ist insgesamt weniger aussagekräftig, kann jedoch in Extremfällen (dünnes Melanom mit Vordringen in tiefe Hautschichten) eine wertvolle zusätzliche Aussage bringen. Die Bestimmung der Mitoserate im histologischen Präparat und die Angabe des prognostischen Index durch Multiplikation der Mitoserate mit dem Breslow-Index haben sich allgemein nicht durchsetzen können.

Die differenzierteste prognostische Einschätzung des Einzelfalles erlaubt derzeit die simultane Beurteilung mehrerer histologischer und klinischer Kriterien (Clark et al. 1989). Biologisch völlig verschieden sind die horizontale Wachstumsphase und die vertikale Wachstumsphase des malignen Melanoms. Die horizontale Wachstumsphase ist durch eine Infiltration der oberflächlichen Dermis mit Melanomzellen einzeln oder in kleinen Nestern gekennzeichnet, wobei sich nur ganz wenige Mitosen finden. Die 8-Jahres-Überlebensrate beträgt 100%. Die vertikale Wachstumsphase ist dagegen durch effektive Tumorbildung gekennzeichnet: Es kommt zu größeren Nestern und Knoten von Melanomzellen, man findet viele Mitosen, die Knoten wachsen verdrängend und füllen die papilläre Dermis aus. In dieser vertikalen Wachstumsphase beträgt die 8-Jahres-Überlebensrate nur mehr 71% (Clark et al. 1989). Die Fälle in der vertikalen Wachstumsphase können nun weiter aufgeschlüsselt werden, wobei der deutlichste Unterschied bei einer Trennung der Melanome unter bzw. über 1,7 mm vertikaler Tumordicke zutage tritt. Weitere hierarchisch nachgeordnete prognostische Kriterien sind die Mitosenzahl, die Ausprägung des lymphozytären Infiltrats, das Geschlecht des Patienten und schließlich die Lokalisation des Tumors. Unter Berücksichtigung all dieser genannten Kriterien kann die Prognose für den Einzelfall zwischen 100% und 4% 8-Jahres-Überlebensrate abgestuft angegeben werden.

Prognose des metastasierten malignen Melanoms

Auch nach dem Auftreten von Metastasen ist die Prognose von Patient zu Patient unterschiedlich. Dem trägt das Melanom-spezifische TNM-System Rechnung, indem N1 mit Lymphknotenmetastasen unter 3 cm Durchmesser, N2a mit Lymphknotenmetastasen über 3 cm Durchmesser, N2b mit In-transit-Metastasen sowie N2c mit Lymphknotenmetastasen über 3 cm *und* In-transit-Metastasen unterschieden werden. Bei Fernmetastasen bedeutet M1a die ausschließliche Beteiligung von Haut, Subkutis und Lymphknoten, M1b den Nachweis viszeraler Metastasen (Kerl et al. 1989).

Beim Auftreten regionaler kutaner Metastasen konnte gezeigt werden, daß subkutane Lokalisation prognostisch ungünstiger ist als intradermale Lokalisation (Singletary et al. 1988). Bei regionären Lymphknotenmetastasen ist die Prognose deutlich ungünstiger, wenn mehr als 20% der extirpierten Lymphknoten befallen sind und wenn der Primärtumor eine vertikale Tumordicke von über 3,5 mm aufgewiesen hat (Day et al. 1981 a).

Fernmetastasen zeigen insbesondere dann eine sehr kurze Überlebenszeit von rund 3 Monaten an, wenn die LDH über 450 U/l, die Leukozyten über 10000/mm^3, die BSG über 15 mm/h sind und Hirnmetastasen vorliegen (Heimdal et al. 1989).

Spezielle prognostische Fragen

Trotz der an sich guten Prognose können auch dünne Melanome (unter 1 mm vertikaler Tumordicke) in Einzelfällen metastasieren. Bei diesen Fällen kann oft Regression, d. h. die Rückbildung eines möglicherweise bereits dickeren Anteils, beobachtet werden. Einen zusätzlichen prognostischen Faktor bei dünnen Melanomen stellt die Weite der Exzision dar: bei geringem Sicherheitsabstand kommt es häufiger zu Lokalrezidiven und gegebenenfalls in der Folge auch zur Fernmetastasierung (Garbe et al. 1989). Das zweizeitige operative Vorgehen (zuerst kleine Exzision in Lokalanästhesie, nach Sicherung der Diagnose großzügige Nachexzision) bietet gegenüber der primär großen Exzision keine prognostischen Nachteile (Landthaler et al. 1989).

Die seltenen histologischen Varianten des „desmoplastischen" und des „neutrotropen" Melanoms, die meist im Kopf-Hals-Bereich beobachtet werden, sind prognostisch besonders ungünstig: es kommt in den meisten Fällen zur Metastasierung (Reiman et al. 1987). Biologisch relevant ist auch das Auftreten von mikroskopischen Satelliten – im Gegensatz zur Einzelzell-Invasion – an der Basis des Tumors: Beim Vorliegen von Satelliten beträgt die 5-Jahres-Überlebensrate 36% im Gegensatz zu 89% ohne diese Satelliten (Day et al. 1981 b).

Immer wieder wurde ein mutmaßlich negativer Einfluß einer Gravidität auf den Melanomverlauf diskutiert. Es konnte jedoch neuerdings gezeigt werden, daß sich Melanome in der Schwangerschaft weder klinisch noch im Verlauf von anderen Melanomen unterscheiden (Wong et al. 1989). Somit bedeutet die Gravidität kein erhöhtes Metastasierungsrisiko. Von einer Schwangerschaft sollte jedoch innerhalb der ersten drei Jahre nach Entfernung eines Melanoms – dem Zeitraum der meisten Erst-Rezidive und -Metastasen – abgeraten werden (Colburn et al. 1989).

Neue Verfahren zur prognostischen Beurteilung maligner Melanome

Gegenüber den bisher besprochenen qualitativen Kriterien wird von quantitativ-morphologischen und biologischen Parametern eine zunehmende Objektivierung der prognostischen Einschätzung erwartet. Mit Hilfe der Computer-unterstützten Bildanalyse konnte gezeigt werden, daß Melanome mit nachfolgender Metastasierung signifikant größere Zellkerne (Tosi et al. 1989) und eher runde und nicht spindelige Zellkerne (Baak und Tan 1986) aufweisen.

Der biochemische Nachweis von erhöhter Sekretion von Plaminogenaktivator bringt zumindest in manchen Fällen eine erhöhte Metastasierungsfähigkeit der Melanomzellen zum Ausdruck (Brüggen et al 1981). Zunehmende Bedeutung gewinnt die quantitative Bestimmung der proliferierenden Zellen mittels Immunhistochemie und Bildnanalyse (Smolle et al. 1989). Die Kurzzeit-Prognose (1-Jahr-Metastasen-freie Überlebensrate) beträgt bei niedriger Proliferation 100%, bei mittlerer Proliferation 78% und bei hoher Proliferation 33%. Weitere Aufschlüsse über die biologische

Potenz von Primärtumoren lassen in Hinkunft in-vitro-Untersuchungen zur Invasivität der Tumorzellen erwarten.

Zusammenfassung

Die intensive Suche nach prognostischen Faktoren des malignen Melanoms hat in den letzten beiden Jahrzehnten unzweifelhaft Fortschritte gebracht: Das Melanom ist nicht mehr so „unberechenbar", und das Wissen um die prognostisch günstigen Stadien bietet die Voraussetzung dafür, daß die Melanome auch in diesen günstigen Stadien entdeckt und operativ entfernt werden können.

Unbefriedigend ist die Situation derzeit aber noch in zweierlei Hinsicht: Erstens fallen viele Patienten – auch unter Berücksichtigung aller etablierten Prognosefaktoren – in eine Gruppe mittleren Risikos; damit ist die Voraussage für den Einzelnen wiederum nicht möglich. Zweitens steht derzeit kein verläßliches therapeutisches Rüstzeug zur Verfügung, mit dem man als behandelnder Arzt auf die Feststellung einer schlechten Prognose reagieren könnte.

Literatur

Baak JPA, Tan GJKH (1986) The adjuvant prognostic value of nuclear morphometry in stage I malignant melanoma of the skin. A multivariate analysis. Analyt Quant Cytol Histol 8:241–244

Brüggen J, Macher E, Sorg C (1981) Expression of surface antigens and its relation to parameters of malignancy in human malignant melanoma. Cancer Immunol Immunother 10:121–127

Clark WH, Elder DE, Guerry D, Braitman LE, Trock BJ, Schultz D, Synnestvedt M, Halpern AC (1989) Model predicting survival in stage I melanoma based on tumor progression. J Natl Cancer Inst 81:1893–1904

Colbourn DS, Nathanson L, Belilos E (1989) Pregnancy and malignant melanoma. Sem Oncol 16:377–387

Day CL, Sober AJ, Lew RA, Mihm MC, Fitzpatrick T, Kopf AW, Harris MN, Gumport SL, Raker JW, Malt RA, Golomb FM, Cosimi B, Wood WC, Casson P, Lopransi S, Gorstein F, Postel A (1981 a) Malignant melanoma patients with positive nodes and relatively good prognoses: Microstaging retains prognostic significance in clinical stage I melanoma patients with metastases to regional nodes. Cancer 47:955–962

Day CL, Harrist TJ, Gorstein F, Sober AJ, Lew RA, Friedman RJ, Pasternack BS, Kopf AW, Fitzpatrick TB, Mihm MC (1981 b) Malignant melanoma. Prognostic significance of „microscopic satellites" in the reticular dermis and subcutaneous fat. Ann Surg 194:108–112

Garbe C, Stadler R, Orfanos CE (1989) Lokalrezidive und Metastasierung bei dünnen malignen Melanomen ($\leq$ 1 mm). Hautarzt 40:337–343

Heimdal K, Hannisdal E, Gundersen S (1989) Regression analyses of prognostic factors in metastatic malignant melanoma. Eur J Cancer Clin Oncol 25:1219–1223

Kerl H, Kokoschka EM, Pehamberger H, Picher E (1989) Das maligne Melanom der Haut. Diagnose und Therapie. Schering, Wien

Kresbach H (1965) Untersuchungs- und Behandlungsergebnisse beim Melanommalignom. Z Hautkr 38:388–398

Landthaler M, Braun-Falco O, Leitl A, Konz B, Hoelzel D (1989) Excisional biopsy as the first therapeutic procedure versus primary wide excision of malignant melanoma. Cancer 64:1612–1616

Reiman HM, Göllner JR, Woods JE, Mixter RC (1987) Desmoplastic melanoma of the head and neck. Cancer 60:2269–2274

Singletary SE, Tucker SL, Boddie AW (1988) Multivariate analysis of prognostic factors in regional cutaneous metastases of extremity melanoma. Cancer 61:1437–1440

Smolle J, Soyer HP, Kerl H (1989) Proliferative activity of cutaneous melanocytic tumors defined by Ki-67 monoclonal antibody. A quantitative immunohistochemical study. Am J Dermatopathol 11:301–307

Tosi P, Luzi P, Sforza V, Santopietro R, Vindigni C, Miracco C, Baak JPA, Smolle J, Barbini P (1989) The nuclei in cutaneous malignant melanoma, stage I, are smaller in survivors than in non-survivors. Path Res Pract 185:625–630

Wong JH, Sterns EE, Kopald KH, Nizze A, Morton DL (1989) Prognostic significance of pregnancy in stage I melanoma. Arch Surg 124:1227–1231

Klinik und Histologie des malignen Melanoms

H.P. Soyer, L. Cerroni, H. Kerl

Das maligne Melanom kann in allen Altersstufen vorkommen, gehäuft jedoch zwischen dem 20. und 60. Lebensjahr; die Geschlechtsverteilung beträgt nahezu 1:1. Melanome werden besonders häufig an den Beinen von Frauen und am Rücken bei beiden Geschlechtern beobachtet [5, 10, 15].

Für ein Melanom verdächtig sind pigmentierte Läsionen, die eine Größenzunahme aufweisen. Auch Veränderungen am Rand des Tumors und an der Oberfläche, wie Schuppung, Rötung, Erosionen, Blutung sowie subjektive Symptome (Juckreiz) sind zu beachten. Die wichtigsten klinischen Charakteristika zur Diagnose des malignen Melanoms sind in Tabelle 1 aufgelistet [9, 13, 14].

Tabelle 1. Klinische Kriterien zur Diagnose des Melanoms

Frühstadien
Asymmetrischer, unscharf begrenzter Fleck
Variables Pigmentmuster mit verschiedenen Farbschattierungen
Durchmesser >5 mm
Fortgeschrittene Melanome
Exophytischer Knoten (dunkelbraun bis schwarz, rotweiß und blau)
Flacher bräunlich-schwarzer, unscharfer Rand
Entzündung, Ulzeration, Blutung
Schon länger vorher bestehendes Muttermal

Klinik des malignen Melanoms

Die Mannigfaltigkeit der Erscheinungsformen des Melanoms brachte die Einteilung in verschiedene Typen mit sich, wobei sich die Klassifikation nach Clark und Mitarbeiter durchgesetzt hat [4, 5]. Die 4 häufigsten klinisch-histologischen Typen des Melanoms sind:

a) Das ‚superficial spreading' (oberflächlich-spreitendes) – Melanom (SSM)

Etwa 70% aller Melanome gehören zu dieser Gruppe. Die frühen Wachstumsphasen des Tumors zeigen eine horizontale Ausbreitung; erst nach einigen Jahren ist die Tendenz zu vertikalem Wachstum mit knotiger Transformation festzustellen. Je nach Krankheitsdauer zeigt das SSM münzgroße flache Herde oder Knoten mit scharf oder unscharf begrenztem Rand und nicht selten halbkreisförmigem Umriß. Ein wichtiger diagnostischer Aspekt ist der Farbton des Tumors mit verschiedenen Schattierungen von Braun, Grau, Blau, Schwarz und Weiß (Abb. 1).

Universitätsklinik für Dermatologie und Venerologie in Graz

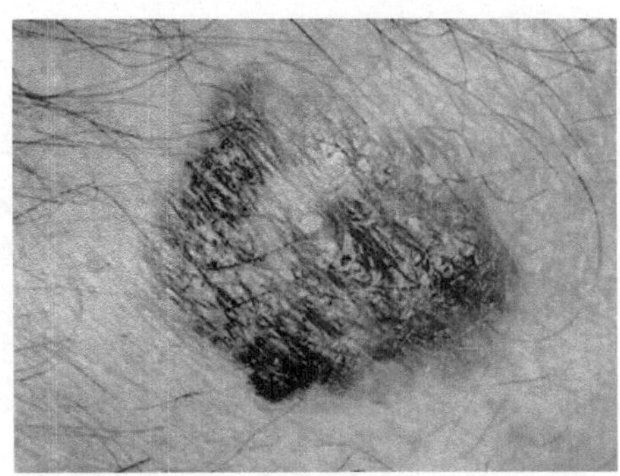

Abb. 1. Malignes Melanom vom 'superficial spreading' Typ

b) Das knotige (noduläre) Melanom (NM)

Dieser Melanomtyp betrifft ca. 15% der Patienten und zeigt die ungünstigste Prognose. Man beobachtet ein rasches vertikales Wachstum; typisch sind rötlich-blauschwarze bis graubraune halbkugelig vorragende Knoten (mit Ulzeration) oder plaqueförmige Läsionen.

c) Das Lentigo maligna-Melanom (LMM)

Diesen Melanomtyp findet man bei 5% der Patienten (ältere Menschen) insbesondere an sonnenexponierter Haut im Gesicht. Die frühen nicht-invasiven Stadien werden als Lentigo maligna bezeichnet und repräsentieren eine besondere Verlaufsform eines ‚melanoma in situ' auf lichtgeschädigter Haut. Klinisch steht eine flache (später auch knotige) Läsion mit unregelmäßiger unscharfer Begrenzung und unterschiedlichen Brauntönen mit manchmal retikulärem Aspekt oder schwarzer Fleckung im Vordergrund.

d) Das akral-lentiginöse Melanom (ALM)

Dieser Tumor (Häufigkeit etwa 7%) ist durch seine anatomische Lokalisation in palmar-plantar-subungualen Bereich charakterisiert [8]. Das klinische Bild zeigt viele Facetten mit kleinen unscheinbaren braunen bis schwarzbraunen Flecken bis zu ulzerierten Knoten. Subunguale Melanome beginnen als braun-schwarz gesprenkelte Flecke oder streifige Pigmentierung des Nagelbettes.

Spezielle Melanom-Lokalisationen können auch die Mund- und Genitalschleimhaut betreffen. In der Praxis zeigt sich ferner, daß ein nicht unbeträchtlicher Teil der Melanome Übergangsformen der oben angeführten Typen darstellen und nicht eindeutig klassifiziert werden können (unklassifizierte Melanome) [2].

Bei ungefähr 5% der Patienten mit metastasierendem Melanom (meist Lymphknoten-Metastasen) läßt sich kein Primärtumor an der Haut nachweisen (maligne Melanome mit unbekanntem Primärtumor). Hier handelt es sich um Patienten, bei denen es zu einer spontanen Rückbildung des Primärtumors gekommen ist. Auch die primäre Entstehung eines Melanoms im Lymphknoten wird diskutiert. Bei Melanomen mit unbekanntem Primärtumor sind ophthalmologische, neurologische, gynäkologische und HNO-ärztliche Untersuchungen sowie eine Rektoskopie angezeigt.

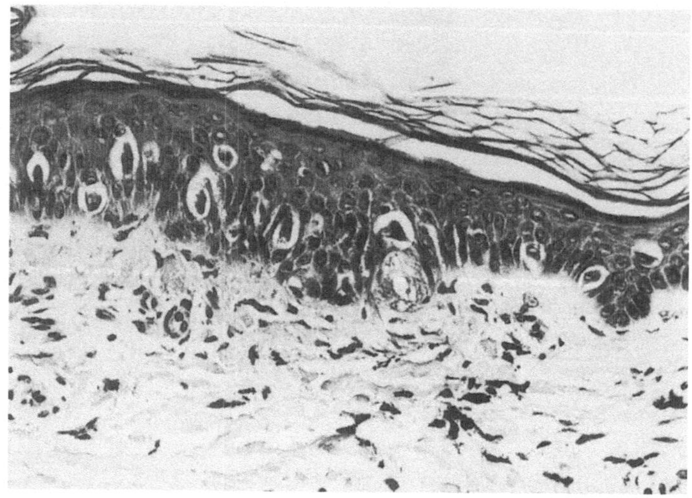

Abb. 2. 'melanoma in situ'

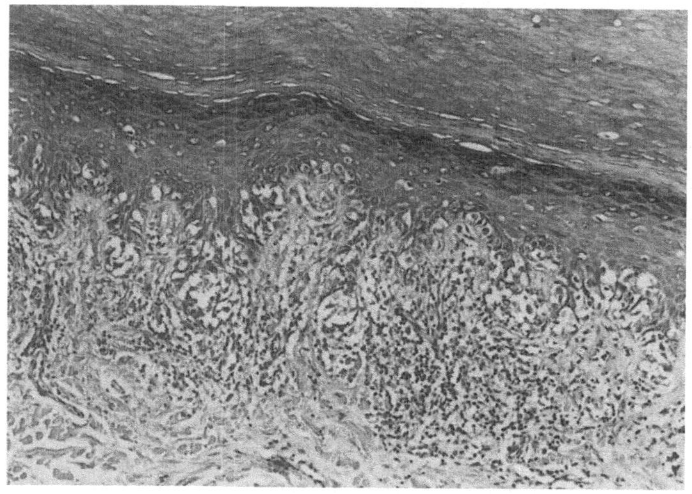

Abb. 3. 'melanoma in situ' vom akral-lentiginösen Typ

Histologie des malignen Melanoms

Entscheidend für die definitive Diagnose eines malignen Melanoms ist der histologische Befund. Das Spektrum der Entwicklung des Melanoms beginnt mit einer Vermehrung von individuell in den basalen Epidermislagen verteilten Melanozyten. Diese initiale Phase wird als melanozytäre Hyperplasie bezeichnet. Im weiteren Verlauf breiten sich die Melanozyten teils einzeln, teils in Nestern entlang der dermoepidermalen Junktionszone und schließlich in allen Epidermislagen (einschließlich der Hornschicht) aus (Abb. 2, 3). Die Melanozyten zeigen Atypien mit Variationen der Zellgröße, hyperchromatische Kerne, deutliche Nukleoli, Zunahme der Kern-Zytoplasma-Ratio und Vermehrung atypischer Mitosen. Diese Veränderungen werden als atypische melanozytäre Hyperplasie und ‚melanoma in situ' bezeichnet [6, 7]. Erst

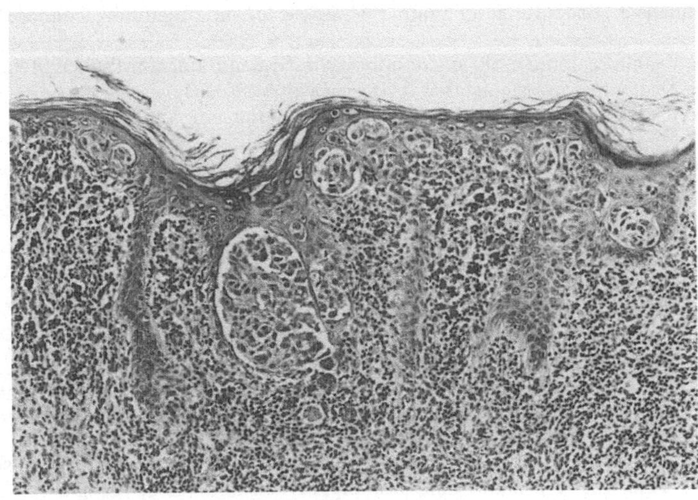

Abb. 4. Mikroinvasives malignes Melanom

Tabelle 2. Histologische Kriterien zur Diagnose des Melanoms (nach A. B. Ackerman, 1)

Histologische Muster
Größe (>6 mm im horizontalen Durchmesser)
Asymmetrie
Unscharfe Begrenzung der intraepithelialen melanozytären Komponente
Fehlende ‚Reifung' der Tumorzellen in der tieferen Dermis
Melanozytennester variieren in Form und Größe
Melanozytennester mit Konfluenzneigung
Melanozytennachweis in allen Epidermisschichten
Melanozytenausbreitung entlang der epithelialen Adnexstrukturen
Zytologische Charakteristika
Atypische Melanozyten
Nekrotische Melanozyten
Mitosen in Melanozyten

nachdem atypische Melanozyten von der Epidermis in die Dermis gelangen (vertikale Wachstumsphase) liegt ein invasives Melanom mit der Potenz zur Metastasierung vor (Abb. 4). Die wichtigsten Kriterien für die Diagnose des Melanoms sind in Tabelle 2 zusammengefaßt.

Als unabhängiges histologisch-prognostisches Hauptkriterium hat sich die Bestimmung der maximalen Tumordicke in Millimetern nach Breslow herausgestellt [3]. Man mißt mit dem Okularmikrometer an der dicksten Stelle des Tumors vom Stratum granulosum bis zum tiefsten in der Dermis gelegenen Tumorzellkomplex. Regressive Veränderungen bei Melanomen machen es oft unmöglich, die Tumordicke zu messen und die Prognose zu evaluieren, weil der Tumor zu einem früheren Zeitpunkt seiner Entwicklung vor der partiellen Rückbildung möglicherweise eine Dicke mit der Potenz zur Metastasierung aufgewiesen hat [11].

Einen wichtigen Fortschritt stellen die Anwendung immunhistologischer Techniken mit S 100-Protein oder mit dem melanomspezifischen monoklonalen Antikörper HMB-45 dar (Tabelle 3).

Tabelle 3. Bedeutung der Immunhistologie für die Melanom-Diagnose

- Diagnose spindelzelliger, desmoplastischer und amelanotischer Melanome
- Nachweis von Metastasen (z. B. in Lymphknoten)
- Identifizierung von Melanozyten in dichten entzündlichen Infiltraten (z. B. Halo-Nävus, fokale Invasion, Regression)
- Bestimmung der Proliferationsrate (Ki-67)

Literatur

1. Ackerman AB, Niven J, Grant-Kels JM (1982) Differential diagnosis in dermatopathology. Lea & Febiger, Philadelphia
2. Ackerman AB (1980) Malignant melanoma: a unifying concept. Human Pathol 11:591–594
3. Breslow A (1970) Thickness, cross-sectional areas and depth of invasion in the prognosis of cutaneous melanoma. Ann Surg 172:902–908
4. Clark WH, From L, Bernardino EA, Mihm MC (1969) The histogenesis and biologic behavior of primary human malignant melanomas of the skin. Cancer Res 29:705–726
5. Garbe C, Bertz J, Orfanos CE (1987) Das maligne Melanom im deutschsprachigen Raum in den 80er Jahren: Erste Ergebnisse des zentralen MM-Registers der DDG in Verbindung mit dem BGA. Hautarzt 38, 639–644
6. Kamino H, Ackerman AB (1981) Malignant melanoma in situ: The evolution of malignant melanoma within the epidermis. In: Ackerman AB (ed) Pathology of Malignant Melanoma. Masson Publishing, New York, pp 59–92
7. Kerl H, Hödl S, Kresbach H, Stettner H (1982) Diagnosis and prognosis of the early stages of cutaneous malignant melanoma. In: Burghardt E, Holzer E (eds) Clinics in Oncology, Vol. 1. Saunders, London Philadelphia Toronto, pp 433–453
8. Kerl H, Hödl S, Stettner H (1981) Acral lentiginous melanoma. In: Ackerman AB (ed) Pathology of Malignant Melanoma. Masson Publishing, USA, pp 217–242
9. Kerl H (1989) Früherkennung des malignen Melanoms. Öster. Zeitschrift für ärztliche Fortbildung 2:59–67
10. Kerl H, Kokoschka EM, Pehamberger H, Pichler E (1989) Das maligne Melanom der Haut. Diagnose und Therapie (Manual). Medienverlag Schering Wien
11. Maize JC, Ackerman AB (1987) Pigmented lesions of the skin. Lea & Febiger, Philadelphia
12. Mihm MC, Clark WH, From L (1971) The clinical diagnosis, classification and histogenetic concepts of the early stages of cutaneous malignant melanoma. N Engl J Med 284:1078–1082
13. Schmöckel C, Wagner-Grösser G, Braun-Falco O (1985) Klinische Diagnostik initialer maligner Melanome. Hautarzt 36:558–562
14. Sober AJ, Fitzpatrick TB, Mihm WC, Wise TG, Pearson BJ, Clark WH, Kopf AW (1979) Early recognition of malignant melanoma. JAMA 242:2795–2799
15. Voigt H, Kleeberg UR (Hrsg) (1986) Malignes Melanom. Springer, Berlin Heidelberg New York Tokyo

Schnellschnittdiagnostik bei malignem Melanom

O. Dworak

Es gibt in Europa wie auch in den USA und Australien Institutionen, an denen die Exzisionsbiopsien von auf malignes Melanom verdächtigen Hauttumoren üblicherweise zunächst im Schnellschnitt untersucht werden. Bei entsprechendem Schnellschnittbefund wird dann gegebenenfalls die weitergehende definitive örtliche Behandlung, u. U. auch eine Lymphknotendissektion in gleicher Sitzung durchgeführt.

Entsprechende Berichte aus dem Schrifttum [2, 4–7] stammen aus einer Zeit, in der für die lokale Exzision routinemäßig d. h. ohne Berücksichtigung der individuellen Situation ein Sicherheitsabstand von 3–5 cm gefordert und eingehalten wurde. Diesbezüglich ist wohl allgemein ein Wandel der Anschauungen eingetreten [8]. Außerdem muß die überall zu beobachtende Verschiebung im Krankengut zugunsten dünner Melanome mitberücksichtigt werden.

Daher ist das Thema Schnellschnittuntersuchung beim malignen Melanom heute erneut zu überdenken. Dabei sollen im besonderen drei Fragen behandelt werden:

1. Kann das maligne Melanom bei der heutigen epidemiologischen Situation im Schnellschnitt diagnostiziert werden?
2. Welche Voraussetzungen müssen hierfür gegeben sein?
3. Welchen klinischen Stellenwert hat die Schnellschnittuntersuchung des malignen Melanoms heute?

Krankengut und Methoden

Für diese Mitteilung wurden die Daten des Erlanger Melanomregister aus den Jahren 1981 bis 1986 gewählt.

Diagnose und Behandlung von Patienten mit malignem Melanom bzw. klinischem Verdacht auf solches erfolgen nach dem sog. Erlanger Modell [9]. Bis 1986 wurde hierbei folgendes Vorgehen eingehalten: Jeder mit Verdacht auf malignes Melanom an die Dermatologische oder Chirurgische Klinik überwiesene Patient wurde zunächst auch an der anderen Klinik zur klinischen Untersuchung vorgestellt, so daß jeder Patient noch vor dem ersten Eingriff an beiden Kliniken gesehen wurde. Die Exzisionsbiopsie erfolgte mit einem Sicherheitsabstand von 1 cm, gemessen präoperativ in situ, an der Chirurgischen Klinik. An deren Abteilung für Klinische Pathologie wurde der exzidierte Tumor zunächst im Schnellschnittverfahren untersucht. Im Falle eines definitiven Melanombefundes wurde gegebenenfalls eine lokale Nachexzision mit weitem Sicherheitsabstand und fallweise, insbesondere bei Sitz des Tumors nahe dem regionären Lymphabflußgebiet, auch eine elektive Lymphknotendissektion in gleicher Sitzung angeschlossen.

Abteilung für Klinische Pathologie, Chirurgische Universitätsklinik Erlangen

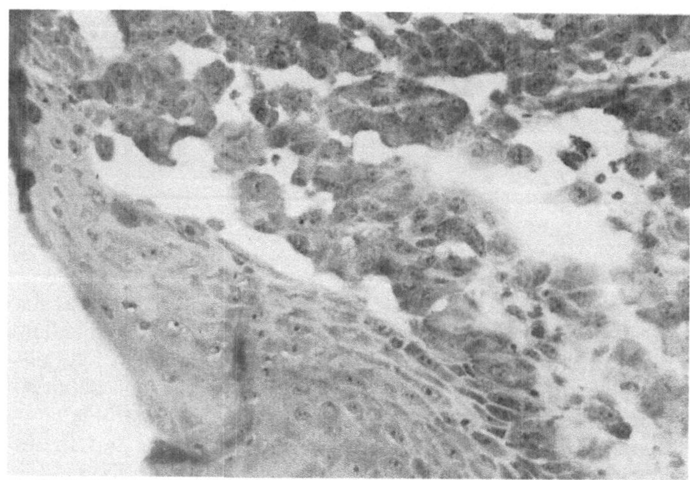

Abb. 1. Malignes Melanom im Schnellschnitt. Polychromer Methylenblau. (240 ×)

Das aus dem Operationssaal angekommene Gewebe wurde zunächst makroskopisch beschrieben. Dabei wurde die Entfernung der Läsion von den Resektionsrändern festgehalten. Auch die Breite des anhängenden Unterhaut- und Weichteilgewebes und das eventuelle Vorhandensein einer Faszie wurde notiert. Die Probe für die Schnellschnittuntersuchung wurde aus dem makroskopisch verdächtigsten Tumorareal entnommen. Dies entspricht dem an der Schnittfläche dicksten Tumorbezirk. Bei sehr knapper Tumorentfernung wurde auch der Resektionsrand mituntersucht.

Die nativen Kryostatschnitte wurden mit polychromem Methylenblau gefärbt. Diese Färbung erlaubt eine sehr gute zytologische Beurteilung, die durchaus mit der eines Hämatoxylin-Eosin-Schnittes zu vergleichen ist (Abb. 1), und hat andererseits den Vorteil der wesentlich kürzeren Färbedauer (1–2 Sekunden). Am Mikroskop erfolgte dann die Tumordiagnose und in den letzten Jahren auch die Bestimmung des Clark-Levels sowie (mittels des Okularmikrometers) der Tumordicke nach Breslow.

Der im Schnellschnitt untersuchte Tumor wurde dann in Paraffin eingebettet und weiter untersucht. Unabhängig von der Begutachtung durch die Abteilung für Klinische Pathologie erfolgte danach eine Begutachtung auch an der Dermatologischen Klinik. Die ohne Kenntnis des jeweiligen anderen selbständigen Untersuchers erstellten Befunde wurden verglichen und bei etwaigen Diskrepanzen die Befunde gemeinsam eingehend diskutiert. Im Erlanger Melanomregister sind nur Patienten registriert, bei denen die histologische Melanomdiagnose sowohl von der Abteilung für Klinische Pathologie als auch von der Dermatologischen Klinik gestellt wurde.

Im Berichtszeitraum hat sich die definitive Therapie geändert. In den ersten Jahren war ein Sicherheitsabstand von 5 cm für alle Melanome außer jenen des Gesichts die Regel. Der Sicherheitsabstand wurde im weiteren Verlauf sukzessive in Abhängigkeit von Tumordicke bzw. pT-Klassifikation reduziert. Die Indikation zur elektiven Lymphknotendissektion wurde zunächst bei pT3- und pT4-Tumoren gestellt. Seit 1983 nimmt die Klinik an einer Studie der WHO teil, in der bei malignem Melanom des Rumpfes mit einer Dicke von zunächst 2,00 später über 1,50 mm zwischen elektiver Dissektion und lediglicher Nachbeobachtung randomisiert wird. Seit 1984 läuft weiter eine gemeinsame WHO- und EORTC-Studie für maligne Melanome der Extremitäten, bei der Patienten mit einer Tumordicke über 1,50 mm obligatorisch disseziert und zwischen gleichzeitiger Vornahme einer hyperthermen Zytostatikaperfusion und deren Unterlassung randomisiert wird.

Das Vorgehen bei Melanomkranken wurde ab 1987 insofern geändert, als nunmehr bei Patienten, bei denen der Tumor auf Grund der sonografischen Untersuchung als dünn (bis 1,50 mm) eingestuft wird, die Exzisionsbiopsien an der Dermatologischen Klinik erfolgen und in der Regel nicht im Schnellschnitt, sondern ausschließlich nach Paraffineinbettung untersucht werden. Die voneinander unabhängige histologische Begutachtung durch zwei Institutionen wurde beibehalten, ebenso das Vorgehen hinsichtlich der definitiven Therapie.

1. Kann das maligne Melanoma im Schnellschnitt auch heute hinreichend häufig diagnostiziert werden?

Tabelle 1 zeigt die Häufigkeit, wie oft bei definitiv histologisch gesichertem malignem Melanom die Diagnose bereits im Schnellschnitt gestellt wurde.

Bei 53 der 268 im Schnellschnitt untersuchten excidierten malignen Melanome (19,8%) wurde der Tumor im Schnellschnitt nicht eindeutig diagnostiziert. Dabei lautete der Schnellschnittbefund 14mal „kein malignes Melanom", 39mal „unklarer Befund, Paraffinschnitt abwarten".

Aus der Tabelle 1 geht klar hervor, daß in erster Linie bis 0,75 mm dicke Tumoren, solche mit Clark-Level 2 bzw. pT1-Melanome im Schnellschnitt Schwierigkeiten bereiten. Solche Tumoren wurden nur in 63% im Schnellschnitt erkannt, die weiter

Tabelle 1. Schnellschnittdiagnostik bei malignem Melanom – Häufigkeit, mit der die Diagnose malignes Melanom bereits im Schnellschnitt definitiv gestellt wurde. Auf der rechten Seite die Gruppen mit besserer versus schlechterer Trefferquote zusammengefaßt

Alle Patienten		215/268 = 80%
Tumordicke		
≤0,75		51/ 81 = 63%
>0,75–1,50	56/ 67 = 84%	
>1,50–3,00	65/ 76 = 86%	162/183 = 89%
>3,00–4,00	32/ 33 = 97%	
>4,00	9/ 9 = 100%	
Clark-Level		
2		52/ 83 = 63%
3	57/ 64 = 89%	
4	97/111 = 87%	159/181 = 88%
5	5/ 6 = 83%	
pT (1987)		
1		45/ 72 = 63%
2	40/ 51 = 78%	
3a	84/ 96 = 88%	
3b	27/ 28 = 96%	162/187 = 87%
4a	10/ 11 = 91%	
4b	1/ 1	
Melanomtyp		
Lentigo maligna		12/ 22 = 55%
Superficial spreading	155/191 = 81%	
nodulär	25/ 28 = 89%	190/229 = 83%
akral-lentiginös	10/ 10 = 100%	

Tabelle 2. Schnellschnittuntersuchung des malignen Melanoms. Literaturübersicht

Autor	Jahr	Zahl untersuchter Lymphknoten	Melanomdiagnose schon im Schnellschnitt
Milton u. Jelikovsky	1962	16	11 (69%)
Hirst et al.	1969	104	95 (91%)
Hermanek u. Bünte	1972	47	41 (87%)
Little u. Davis	1974	329	306 (93%)
Braun-Falco u. Konz	1980	114	101 (89%)
Shafir et al.	1983	31	30 (97%)
Erlangen 1981–1986	1990	268	215 (80%)

fortgeschrittenen Tumoren in 87% bzw. 88%. Da Lentigo maligna-Melanome durchschnittlich geringere Tumordicke haben, konnten diese seltener im Schnellschnitt diagnostiziert werden als die übrigen Melanomtypen (55% versus 83%).

Die Häufigkeit, mit der an unserer Abteilung Melanome schon im Schnellschnitt diagnostiziert werden, liegt an der Grenze der Werte des Schrifttums (Tabelle 2). Hierbei ist zu berücksichtigen, daß im berichteten Untersuchungszeitraum in unserem Untersuchungsgut der Anteil von dünnen Melanomen relativ hoch war (30% bis 0,76 mm; 44% bis 1,50 mm). Durch Anstieg der dünneren Melanome hat sich unsere Trefferquote auch gegenüber früheren Berichten [4] verschlechtert.

Weiters ist hierbei zu berücksichtigen, daß die grundsätzliche Einstellung unserer Abteilung bei der Schnellschnittuntersuchung auf Sicherheit gerichtet ist. Anders ausgedrückt: Die Diagnose eines malignen Melanoms wird nur gestellt, wenn der Pathologe sich dessen „150%-ig sicher“ ist [3].

2. Welche Voraussetzungen müssen bei der Schnellschnittuntersuchung gegeben sein?

Hierfür gelten die allgemeinen Grundsätze der Schnellschnittdiagnostik. Diese führt nur dann zu entsprechenden Resultaten, wenn
- die moderne Technologie verfügbar ist (Kryostatmikrotom und dadurch Schnitte guter Qualität)
- der Pathologe spezielle Erfahrung mit der Methode und dem betreffenden Untersuchsungsmaterial hat
- der Pathologe „konservativ“ im Sinne des Altmeisters der Surgical Pathology, Laureen Ackerman [1], ist, d. h. Malignität nur dann diagnostiziert, wenn er sich dessen absolut sicher ist, und sich nicht scheut, keinen definitiven Befund abzugeben und auf den späteren Paraffinschnittbefund zu verweisen.

3. Welchen klinischen Stellenwert besitzt die Schnellschnittdiagnostik des malignen Melanoms heute?

Da früher jedes maligne Melanom – unabhängig von unterschiedlichen Einzelkriterien – in gleicher Weise durch weite lokale Exzision (5 bzw 3–5 cm Sicherheitsabstand) behandelt wurde, bestand die primäre Aufgabe der Pathologen darin, Auskunft zu geben, ob ein malignes Melanom vorlag oder nicht.

In allen Zentren wurde im Laufe der Zeit die Weite des Sicherheitsabstandes bei der lokalen Exzision schrittweise reduziert. Diese Entwicklung betraf im Berichtszeitraum auch unsere Klinik. Daher ist in den ersten Jahren bei der Schnellschnittdiagnostik kein Wert auf eine etwaige Aussage über Tumordicke oder pT gelegt worden und wurden entsprechende Angaben am Schnellschnitt auch nicht gemacht.

Heute wird an unserer Klinik bei einem pT1-Tumor ein Sicherheitsabstand von 1 cm, bei allen weiter fortgeschrittenen Melanomen (pT2–4) ein solcher von 3 cm als ausreichend erachtet.

Die Schnellschnittuntersuchung des primär mit 1 cm Sicherheitsabstand exzidierten Hauttumors hat nach dem heutigen Konzept nicht die Frage „malignes Melanom ja oder nein" zu beantworten, vielmehr steht im Vordergrund die klinisch relevante Frage „liegt ein malignes Melanom der Kategorie pT2 oder höher vor?". Ist dies der Fall, kann in gleicher Sitzung die definitive Behandlung durch Erweiterung der lokalen Exzision vorgenommen werden.

Unsere Daten erlauben für den Berichtzeitraum keine verbindliche Auskunft darüber, inwieweit diese heute relevante Frage zu beantworten ist, denn in diesem Zeitraum wurde zunächst der Sicherheitsabstand unabhängig von pT generell mit 5 cm gewählt und erst später die Weite des Sicherheitsabstandes von pT1, 2 versus pT3, 4 abhängig gemacht. Eine diesbezügliche Analyse zeigt Tabelle 3.

Vergleicht man diese Ergebnisse mit einem Vorgehen, das auf eine Schnellschnittuntersuchung verzichtet, so ist festzuhalten:

1. Die Schnellschnittdiagnostik hat bei vier der 161 Patienten (2,5%) zu einer „Übertherapie" in Form einer unnötig großen lokalen Exzision geführt. Es war im Schnellschnitt ein pT3a-Melanom befundet worden, tatsächlich aber lag ein pT2-Tumor vor. Hierbei mag die anfängliche geringe Erfahrung mit der damals neuen speziellen Fragestellung eine Rolle gespielt haben. Wichtig ist, daß für die definitive pT-Klassifikation die Tumordicke am Paraffinschnitt gilt, und daß die am nativen Kryostatschnitt gemessenen Tumordicken etwa um 15% [8] größer sind als die am Paraffinschnitt.

2. Als Positivum der Schnellschnittdiagnostik ist anzuführen, daß bei 136 der 161 Patienten (84,5%) die richtige definitive Therapie einzeitig vorgenommen wurde. Hätte man auf die Schnellschnittuntersuchung verzichtet, wäre bei 49 dieser Patienten eine zweizeitige Therapie erforderlich gewesen. Der Anteil zweizeitigen Vorgehens hätte sich von 21 Patienten (13%) auf 70 (43,5%) erhöht.

Es kann angenommen werden, daß die Ergebnisse der Schnellschnittuntersuchung auch für die heute klinisch relevante Fragestellung pT1 versus pT2–4 in gleicher Größenordnung liegen werden.

Wir sind der Meinung, daß die Indikation zu einer eventuellen elektiven Lymphknotendissektion und hyperthermen Perfusion nicht aufgrund des Schnellschnittbe-

Tabelle 3. Schnellschnittdiagnostik: Erkennug der Patienten mit malignem Melanom ($n = 161$). Nur Patienten berücksichtigt, bei denen im Schnellschnitt zu pT-Klassifikation Stellung genommen wurde

	Paraffinschnittbefund	
Schnellschnittbefund	pT1, 2	pT3, 4
Keine Melanomdiagnose	38[a]	14[c]
pT1,2	49[a]	7[c]
pT3,4	4[b]	49[a]

[a] Schnellschnittdiagnose führte zu definitiver Therapie in gleicher Sitzung 136 (84,5%)
[b] Schnellschnittbefund führte zu „Übertherapie" 4 (2,5%)
[c] Trotz Schnellschnitt definitive Therapie in zwei Sitzungen 21 (13,0%)

fundes gestellt werden soll. Die Begründung sehen wir darin, daß die doch in einem geringen Prozentsatz möglichen „Überdiagnosen" (Tabelle 3) zwar bei der möglichen Übertherapie in Form einer lokalen Exzision mit 3 cm weitem Sicherheitsabstand tragbar sind, nicht aber, wenn hierdurch möglicherweise unnötige Lymphknotendissektionen oder hypertherme Perfusionen resultieren könnten. Wenngleich wir seit 1969 nur bei einem Patienten eine unnötige Lymphknotendissektion infolge Überdiagnose am Schnellschnitt erlebt haben, sollte man für diese Fragestellung auf die Schnellschnittuntersuchung verzichten.

Für die Schnellschnittuntersuchung von diagnostisch exzidierten Hauttumoren sei schließlich auf die psychologische Indikation hingewiesen [4]. Für die nicht kleine Zahl von tatsächlich benignen Tumoren, bei denen eine Exzision aus diagnostischen Gründen vorgenommen wird, kann die sofortige sichere Schnellschnittdiagnose die stets vorhandene psychische Belastung der Patienten beseitigen.

Literatur

1. Ackerman LV (1968) Surgical pathology. 4th edn. Mosby, St. Louis
2. Braun-Falco O, Konc B (1980) Intraoperative Kryostatschnittdiagnostik bei Verdacht auf malignes Melanom. Münch med Wschr 122:193–196
3. Hermanek P (1981) Diskussion. In: Wiedner F, Tonak J (eds) (1981) Das maligne Melanom der Haut. Perimed, Erlangen
4. Hermanek P, Bünte B (1972) Die intraoperative Schnellschnittuntersuchung, Methoden und Konsequenzen. Urban und Schwarzenberg, München Berlin Wien
5. Hirst E, Cains GD, Bale PM, Palmer AA, Hambly CK (1969) Diagnosis by frozen section examination. II: Results in skin lesions. Aust N Z J Surg 38:216–220
6. Little JH, Davis NC (1974) Frozen section diagnosis of suspected malignant melanoma of the skin. Cancer 34:1163–1172
7. Milton GW, Jelikovsky T (1962) Frozen section examination in the diagnosis of cutaneous malignant melanoma (melanoblastoma). Med J Aust 2:503–504
8. Shafir R, Hiss J, Tsur H, Bubis JJ (1983) Pitfalls in frozen section diagnosis of malignant melanoma. Cancer 51:1168–1170
9. Weidner F, Tonak J (eds) (1981) Das maligne Melanom der Haut. Perimed, Erlangen

Schnellschnitte – Pro oder Contra?

H. P. Soyer und R. Ortner

Die Schnellschnittuntersuchung von Hauttumoren beschränkt sich in erster Linie auf zwei Aspekte: 1. die intraoperative Schnittrandkontrolle und 2. die intraoperative Schnellschnitt-Diagnose bei dringendem klinischen Verdacht auf ein malignes Melanom.

Intraoperative Schnittrandkontrolle (Mohs Micrographic Surgery)

Rezidivraten beim Basaliom schwanken, abhängig von den Behandlungsmethoden, laut Literaturangaben zwischen 5% und 40%. Ein wesentlicher Grund für das Auftreten von Rezidiven stellt die subklinische, d. h. über die deutlich sichtbaren Tumorgrenzen hinausreichende Ausdehnung von Basaliomen dar. Faktoren, die eine subklinische Ausdehnung begünstigen, sind lange Bestandsdauer des Tumors, Lokalisation im Stirn- oder Capillitiumbereich, klinische Durchmesser größer als 2 cm und histologisch ein fibrosierendes (sklerodermiformes) Wachstumsmuster [4].

Ein Behandlungsverfahren, welches den Tumor in seinen Ausläufern zur Tiefe und zur Seite hin exakt erfaßt und somit eine ausreichende Entfernung des Tumorgewebes ermöglicht, stellt die intraoperative Schnittrandkontrolle dar. Diese als ‚Mohs Micrographic Surgery‘ bezeichnete Behandlungsmethode wurde 1936 von Mohs entwickelt und wird heute in modifizierter Form vorwiegend in Amerika, in zunehmendem Maße aber auch in Europa, zur Behandlung von Basaliomen und anderen desmoplastischen Neoplasien verwendet.

Das Prinzip dieser Methode beruht auf der genauen histologischen Kontrolle des sofort nach der operativen Entfernung tiefgefrorenen Gewebes. In diesem Zusammenhang muß erwähnt werden, daß sowohl die sachgemäße Orientierung und Aufarbeitung, als auch die histologische Beurteilung des Gefrierschnittes – die üblicherweise vom Operateur selbst durchgeführt wird – eine entsprechende Ausbildung voraussetzen.

Manchmal können Basaliomrezidive auch im Anschluß an eine intraoperative Schnittrandkontrolle auftreten. Ursachen sind eine fehlerhafte Markierung des exzidierten Gewebes, die nicht adäquate histologische Aufarbeitung oder eine Verwechslung von Basaliomkomplexen mit quergetroffenen Adnexstrukturen.

Zusammenfassend kann festgehalten werden, daß die intraoperative Schnittrandkontrolle eine wichtige Behandlungsmethode darstellt, die aber aufgrund ihrer aufwendigen Technik nur bei strenger Indikationsstellung durchgeführt werden sollte. Als durchaus gleichwertige Alternative zur ‚Mohs Micrographic Surgery‘ kann die von Breuninger in den letzten Jahren entwickelte Methode der histologischen Schnittrandkontrolle am Formalin-fixierten Material angesehen werden (3-D-Histologie) [3].

Universitätsklinik für Dermatologie und Venerologie in Graz

Intraoperative Schnellschnitt-Diagnose

Sichere diagnostische klinisch-morphologische Kriterien sind wegen der Heterogenität der Melanome nicht immer reproduzierbar. Auch für den erfahrenen Dermatologen ist die klinische ‚Treffsicherheit' bei der Diagnose eines malignen Melanoms mit einem relativ großen Unsicherheitsfaktor behaftet (Tabelle 1). Eigene Untersuchungen, betreffend der klinischen Einschätzung histologisch verifizierter Melanome zeigten, daß von 236 gesicherten Melanomen ‚nur' 52% richtig diagnostiziert wurden; in 17% wurde ein Melanom klinisch nicht einmal differentialdiagnostisch in Betracht gezogen (Tabelle 2). Diese Ergebnisse sind im Einklang mit den Studien von Kopf und Mitarbeitern, die eine Diagnosesicherheit beim malignen Melanom von 64,4% angeben [6]. Dies spiegelt die Schwierigkeit der klinischen Melanomdiagnostik wider.

Die intraoperative Gefrierschnitt-Technik ist bei geplanter großzügiger Exzision eines klinisch nicht sicher klassifizierbaren Pigmenttumors indiziert. Die Indikation zur intraoperativen diagnostischen Schnellschnittuntersuchung sollte von einem in der klinischen Beurteilung von Pigmentläsionen erfahrenen Dermatologen gestellt werden. Die Präparation des für die Schnellschnittuntersuchung vorgesehenen Gewebsstückes sollte immer von einem Arzt (wenn möglich vom Befunder selbst) durchgeführt werden. Dabei ist darauf zu achten, daß die Teilung des Präparates im Bereich des dicksten Tumoranteiles erfolgt, so daß repräsentatives Tumorgewebe sowohl für das Tieffrieren, als auch für das Paraffin-Präparat zur Verfügung steht. Die Entfernung des überschüssigen subkutanen Fettgewebes erleichtert das Gefrierschneiden wesentlich. Das Tieffrieren selbst kann auf zwei Arten erfolgen: 1. Schockfrieren mit flüssigem Stickstoff oder 2. Auflegen des Gewebsstückchens auf einen tiefgefrorenen Stempel und Einbetten mittels Einbettmedium für Gefrierschnitte. Das Gefrierschneiden mit den Kryostatgeräten erfordert natürlich eine entsprechende Übung. Je nach Wunsch des Befunders wird der Gefrierschnitt mit einer modifizierten HE-Färbung bzw. mit Toluidinblau gefärbt. Die Zeitdauer für das gesamte technische Procedere eines Gefrierschnittes beträgt 5–10 Minuten.

Nach Braun-Falco und Konz wird anhand von Untersuchungen an 288 Kryostatschnitten eine diagnostische Genauigkeit von 86,3% angegeben [1]. Diese Ergebnisse

Tabelle 1. Sicherheit der klinischen Beurteilung Maligner Melanome (mm)

„Verdachtsdiagnose" mm	268	100%
histologisch mm	72	27%
histologisch kein mm	196	73%
„Sichere Diagnose" mm	165	100%
histologisch mm	123	75%
histologisch kein mm	42	25%

Tabelle 2. Klinische Einschätzung histologisch verifizierter Melanome (mm)

Histologische Diagnose mm	236	100%
klinisch diagnostiziert	123	52%
klinisch vermutet	72	31%
klinisch nicht erkannt	41	17%

sind weitgehend identisch mit den 1972 von Hermanek und Schellerer publizierten Daten: 54 Läsionen wurden untersucht und eine diagnostische Sicherheit von 87% für das maligne Melanom angegeben [5]. Von der Münchner Hautklinik wurden 1981 spezielle histologische und zytologische Kriterien zur Gefrierschnittdiagnostik des malignen Melanoms publiziert, deren kombinierte Anwendung in einer prospektiven Studie an 129 Pigmentläsionen zu einer korrekten Melanomdiagnose in 93,8% aller Fälle führte [2].

Trotz dieser hohen diagnostischen Genauigkeit der Gefrierschnitt-Untersuchungen des malignen Melanoms weist diese Methode unserer Meinung nach nicht unwesentliche Einschränkungen auf. Insbesondere Melanom-Simulatoren bzw. Pseudomelanome (siehe Kapitel ‚Differentialdiagnose des malignen Melanoms') können in den meisten Fällen am Gefrierschnitt nicht sicher diagnostiziert werden.

Literatur

1. Braun-Falco O, Konz B (1980) Intraoperative Kryostatschnittdiagnostik bei Verdacht auf malignes Melanom. Münch Med Wochenschr 122:193–196
2. Braun-Falco O, Korting HC, Konz B (1981) Histological and cytological criteria in the diagnosis of malignant melanomas by cryostat sections. Virchows Arch (Pathol Anat) 393:115–121
3. Breuninger H, Rassner G, Schaumburg-Lever G, Steitz A (1989) Langzeiterfahrungen mit der Technik der histologischen Schnittrandkontrolle (3-D-Histologie). Hautarzt 40:14–18
4. Burg G (1968) Mikroskopisch kontrollierte (histographische) Chirurgie des Basalioms. Fortschritte der praktischen Dermatologie und Venerologie 5, pp 69–78
5. Hermanek P, Schellerer W (1972) Schnellschnittdiagnostik bei malignem Melanom. Münch Med Wochenschr 114:970–973
6. Kopf AW, Misitzis AS, Bart RS (1975) Diagnostic accuracy in malignant melanoma. Arch Dermatol 111:1291–1295

Die Positronenemissionstomographie (PET): Eine neue Methode zur Funktionsdiagnostik und Therapieplanung bei Patienten mit malignem Melanom

W. Tilgen[1], L. G. Strauss[2], R. Metz[1], U. Haberkorn[2], H. Welters[1], M. Knopp[2], F. Helus[2], U. Mende[3], D. Petzoldt[1]

Zusammenfassung

Ein neuer Weg in der Funktionsdiagnostik maligner Tumoren ist die Positronenemissionstomographie (PET). PET ist eine bildgebende nichtinvasive Methode u.a. zur Darstellung des Glukosestoffwechsels als Parameter der proliferativen Aktivität eines Tumors. Die Stoffwechselaktivität kann mit einem Fluor-markierten Radiopharmakon, der ^{18}F-Deoxyglukose (FDG), gemessen werden.

Zur Quantifizierung der metabolischen Aktivität unterschiedlich lokalisierter Melanommetastasen wurden bei 20 Patienten PET-Untersuchungen mit FDG durchgeführt. Bei 10 dieser Patienten diente die Methode darüber hinaus zur Erfassung des Therapieeffektes unter verschiedenen Therapiemodalitäten.

Einleitung und Problemstellung

Das maligne Melanom zeigt einen überwiegend „willkürlichen" unvorhersagbaren Verlauf. Die Entdeckung eines Tumors in seiner frühesten Entwicklungsphase ist nach wie vor ein Hauptproblem in der Krebsdiagnostik. Die Kenntnisse über Faktoren, die die Prognose des Melanoms beeinflussen (Tumordicke, Tumoreindringtiefe, Mitoseindex, Antigenprofil), werden seit Jahren als Entscheidungshilfe insbesondere für adjuvante Therapiekonzepte bei Patienten im Stadium I nach operativer Entfernung des Primärtumors herangezogen (Excisionsweite, prophylaktische Lymphonodektomie, hypertherme extracorporale Perfusionstherapie, Immun- und Chemotherapie). Für Patienten mit metastasierendem Melanom stehen zahlreiche konventionelle radiologische und nuklearmedizinische Diagnostikverfahren zur Verfügung: Röntgen, Ultraschall, Computertomographie, Szinti- und Immunszintigraphie und die Sonographie von Lymphknoten- und Weichteilmetastasen mit speziellen Schallköpfen.

Neue Technologien haben dem Arzt neue Werkzeuge in die Hand gegeben, diesem Ziel näher zu kommen. Die Auflösung bildgebender Verfahren setzt einen Kontrast des Tumors gegenüber dem umgebenden Normalgewebe voraus. Dieser Kontrast ist abhängig von biophysikalischen Unterschieden in der Absorption von Röntgenstrahlen (Computertomographie), Unterschieden in der Impedanz (Ultraschall) oder immunologischer Parameter (Immunszintigraphie).

[1] Universitäts-Hautklinik, [2] Institut für Radiologie und Pathophysiologie, Deutsches Krebsforschungszentrum, [3] Radiologische Universitätsklinik, Heidelberg.

Die Positronenemissionstomographie ist ein modernes nuklearmedizinisches Schnittbildverfahren, welches durch den Einsatz von stoffwechselaktiven Substanzen die Möglichkeit bietet, physiologische Größen und Stoffwechselparameter bildgebend und nichtinvasiv zu messen. Durch die Applikation von radioaktiv markierten Substanzen können Organfunktionen im zeitlichen Verlauf untersucht und quantitativ erfaßt werden. Ein sogenanntes Radiopharmakon besteht aus 2 wesentlichen Teilen: dem Nuklid, d.h. einem radioaktiv markierten Atom, das zum Verfolgen der Substanz mit geeigneten Meßgeräten erforderlich ist, und dem Pharmakon, das die darzustellende Organfunktion bestimmt. Während in der konventionellen Nuklearmedizin sogenannte Single-Photon-Emitter als Nuklide eingesetzt werden, benutzt man zur Positronenemissiontomographie positronenemittierende Isotope. Mit der Synthese der ^{18}F-2-Fluor-2-Deoxy-D-Glukose (FDG) ist es gelungen, eine Verbindung zu markieren, die einen idealen Tracer zur Bestimmung des Tumorstoffwechsels darstellt. FDG wird wie Glukose in die Zelle aufgenommen und phosphoryliert, jedoch dann nicht weiter verstoffwechselt. Spätaufnahmen nach FDG-Injektionen repräsentieren daher die Verteilung der phosphorylierten Deoxyglukose.

Die wesentlichen Grundlagen für PET sind:

- Die radioaktive Markierung eines Pharmakons mit Positronenstrahlern.
- Die Messung der Radioaktivitätsanreicherung im Gewebe mit Hilfe der Koinzidenzmeßtechnik.
- Die Zuordnung der Radioaktivitätskonzentration zu biologischen Funktionen, z.B. zu Stoffwechselschritten.

Studienprotokoll

In einer Pilotstudie wurden an der Universitäts-Hautklinik Heidelberg in Zusammenarbeit mit dem Deutschen Krebsforschungszentrum 20 Patienten mit metastasierendem Melanom mit PET und FDG untersucht. Die Messungen erfolgten eine Stunde nach intravenöser Applikation von 12 mCi FDG als zehnminütige Endpunktmessung. Die FDG-Aufnahme in das Tumorgewebe wird als standardisierter Anreicherungswert (standardized uptake value, SUV) ausgedrückt: SUV = Gewebekonzentration (nCi/g)/(injizierte Dosis [nCi]/Körpergewicht [g]). SUV = 1 würde bei einer Gleichverteilung des Radiopharmakons im ganzen Körper erreicht. Das System erreicht eine räumliche Auflösung von 5,1 mm. Dabei wurde die Identifizierung der einzelnen anatomischen Strukturen durch einen Vergleich der PET-Schichten mit zuvor angefertigten CT-Aufnahmen vorgenommen.

Repräsentativ konnten Metastasen in der Leber, der Lunge, den Lymphknoten, dem Skelettsystem, der Nebenniere und subcutane Weichteilmetastasen ausgewertet werden.

PET wurde einerseits zur Erfassung des Tumorstoffwechsels, andererseits zum Nachweis eines Therapieeffektes unter verschiedenen Therapiemodalitäten eingesetzt.

PET-Untersuchungen zur Erfassung des Tumorstoffwechsels

Über den Glukosestoffwechsel maligner Melanome als Parameter ihrer proliferativen Aktivität liegen noch keine Daten vor. Ein Fragenkomplex dieses Pilotprojektes war daher:

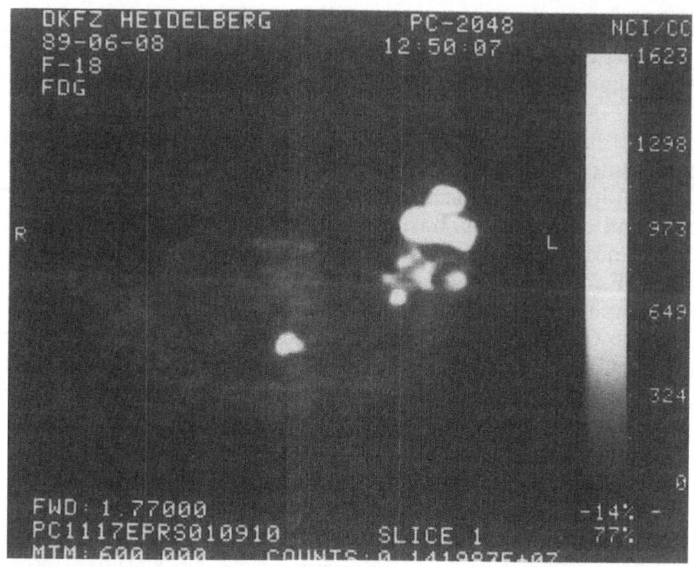

a

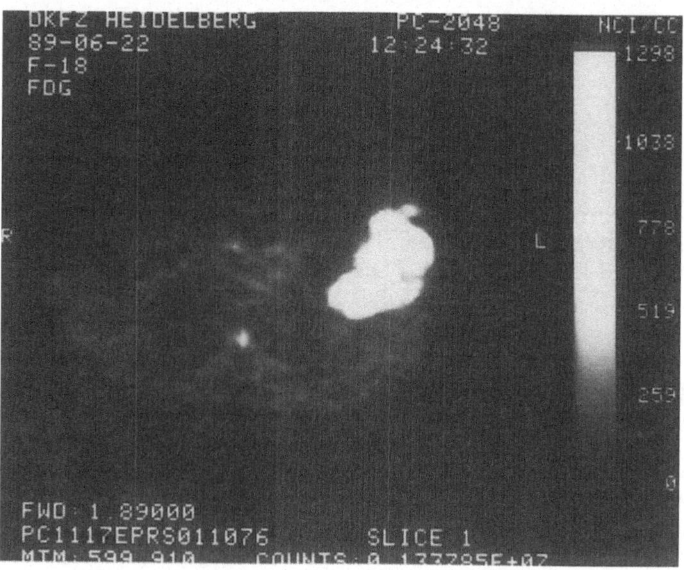

b

Abb. 1. PET mit FDG: a) Maximale Radioaktivitätskonzentration in einem Lymphknotenpaket mit Anreicherungswerten von 13 SUV als Parameter einer hohen proliferativen Aktivität des Tumors. b) Weiterhin hohe, wenn auch um 23% auf 10,7 reduzierter SUV bei eindeutiger Befundprogredienz

1. Welche FDG-Anreicherungswerte werden im malignen Melanom in Relation zu Normalgeweben und zu anderen Neoplasien erzielt?

Die Auswertung von 30 Metastasen ergab für den FDG-Stoffwechsel einen Medianwert von 2,5 SUV. Für normales Weichteilgewebe wurden Werte von 0,8 SUV ermittelt. Die mittlere Radioaktivitätskonzentration liegt bei Melanommetastasen höher als bei colorektalen Carcinomen und ist vergleichbar mit kleinzelligen Bronchialcarcinomen. Grundsätzlich waren alle Metastasen gegenüber dem umgebenden Normalge-

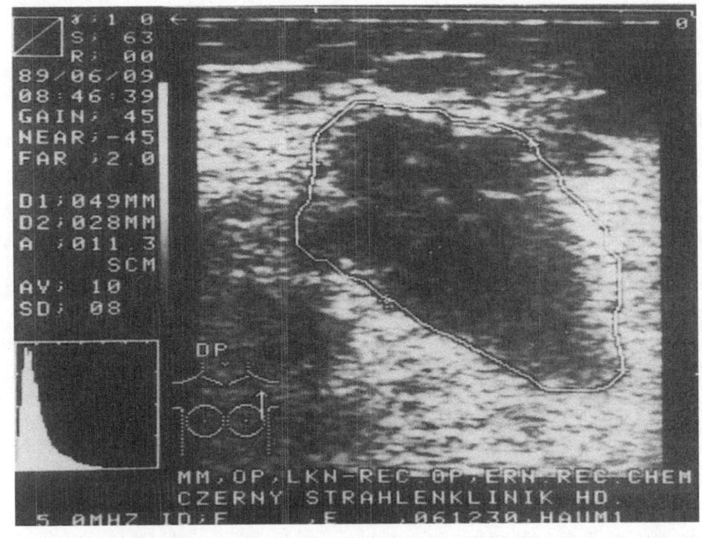

a

b

Abb. 2. Sonographie: a) Lymphknotenmetastasen, parallel zu den PET-Aufnahmen untersucht, zeigen eine ausgeprägte Echoarmut. b) Innerhalb von 14 Tagen Progredienz der Metastasen um 40% des Volumens

webe mit positivem Kontrast bis zu einer Größenordnung von 8 mm abgrenzbar. Die Erkennbarkeit einer Metastase im PET-Bild ist abhängig von der Stoffwechselaktivität der Metastase und der des umliegenden Gewebes. Die Erkennbarkeit ist am besten in der Lunge und im Fettgewebe, die schlechtesten Bedingungen liegen in der Leber vor.

Ein wesentliches Problem der Medizinischen Diagnostik ist die Unterscheidung und Abgrenzung von Tumorgewebe und Normalgewebe. PET-Untersuchungen bei Hirntumoren haben gezeigt, daß die Messung des Glukosestoffwechsels dazu benutzt

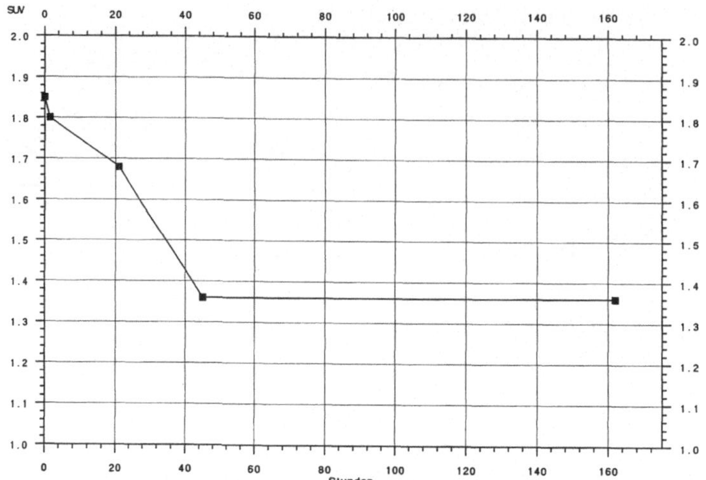

Abb. 3. Zeit-Aktivitätsverlauf nach Applikation von FDG in einer Lymphknotenmetastase gemessen an 3 verschiedenen Gewebequerschnitten nach Chemotherapie mit Fotemustin: Erste Effekte sind nach 90 Minuten meßbar. Der Glukosestoffwechsel sinkt innerhalb von 2 Tagen um 33% auf 1,35 SUV ab und bleibt in dieser Größenordnung über 1 Woche stabil

werden kann, Prozesse mit gesteigertem Stoffwechsel wie z. B. Rezidivtumoren, von Raumforderungen mit normalem oder gemindertem Stoffwechsel z. B. Narben zu differenzieren. Während alle Tumoren eine Erhöhung des Glukosestoffwechsels zeigten, war bei narbigen Geweben keine Stoffwechselerhöhung feststellbar. Die Auswertung der Zeit-Aktivitätsdaten bis 60 Minuten p. i. ergibt, daß die Tumoren eine rasche hohe Akkumulation des stoffwechselaktiven Tracers zeigen. Im Narbengewebe wurden im Vergleich zum normalen Weichteilgewebe etwas erhöhte Werte bis 40 Minuten p. i. gemessen, danach waren die Tracerkonzentrationen konstant und vergleichbar mit der Muskulatur, die als Referenz für Normalgewebe diente.

Unsere Ergebnisse belegen, daß der Glukosestoffwechsel in Metastasen aller Organe deutlich erhöht ist. Wir konnten keine Abhängigkeit der metabolischen Aktivität von der Metastasenlokalisation feststellen. Einen Beitrag zur Differentialdiagnose leistete die Methode bei einem Patienten durch die Differenzierung zwischen Leberangiomen und Metastasen.

2. Korrelieren hohe FDG-Anreicherungswerte mit der Wachstumsgeschwindigkeit des Tumors?

Niedrige und mittlere SUV's wurden bei langsam progredientem Tumorleiden beobachtet, während hohe Radioaktivitätskonzentrationen mit einer hohen proliferativen Aktivität des Tumors korrelierten. Bei einer Patientin wurde ein extrem hoher Wert von 13 SUV gemessen. Die Ergebnisse der PET-Untersuchungen (Abb. 1 a, b) konnten durch sonographische Volumenmessungen bestätigt werden (Abb. 2 a, b): Es zeigte sich eine 40%ige Zunahme der Tumormasse innerhalb von 14 Tagen.

Aus der Literatur ist ein Zusammenhang zwischen dem histologischen Grading von Hirntumoren und der FDG-Anreicherung bekannt. Ferner liegen Berichte über durchflußcytometrische Messungen vor, die eine Korrelation zwischen dem Anteil proliferierender Zellen und der FDG-Anreicherung bei Kopf-Halstumoren belegen.

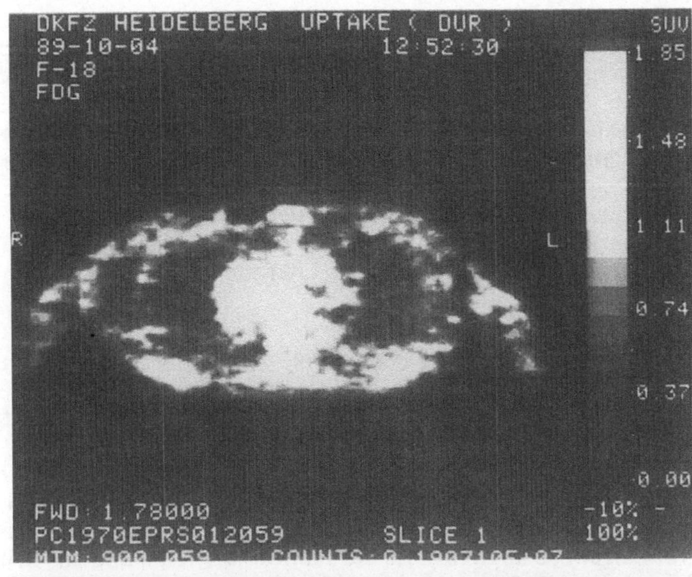

a

b

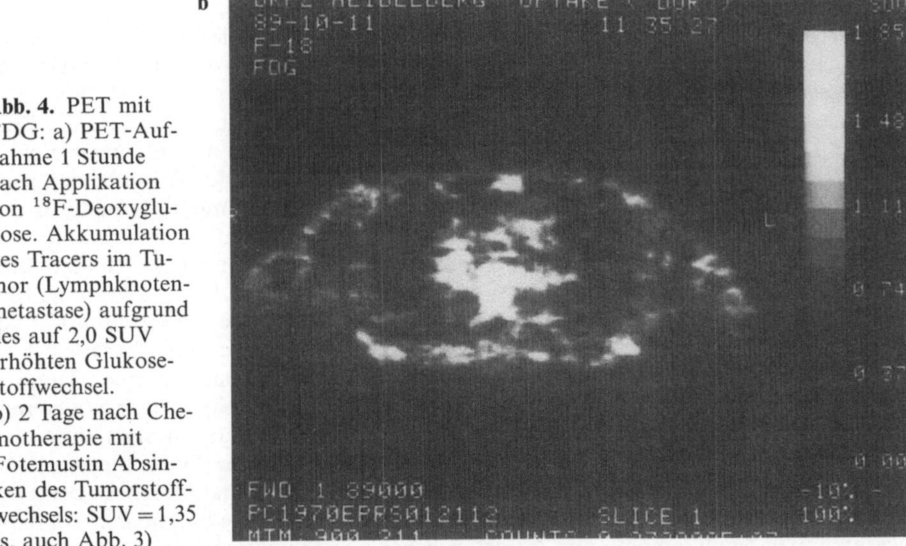

Abb. 4. PET mit FDG: a) PET-Aufnahme 1 Stunde nach Applikation von ^{18}F-Deoxyglukose. Akkumulation des Tracers im Tumor (Lymphknotenmetastase) aufgrund des auf 2,0 SUV erhöhten Glukosestoffwechsel. b) 2 Tage nach Chemotherapie mit Fotemustin Absinken des Tumorstoffwechsels: SUV = 1,35 (s. auch Abb. 3)

Die PET-Untersuchung mit FDG ist als klinisch relevanter funktioneller Meßparameter für das Proliferationsverhalten metastasierender Melanome anzusehen.

PET-Untersuchungen zur Kontrolle des Therapieeffektes

Ein wesentlicher Aspekt für eine erfolgreiche Chemotherapie ist ihre Individualisierung. Früheffekte einer Cytostaticumtherapie (Fotemustin) auf den Glukosestoffwechsel mit einem signifikanten Abfall der FDG-Anreicherung konnten bereits nach

90 Minuten nachgewiesen werden. Verlaufsuntersuchungen zeigten einen weiteren Abfall der Stoffwechselaktivität bis zu 2 Tagen nach Chemotherapie auf 60%. Diese Stoffwechselreduktion war auch noch nach 1 Woche nachweisbar (Abb. 3). Untersuchungen unmittelbar vor und nach unterschiedlichen Therapiekonzepten (Dacarbazin, Dacarbazin/Interferon, Interferon/Interleukin 2) ergaben in 5 von 12 Metastasen bei 9 Patienten einen signifikanten Abfall des Tumorstoffwechsels. Im Einzelfall wurde beim gleichen Patienten ein unterschiedliches Ansprechen einzelner Metastasen beobachtet (Abb. 4a, b). Aufgrund der zur Zeit noch geringen Fallzahlen kann eine Differenzierung dieser unterschiedlichen Therapieformen nicht vorgenommen werden. Vergleichbare Daten aus der Literatur liegen nicht vor.

Schlußbemerkungen und Perspektiven

Untersuchungen über den Tumorstoffwechsel, wie sie zur Zeit mit der Positronenemissionstomographie unter Verwendung von ^{18}F-2-Fluor-2-Deoxy-D-Glukose durchgeführt werden, erlangen zunehmend Bedeutung für die Onkologie. Unsere Untersuchungen mit einem Ganzkörpertomographen und FDG zeigen, daß Metastasen maligner Melanome eine hohe Stoffwechselaktivität haben und somit gut vom Normalgewebe abgrenzbar sind. Auf diese Weise kann ein Beitrag zur Differentialdiagnostik z. B. fraglicher Lymphknotenmetastasen und zur frühzeitigen Rezidiverkennung geleistet werden.

Während das räumliche Auflösungsvermögen dieser Methode geringer als das der Computertomographie ist, besteht ein deutlich höherer Kontrast im PET und damit eine bessere Erkennbarkeit einzelner Läsionen.

Im Gegensatz zu konventionellen nuklearmedizinischen Methoden erlaubt PET mit FDG eine Quantifizierung von Radioaktivitätskonzentrationen mit einem Fehler von lediglich 3%. Diese genaue Messung von Aktivitäten ist die Voraussetzung sowohl für die Abschätzung der proliferativen Aktivität eines Tumors als auch für das frühzeitige Erkennen von Änderungen im Wachstumsverhalten unter Therapie.

Wir konnten zeigen, daß bereits 90 Minuten nach Applikation eines Cytostaticums ein Abfall der Stoffwechselaktivität im Tumor nachweisbar ist. Morphologische Methoden geben zu diesem Zeitpunkt noch keine Information über eine Reduktion des Tumorvolumens. Untersuchungen unmittelbar vor und nach einem Therapiezyklus erlauben eine frühzeitige Aussage über Ansprechen oder Resistenz eines Tumors. Dem Therapeuten wäre es damit möglich, rechtzeitig die Therapie zu modifizieren.

Die für PET verwendeten Radiopharmaka ermöglichen Untersuchungen unter den verschiedensten Aspekten: die Darstellung der Gewebeperfusion (Durchblutung) und die Erfassung des Glukose- oder Eiweißstoffwechsels. Ein weiterer Aspekt der Forschung besteht in der Markierung therapeutisch eingesetzter Medikamente. Auf diese Weise können Medikamente am Zielort sichtbar und ihre Konzentration im Tumor quantifiziert werden.

Es ist ein alter Wunschtraum der Wissenschaft, Lebensvorgänge zu beobachten und messend verfolgen zu können, ohne daß diese Vorgänge durch die dabei eingesetzte Technik gestört werden. Die Positronenemissionstomographie mit ^{18}F-2-Fluor-2-Deoxy-D-Glukose liefert erstmals nichtinvasiv und bildgebend quantitative Daten über den Tumorstoffwechsel.

Literatur

Ostertag H (1989) Grundlagen der Positronenemissionstomographie. Radiologe 29:315–317

Semmler W, van Kaick G, Schlegel W, Strauss L (1989) Imaging methods in oncology. Interdisciplinary Science Reviews 14:264–277

Strauss LG, Clorius JH, Schlag P, Lehner B, Kimmig B, Engenhart R, Marin-Grez M, Helus F, Oberdorfer F, Schmidlin P, van Kaick G (1989) Recurrence of colorectal tumors: PET evaluation. Radiology 170:329–332

Strauss LG (1989) Positronen-Strahler für die Erforschung des Tumorstoffwechsels. Radiologe 29:318–321

Tilgen W, Keilholz U, Strauss LG, Welters H, Brado B, Zierott U, Helus F, Mende U, Petzoldt D (1991) Neue Konzepte in der Diagnostik und Therapie des malignen Melanoms. Hautarzt (im Druck)

Wienhard K, Wagner R, Heiss W-D (1989) PET. Grundlagen und Anwendungen der Positronen-Emissions-Tomographie. Springer, Berlin Heidelberg New York London Paris Tokyo

Chirurgisches Therapieschema des malignen Melanoms (ACO-Richtlinien)

H. Mandl, E. Scharnagl, M. Smola, H.W. Waclawiczek

„Das Maligne Melanom ist der bösartigste Hauttumor" und „die verschiedenen klinischen Typen und vor allem Mikrostadien des Melanoms weisen eine sehr unterschiedliche Prognose auf": diese beiden Statements stehen am Beginn meines Vortrages. Aus dem Gegensatz, der in diesen beiden Feststellungen enthalten ist, zieht die Chirurgie ihre Hoffnung, eine erfolgreiche Therapie des Melanoms durchführen zu können. Wenn wir die verschiedenen Therapieformen, die im Laufe dieses Symposiums noch zur Sprache kommen werden, Revue passieren lassen, so kommen wir zu einer weiteren Feststellung: im klinischen Stadium I und II ist die chirurgische Behandlung derzeit die Therapie der Wahl. Sie stellt die einzige therapeutische Möglichkeit dar, bei rechtzeitiger Anwendung in Frühfällen eine an 100% heranreichende 5-Jahres-Überlebensrate zu erzielen. Es muß deshalb unser Bestreben sein, den Anteil der Frühfälle an den Melanomfällen insgesamt deutlich zu steigern, um so mehr Melanompatienten in der Zeitspanne zur Behandlung zu bringen, die noch eine so ausgezeichnete Prognose aufweist.

Zur Diagnosesicherung ist die vollständige Exzision der verdächtigen Läsion mit anschließender histologischer Untersuchung und Feststellung des Mikrostadiums erforderlich. Dabei wäre es nun ideal, – wie bei anderen malignen Tumoren – in der gleichen Operation die Konsequenzen der histologisch verifizierten Feststellung der Bösartigkeit zu ziehen. Für ein derartiges einzeitiges Vorgehen wäre aber eine intraoperative Schnellschnittuntersuchung mit Staging Voraussetzung, was in Österreich derzeit aber nur vereinzelt möglich ist. Daher wird in den meisten Fällen ein zweizeitiges Vorgehen zu wählen sein: auf die Exzisionsbiopsie mit Feststellung des histologischen Mikrostadiums soll innerhalb eines Zeitraumes von 4 Wochen die entsprechende stadiengerechte chirurgische Behandlung folgen.

Bei unserer ersten Ist-Standerhebung über die Melanombehandlung in Österreich war die stadiengerechte chirurgische Therapie des Melanoms nicht allgemeiner Standard. Es muß deshalb die Forderung betont werden, vor der endgültigen Therapie das Mikrostadium des Tumors festzustellen. Hierbei sind nach Breslow 4 Stadien zu unterscheiden: Stadium 1 mit einer maximalen Tumordicke bis zu 0,75 mm. Stadium 2 von 0,76 bis 1,5 mm, Stadium 3 von 1,51 bis 3,0 mm und Stadium 4 mit Melanomen, die dicker als 3 mm sind. Für die Auswahl der stadiengerechten chirurgischen Therapie erfolgt nun die Einteilung der Melanome in:

low risk-Melanome: es sind dies alle Melanome im klinischen Stadium I, mit einer Tumordicke bis 0,75 mm (d.h. Mikrostadium 1). In der Regel entspricht dies einem Clark level von I und II, evtl. noch sogenannte „dünne level III-Fälle".

high risk-Melanome, zu denen alle Stadium I-Fälle zählen, die dicker sind als 0,75 mm, bzw. die einen Clark level IV oder V aufweisen. Weiters zählen zu den high risk-Melanomen alle Melanome des klinischen Stadiums II und III. Da noduläre Melanome üblicherweise dicker sind als 1,5 mm, zählen alle nodulären Melanome in diese Gruppe, ebenso die Schleimhautmelanome.

Die chirurgische Therapie richtet sich nun nach dieser Einteilung: für die low risk-Melanome ist die vollständige Exzision unter Einhaltung eines läsionsfreien Randes von 10 mm und unter Mitnahme des subkutanen Fettgewebes als ausreichende Therapie anzusehen. In der Regel kann bei einer derartigen Vorgangsweise ein direkter Wundverschluß erfolgen, nur ausnahmsweise wird eine Lappenverschiebung oder eine Spalthauttransplantation erforderlich sein. Es ist deshalb die Exzisionsbiopsie einer pigmentierten Hautläsion, bei der der Verdacht eines Melanoms besteht, zweckmäßigerweise bereits mit einem Rand von 1 cm Breite der nichtveränderten Haut durchzuführen, da dann, wenn sich bei der histologischen Untersuchung der Verdacht auf das Vorliegen eines Melanoms bestätigt hat, keine weitere chirurgische Therapie mehr erforderlich ist.

Bei einer retrospektiven Analyse der Melanomfälle der vergangenen 10 Jahre, die an unserer Klinik zur Behandlung kamen, fanden sich bedauerlicherweise nur ein recht kleiner Anteil von unter 10%, der in diese Gruppe der low risk-Melanome zu zählen war. Von diesen Patienten haben wir bisher keinen einzigen an den Folgen des Melanoms verloren.

Für Melanome der high risk-Gruppe ist hingegen ein radikaleres operatives Vorgehen erforderlich. Es hat eine weite Exzision mit einem Exzisionsrand von 3–5 cm um die Läsion zu erfolgen, unter Mitnahme des gesamten subkutanen Fettgewebes und der darunterliegenden Fascie. Da es sich bei einem erheblichen Prozentsatz von bis zu 30% dieser high risk-Melanome gezeigt hat, daß klinisch nicht vergrößerte Lymphknoten bereits Mikrometastasen aufweisen, ist nach den Empfehlungen der ACO-Gruppe Melanom bei malignen Melanomen mit Lokalisation an den Extremitäten eine elektive, d.h. prophylaktische Lymphknotendissektion durchzuführen. An einzelnen Abteilungen in Österreich werden auch bei Lokalisation am Stamm die durch Lymphszintigraphie festgestellten, zuständigen Lymphknoten chirurgisch entfernt. Über die Wirksamkeit dieser elektiven Lymphknotendissektion besteht allerdings weder national noch international eine einheitliche Auffassung. Der Defekt, der durch die weite Exzision entsteht, kann auf verschiedene Weise verschlossen werden. Vorzugsweise erfolgt dies durch Spalthauttransplantation. Dies vor allem auch wegen der damit verbundenen besseren Möglichkeit der frühen Entdeckung von Lokalrezidiven. Dabei hat sich in den vergangenen Jahren bei uns ein zweizeitiges Vorgehen sehr bewährt: die Entnahme des Transplantates erfolgt gleichzeitig mit der Tumorexzision. Das Spalthauttransplantat wird jedoch wegen der Gefahr der Transplantatabhebung durch Nachblutung, bzw. der Gefahr der Dislokation im Rahmen des mehrmaligen Umbettens der oft an anderen Abteilungen untergebrachten Patienten nicht sofort auf den Defekt aufgebracht, sondern als Hautkonserve im Kühlschrank aufbewahrt. Erst 24–48 Std. später wird das Spalthauttransplantat direkt am Patientenbett auf den Defekt aufgelegt und mit Fettgaze fixiert.

In bestimmten, von der Lokalisation abhängigen Fällen erfolgt der Wundverschluß durch Lappenplastiken. Auf die verschiedenen Möglichkeiten der Lappenplastiken wird in einem späteren Beitrag noch detailliert eingegangen werden. Für Patienten, die nicht auf der Seite oder am Bauch liegen können, stellt die Hauttransplantation am Rücken ein gewisses Problem dar. In diesen Fällen ist dem Verschluß durch eine Lappenplastik der Vorzug zu geben.

Im Gesicht bestehen besondere Resektionsgesetze. Ein Resektionsrand von 3–5 cm ist hier meist nicht einzuhalten, ohne funktionell wichtige Gesichtsanteile zu opfern. Die in dieser Region recht häufigen Lentigo maligna-Melanome weisen zudem eine besonders günstige Prognose auf. Im Gesicht wird deshalb häufig der operative Defekt durch eine Verschiebelappenplastik verschlossen werden. Auch ein direkter Verschluß kann bei kleineren Melanomen durchgeführt werden.

Bei Melanomen im klinischen Stadium II und III erfolgt die Tumorentfernung ebenfalls durch weite Exzision, im Stadium III meist nur, um für die nachfolgende adjuvante Therapie eine Verringerung der Tumormasse zu erzielen. Die therapeutische Lymphknotenexstirpation klinisch vergrößerter Lymphknoten ist obligat. Im klinischen Stadium III hat die chirurgische Therapie von Fernmetastasen leider meist nur palliativen Wert. So wird durch die Entfernung von solitären Metastasen, etwa aus der Lunge und dem Gehirn, die Prognose kaum beeinflußt. Dennoch ist dieses Vorgehen zu empfehlen, da in diesen Fällen die Lebensqualität der betroffenen Patienten doch entscheidend verbessert werden kann.

Beim Sonderfall des acrallentiginösen Melanoms wird je nach Lokalisation des Melanoms an den Spitzen von Fingern oder Zehen oder mehr proximalem Sitz, eine Finger- bzw. Zehenamputation oder die Strahlenamputation durchzuführen sein. Eine prophylaktische Lymphknotenexstirpation ist bei acrallentiginösen Melanomen stets anzuschließen.

Eine besondere chirurgische Therapieform bei Melanomen im klinischem Stadium II und III an den Extremitäten stellt die Extremitätenperfusion mit Zytostatika dar. Über diese Therapie wird ja im Laufe der weiteren Vorträge noch ausführlich gesprochen werden. Nach den bisher vorliegenden Berichten dieser noch in Form von kontrollierten klinischen Studien durchgeführten Therapie scheint sie für diese an und für sich prognostisch ungünstigen Fälle doch recht erfolgversprechend.

Wo liegt nun die Zukunft der chirurgischen Therapie des malignen Melanoms? Nach Abschluß der international laufenden Studien über den prognostischen Wert einer elektiven Lymphknotendissektion ist eine klarere Abgrenzung der Indikation für derartige Eingriffe zu erhoffen. Eine wesentliche Beeinflussung der Gesamtprognose des malignen Melanoms ist davon allerdings nicht zu erwarten.

Eine breitere Anwendung der gerade erwähnten Extremitätenperfusion mit Zytostatika ist in dieser Beziehung wesentlich optimistischer zu beurteilen. Die größten Chancen auf eine wesentliche Verbesserung der Prognose des malignen Melanoms insgesamt liegen nach zahlreichen ausländischen Erfahrungen in einer Erhöhung des Anteiles an Frühfällen und Vorläufern des Melanoms durch eine breit angelegte Aufklärung von Ärzten und Laienbevölkerung. Dies erscheint – durchaus realistisch – mittel- bis langfristig auch verwirklichbar. In den USA war es beispielsweise innerhalb von 4 Jahren möglich, durch das „skin cancer program" den Anteil von low risk-Melanomen von 52 auf 70% zu erhöhen.

Die Veranstalter dieses Schwerpunktsymposiums, die Arbeitsgemeinschaft für chirurgische Onkologie der Österreichischen Gesellschaft für Chirurgie (ACO) und die Arbeitsgemeinschaft Melanom der Österreichischen Gesellschaft für Dermatologie haben deshalb gemeinsam ein Aufklärungsprogramm über die Gefahren des Melanoms mit Unterstützung der Österreichischen Ärztekammer im Vorjahr gestartet. Dieses Programm soll fortgesetzt werden, damit es auch in Österreich gelingt, den Anteil der low risk-Melanome an den zur Behandlung kommenden Melanomfällen deutlich zu steigern.

Literatur

Mandl H et al. (1984) Melanome der Haut. In Fasching W (Hrsg.) ACO Manual der Chirurg. Krebstherapie. Facultas, Wien

Richtlinien der CAO zur Diagnostik und Behandlung des malignen Melanoms

P. Schlag und W. Tilgen

1. Einleitung

Das maligne Melanom – ein Tumor der pigmentbildenden Melanocyten – zählt zu den bösartigsten Neoplasien und ist die häufigste Todesursache von Patienten mit Tumoren der Haut und Schleimhäute. Der Anteil an allen Tumoren wird auf 1–3% geschätzt, der an malignen Tumoren der Haut auf 3–20%. In 90% ist der Primärtumor an der Haut lokalisiert. Im Vergleich zu anderen Krebsformen ist die Morbidität (0,8–39/100000) und die Mortalität (0,1–3,3/100000) maligner Melanome relativ niedrig.

In den letzten Jahrzehnten wird weltweit eine außerordentliche Zunahme (bis zu 900%) der Erkrankungsfälle verzeichnet. 1985 wurden in der Bundesrepublik 5500 neue Melanome erfaßt. Bei regional unterschiedlicher Erkrankungshäufigkeit von 6–12/100000 entspricht dies einer durchschnittlichen Melanom-Inzidenz von 9/100000.

Die Anamnesedauer bis zur Diagnosestellung liegt abhängig vom klinisch-histologischen Typ des Melanoms zwischen wenigen Monaten bis zu 20 Jahren. Durch das Überwiegen im Bereich der Haut ist das Melanom theoretisch der Früherkennung und Behandlung besonders gut zugänglich. Heilungschancen bestehen jedoch nur in den frühen Entwicklungsphasen. Die Behandlungsmöglichkeiten im metastasierten Stadium sind nach wie vor nur als palliativ anzusehen.

Der Metastasierungsweg ist lymphogen, bei einem Viertel der Patienten primär auch haematogen. Bevorzugte Metastasenlokalisationen sind die Lymphknoten, die Lunge, die Leber, das Skelett und das Gehirn. Neben dem Tumorstadium, dem wichtigsten prognostischen Parameter, sind für das maligne Melanom im Stadium I weitere makroskopische und histopathologische Charakteristika von klinischer Bedeutung.

Eine prognostische Rolle spielt die Tumorlokalisation. Hier gilt, daß Patienten mit Melanomen im Kopf- und Halsbereich und des Stamms – der sogenannten – BANS-Region – mit 75% eine schlechtere Überlebenschance haben als Patienten mit Melanomen an den Extremitäten mit 86%. Die Rolle des Geschlechtes wird unterschiedlich beurteilt. Während in Europa die Melanominzidenz bei Frauen doppelt so hoch angesetzt wird wie bei Männern, wird für die USA ein Verhältnis von 1:1 angegeben. Die 5-Jahres-Überlebenszeiten liegen für Frauen bei 83%, für Männer bei 73%. Eine Verschlechterung der Prognose wird weiterhin durch Ulceration des Tumors angezeigt. Unterschiedliche Überlebenszeiten bei verschiedenen Tumortypen (Wuchsmuster) des Melanoms dürften durch die biologisch vorgegebene unterschiedliche Wachstumsdynamik (horizontal, protrahiert invasiv bzw. vertikal, schnell invasiv) bedingt sein.

Chirurgische Universitätsklinik und Universitäts-Hautklinik Heidelberg

2. Klassifizierung maligner Melanome

Das maligne Melanom wird nach der Vielgestalt seiner Erscheinungsform nach makroskopischen und histopathologischen Gesichtspunkten und aufgrund des Tumorausbreitungsgrades nach den Regeln der UICC (TNM-Klassifikation) eingeteilt.

Von besonderer Bedeutung für die primär nodulären exophytisch wachsenden malignen Melanome ist die Einteilung der Tumordicke nach Breslow bzw. der histologischen Tiefeninvasion nach Clark.

T- Klassifikation	Tumordicke nach Breslow	Level nach Clark	
PTis	–	Level I	
pT1	<0,75 mm	Level II	geringes Metastasenrisiko
pT2	>0,75 bis 1,5 mm	Level III	mittleres Metastasierungsrisiko
pT3	>1,5 bis 4 mm	Level IV	hohes Metastasierungsrisiko
pT4	>4,0 mm/Satellit(en)	Level V	

3. Diagnostik

1. Allgemeine und spezielle Anamnese
Z. B. hereditäre Belastung, Beginn und Wachstumsgeschwindigkeit der Hauteffloreszenz.

2. Dermatologische Befunderhebung
Inspektion des gesamten Integumentes einschließlich der Schleimhäute

3. Allgemeine klinische Untersuchung
Inclusive exakter Dokumentation des Lymphknotenstatus

4. Laboruntersuchungen (zur eigentlichen Diagnosestellung wenig hilfreich)
BSG, Blutbild, Urinstatus, LDH, SGOT, SGPT, GGT, AP, Serumeisen, Eiweißelektrophorese.

5. Röntgenuntersuchung
Lungenübersicht in 2 Ebenen

6. Sonographischer Lymphknotenstatus

7. Peritumorale Lymphszintigraphie
Beim Melanom des Rumpfes kann präoperativ eine Lymphszintigraphie mit ^{99m}-Technetium zur Darstellung des Lymphabflusses (cervical, axillär, inguinal, ein- oder beidseitig) vor einer Lymphadenektomie durchgeführt werden.

8. Exzision des Tumors mit histologischer Untersuchung

9. Diagnostik von Melanommetastasen
Z. B. Szintigraphie der Knochen; Sonographie der Leber, Lymphknoten; Computertomographie des Gehirns.

Eine gezielte Feinnadelaspirationszytologie als Grundlage für eine bessere Therapieplanung erscheint gerechtfertigt.

4. Behandlung

Die Behandlung des malignen Melanoms im Stadium I–III (pT1–4N0M0) erfolgt primär chirurgisch. (Ausnahme: funktionelle oder topographische Inoperabilität.) Die Operation dient zusätzlich der histologischen Diagnosesicherung und der Tumorklassifikation nach Tumordicke, -tiefeninvasion und -typ. Hierauf aufbauend ergeben sich additive Behandlungsmaßnahmen. Ein abwartendes Verhalten bei melanomverdächtigem Tumor ist nicht gerechtfertigt. Die frühzeitige operative Entfernung des malignen Melanoms ist die erste und wichtigste, allen anderen Verfahren überlegene Behandlungsmethode.

4.1 Therapie im Stadium I–III (Primärtumor einschließlich Satellitenmetastasen und lokale Rezidive, jedes pT, N0 M0)

4.1.1 Operative Behandlung

Bei klinischer Verdachtsdiagnose wird die Umschneidung des Primärtumors mit einem Sicherheitsabstand von 0,5 cm durchgeführt. Histologische Klärung der Diagnose erfolgt durch Schnell- oder Paraffinschnittuntersuchung. Umstritten ist die Zulässigkeit einer ungenügenden primären Exzision oder gar Probe-Biopsie. Sie sollten deshalb unterbleiben. Bei positivem Befund möglichst umgehende Nachexzision.

Bei klinisch sicherer Diagnose ist die Exzision des Primärtumors mit einem zirkulären Sicherheitsabstand von 3 cm, abhängig vom Tumordurchmesser angezeigt. An Kopf, Hals und Fuß ist aus anatomischen Gründen eine Modifikation des Sicherheitsabstandes von 2–3 cm notwendig. Die Exzision soll bis auf die Fascie erfolgen. Diese selbst sollte aber belassen werden, da man annimmt, daß sie eine Barrierefunktion gegenüber der Verschleppung von Tumorzellen besitzt. Ein operativer Eingriff dieser Größenordnung bedingt zumeist Allgemeinnarkose oder Regionalanästhesie. Die Deckung des entstehenden Hautdefektes erfolgt durch ein von der contralateralen Seite entnommenes freies Hauttransplantat oder Verschiebe-, Rotations- bzw. Schwenklappenplastik. Bei Sitz des Primärtumors an Fingern und Zehen ist die Absetzung im entsprechenden Grundgelenk indiziert. Ausgedehntere Amputationen sind heute nicht mehr gerechtfertigt. Einer besonderen Operationsstrategie bedürfen Melanome des Ano-Rectums, der Vulva, des Oropharynx und des Auges. Die Prognose auch nach radikalen Eingriffen, wie z. B. der Rektumamputation oder Vulvectomie beim malignen Melanom ist sehr ungünstig, so daß ihre Indikation mit Zurückhaltung gestellt werden sollte.

4.1.2 Strahlentherapie

Eine ausschließliche Strahlentherapie des Primärtumors bleibt den wenigen Fällen vorbehalten, bei denen eine Operation aufgrund der Ausdehnung des Tumors, seiner Lokalisation und aufgrund des Allgemeinbefindens der Patienten nicht möglich ist. Die erforderliche Strahlendosis liegt für schnelle Elektronen bei 50–80 Gy.

Eine Ausnahme stellt die Lentigo maligna dar, bei der eine primäre Strahlentherapie alternativ möglich ist. Für prä- und postoperative Bestrahlungsmaßnahmen konnte kein Nutzen nachgewiesen werden.

4.1.3 Adjuvante Therapiemaßnahmen

Die theoretische Basis zur Behandlung eines potentiell kurativ operierten Melanoms liegt in der Beobachtung, daß bei Patienten mit high-risk-Melanomen Mikrometastasen, insbesondere in den regionalen Lymphabflußgebieten, nachgewiesen werden können. Ziel ist die Verhinderung einer Tumorprogression durch Vernichtung occulter Metastasen.

Adjuvante Behandlungsmaßnahmen, deren Effektivität derzeit noch nicht gesichert ist, bleiben kontrollierten Studien vorbehalten, so daß keine generelle Therapieempfehlung gegeben werden kann. Aufgrund der geübten Praxis sollen im Folgenden jedoch einige Behandlungskonzepte beschrieben werden. Dabei sind folgende Voraussetzungen für eine adjuvante Therapie zu beachten:

Eindeutige Festlegung des zur Zeit bekannten individuellen Risikos:

- Quantitative Aussage über die histologisch nachgewiesene Tumordicke und Tumoreindringtiefe (Metastasierungsrisiko) und die klinische Tumorausdehnung
- Lokalisation des Melanoms
- Körperliche und seelische Belastbarkeit des zu behandelnden Patienten

Ausreichende Erfahrung des Therapeuten

Regelmäßige Kontrollen zur Erkennung, Vermeidung bzw. Behandlung von therapiebedingten Nebenwirkungen

Bereitschaft des Patienten zur Durchführung einer adjuvanten Therapie

4.1.3.1 Immunmodulatoren (z. B. Interferon)

4.1.3.2 Regionale hypertherme Cytostatica-Perfusion

Bei Lokalisation des Melanoms an den Extremitäten einschließlich akrolentiginöser Melanome und einer Tumordicke von 2 mm oder mehr (nach Breslow) sowie bei Lokalrezidiven kommt eine regionale Cytostatica-Perfusion (z. B. Melphalan) in Betracht.

4.1.3.3 Regionale Lymphknotendissektion

Der Wert einer prophylaktischen regionalen Lymphknotenausräumung bei Patienten mit mittlerem und hohem Metastasierungsrisiko, jedoch unauffälligem Palpationsbefund wird bezüglich der Verbesserung der Überlebenszeiten weiterhin kontrovers beurteilt. Der Eingriff hat seine eigene Morbidität (Lymphödem, Lymphfistel). Eine besondere Situation ist gegeben, wenn der Primärtumor in unmittelbarer Nachbarschaft zur regionären Lymphknotengruppe liegt. Hier empfiehlt sich in der Regel die kontinuierliche Lymphknotenausräumung im Rahmen der Tumorresektion.

4.2 Therapie im Stadium III (Lymphogene Metastasierung und In-transit-Metastasen, jedes pT, N1–2, M0)

4.2.1 Operative Therapie

Lymphadenektomie der gesamten regionären und juxtaregionären Lymphknotenstationen (z. B. inguinal und para-iliacal). Neck-Dissektion bei Tumoren im Kopf-Hals-Bereich. Die Behandlung erfolgt bei gleichzeitig noch vorhandenem Primärtumor einzeitig und gegebenenfalls en bloc.

4.2.2 Regionale hypertherme Cytostatica-Perfusion

Diese Therapieform ist insbesondere bei ausgedehnten In-transit-Metastasen (N2b und N2c) indiziert.

4.2.3 Strahlentherapie

Bei inoperablen bzw. nicht in sano zu operierenden Lymphknotenmetastasen kommt eine percutane Bestrahlung mit Elektronen- bzw. Neutronen in Betracht. Bei umschriebenen In-transit-Metastasen kann eine Kombination von ionisierender Bestrahlung und Hyperthermie erwogen werden. Dies gilt auch für Satellitenmetastasen im Stadium III (pT4bN0M0).

4.2.4 Systemische Chemo-Immun-Therapie
Wenn eine radikale Lymphknotenausräumung nicht möglich ist, kommt eine Mono- oder Polychemotherapie in Betracht, eventuell in Kombination mit Interferon.

4.2.5 Adjuvante Therapiemaßnahmen
Auch im Tumorstadium III ist der Wert adjuvanter Behandlungsmaßnahmen nicht belegt. Eine allgemein gültige Empfehlung ist daher nicht auszusprechen (siehe Punkt 4.1.3).

4.3 Therapie im Stadium IV (Fernmetastasen, jedes pT, jedes N, M1)

Bei disseminierten Metastasen sind chirurgische, chemo-, immun- oder strahlentherapeutische Maßnahmen als Palliativtherapie zu verstehen, deren Indikation individuell gestellt werden muß. Oberstes Ziel muß sein, Beschwerden der Patienten zu lindern. Die Entfernung des Primärtumors, regionärer Lymphknotenmetastasen oder visceraler Fernmetastasen dient der Verminderung der Tumormasse sowie Diagnosesicherung und richtet sich nach der operativen Zugänglichkeit; sie hat die psychologische Situation des Patienten zu berücksichtigen.

Im Stadium IV haben Patienten mit Metastasen der Haut, Subcutis und Lymphknoten (M1a) eine bessere Prognose als Patienten mit visceralen Metastasen (M1b). Knochen- und Lungenmetastasen sind günstiger zu beurteilen als Leber- und ZNS-Metastasen.

Solitäre symptomatische Metastasen (Hirn, Lunge, Leber) können chirurgisch entfernt werden. Bei ossärer Metastasierung in statisch wichtigen Skelett-Teilen, kommt eine operative Stabilisierung in Frage. Bei Skelettmetastasen und Hirnmetastasen ist die Strahlentherapie in Betracht zu ziehen (u. a. Einzeitkonvergenzbestrahlung).

Für die systemische palliative Therapie des metastasierenden Melanoms stehen zwei Therapiemodalitäten zur Verfügung: die Chemotherapie und die Behandlung mit Immunmodulatoren.

Die Chemotherapie wird entweder als Monochemotherapie oder als Polychemotherapie nach verschiedenen Behandlungsschemata (u. a. Dacarbazin, Bleomycin, Vindesin, Cisplatin, Ifosfamid, CCNU) durchgeführt. In der Regel wird eine kombinierte Chemotherapie bei Nicht-Ansprechen des Tumors auf eine Monochemotherapie eingesetzt.

Die Effektivität einer Kombinationsbehandlung mit Cytostatica und Interferon wird zur Zeit in kontrollierten Studien überprüft.

Die intraarterielle Organperfusion oder -infusion mit Cytostatica wird ebenfalls noch unter Studienbedingungen durchgeführt.

Therapiekonzepte mit monoklonalen Antikörpern, LAK-Zellen, Interferon/Interleukin-2 oder die aktive spezifische Immuntherapie (*ASI*) haben bisher noch nicht das Stadium des klinischen Experimentes verlassen. Die Diskussion über den Einsatz von *Phytotherapeutika* (z. B. Iscador) hält an.

Die Aussichten der palliativen Therapie sollten immer gegen die unter Umständen sehr erheblichen Belastungen des Patienten sorgfältig abgewogen werden.

5. Nachsorge

Im Rahmen der Nachsorge der Tumorpatienten sollte bedacht werden, daß Patienten mit einem malignen Melanom im metastasierten Stadium, anders als bei vielen anderen malignen Tumoren, oft über längere Zeit in einem pathobiologischen Gleichgewichtszustand mit dem Tumor leben können. Das bedeutet, daß die für metastasierende Karzinome typischen Allgemeinsymptome wie Tumoranämie, Dysproteinämie und Kachexie oft erst sehr spät, dann aber foudroyant auftreten. Auch zeigt die sogenannte Absterbekurve beim malignen Melanom einen von den meisten Karzinomen abweichenden Verlauf, der darauf hinweist, daß nicht die 5-Jahres-Überlebenszeit, sondern – wenn überhaupt – erst die 8-Jahres-Überlebenszeit prognostische Aussagen erlaubt. Um Rezidive oder Metastasen, die sich in 80% der Fälle in den ersten 3 Jahren entwickeln, frühzeitig zu erfassen, ist eine konsequente Nachkontrolle angezeigt.

Die Nachsorgeintervalle beziehen sich auf rezidivfreie Patienten. Die vorgeschlagenen Zeitintervalle können nur Anhaltspunkte sein, die individuell nach Wiedererkrankungsrisiko zu modifizieren sind:
- Sechs Wochen nach der Operation
- Vierteljährlich bis Ablauf des 2. Jahres
- Halbjährlich bis Ablauf des 5. Jahres
- Jährlich bis Ablauf des 10. Jahres

Diagnostische Maßnahmen bei jedem Nachsorgetermin:
- Zwischenanamnese
- Klinische Untersuchung einschließlich Lymphknotenstatus
- Laboruntersuchungen, wie z.B. BSG, kleines Blutbild, Urinstatus, LDH, SGOT, SGPT, GGT, AP, Serumeisen, Eiweiß-Elektrophorese
- Lymphknotensonographie: halbjährlich bis jährlich
- Lungenübersicht in 2 Ebenen: halbjährlich bis jährlich
- Oberbauchsonographie: halbjährlich bis jährlich
- Bei entsprechendem klinischen Verdacht weiterführende organspezifische Untersuchungen z.B. Knochenszintigramm, Computertomographie des Gehirns.

6. Prognose

Feingewebliche Tumormerkmale, die eine eindeutige Aussage über den Tumorverlauf erlauben, sind die Tumordicke – gemessen in mm nach Breslow – und die Tumoreindringtiefe in die verschiedenen Schichten der Haut – definiert in Level I–V nach Clark. Für dünne Melanome (unter 0,75 mm) und bei geringer Eindringtiefe (Level I und II) werden 5-Jahres-Überlebenszeiten von über 90% angegeben, während die Überlebenschancen bei einer Tumordicke über 4 mm und einer Tiefenausdehnung des Tumors in die Subcutis (Level V) auf unter 50% absinken.

Die 5-Jahres-Überlebensrate nach Metastasierung in die regionären Lymphknoten liegt bei 27–42%, nach erfolgter Fernmetastasierung liegt die mediane Überlebenszeit lediglich noch bei 5–16 Monaten.

Literatur

Herfarth Ch, Schlag P (1990) Richtlinien zur operativen Therapie maligner Tumoren. Demeter, Gräfelfing

Die chirurgische Therapie des malignen Melanoms – Operationstechniken und Ergebnisse mit Hilfe der Fibrinklebung

H. W. Waclawiczek, M. Heinerman, G. Meiser, H. Kaindl

Zusammenfassung

Die exakte chirurgische Behandlung ist für die Prognose des malignen Melanoms von entscheidender Bedeutung. Die Grundlage stellt die Excisionsbiopsie dar, die weitere Therapie richtet sich vor allem nach der Tumordicke des Primärtumors – gemessen nach den histopathologischen Kriterien von Clark und Breslow – und nach den klinisch-pathologischen Stadien (TNM). Ab einer Tumordicke von 0,76 mm ist eine breite Nachexcision, meist kombiniert mit einer plastischen Hautdefektdeckung, erforderlich. Bei High-risk-Tumoren über 1,5 mm Tumordicke führen wir prophylaktisch eine regionale Lymphknotendissektion durch, die aber bei tastbaren Lymphknoten immer obligat ist.

Die Fibrinklebung wurde zur Fixierung freier Hauttransplantate (n = 92), zur Versorgung der Spalthautentnahmestellen (n = 92) und zur prophylaktischen Versiegelung von Lymphgefäßen bei Lymphknotendissektionen (n = 96) angewandt. Dadurch konnte sowohl die Rate der Einheilungsstörungen der Hauttransplantate von 20,6% auf 6,4% als auch die Lymphfistelrate von 30% auf 2,9% entscheidend gesenkt und somit die Behandlungsdauer reduziert werden.

Das maligne Melanom ist der Hauttumor mit dem höchsten Malignitätsgrad. Die Neigung, bereits im frühen Tumorstadium zu metastasieren, und die Therapieresistenz dieser Metastasen gegenüber allen bisher angewandten Therapieformen bedingen seine außerordentliche Gefährlichkeit. Obwohl sein Anteil an den malignen Hautgeschwülsten nur 3% beträgt, wird ein Großteil (bis zu 90%) aller Todesfälle an malignen Hauttumoren durch das Melanom bedingt. Die Inzidenz des Melanoms beträgt derzeit im deutschsprachigen Raum 6 bis 13 Neuerkrankungen/100000 Einwohner jährlich und hat sich innerhalb der letzten 10 Jahre nahezu verdreifacht, wobei auch weltweit eine Zunahme der Erkrankungswelle zu beobachten ist [5, 7].

Als wichtigste Ursache für die extreme Zunahme der Häufigkeit des Melanoms wird vor allem die übermäßig starke UV-Lichtbelastung der Haut durch Sonnenbestrahlung angenommen, wobei die Risikogefährdung hauptsächlich in der kurzdauernden, aber sehr häufigen und intensiven Sonnenbestrahlung bei ungenügendem Schutz liegt. Wissenschaftler warnen aber auch vor einer neuen, auf uns zukommende Gefahr: Durch negative Umwelteinflüsse hat in den letzten Jahren die Ozonschicht, die unsere Atmosphäre vor einer ungehemmten UV-Lichtbestrahlung schützt, beträchtlich und in gewissen Regionen bereits in erschreckender Weise abgenommen, so daß Ozonlöcher entstanden sind. Neben anderwärtigen Folgen für die Gesundheit wird vor allem ein extremes Ansteigen von Hautkarzinomen und Melanomen befürchtet [5].

I. Surgical Department and Ludwig-Boltzmann-Institute of Gastroenterological and Experimential Surgery (Head: Prof. Dr. O. Boeckl), Landeskrankenanstalten Salzburg, Austria

Die Prognose dieser Erkrankung ist jedoch durch Beachtung des vertikalen Tumordurchmessers des Primärtumors aufgrund der Arbeiten von Clark [2], aber besonders von Breslow [1] berechenbarer geworden. Dadurch wird eine Einteilung des Primärtumors je nach Eindringtiefe (=Tumordicke) in Mikrostadien und somit eine differenzierte, chirurgische Therapie vor allem im klinischen Stadium I ermöglicht.

In der vorliegenden Arbeit möchten wir einerseits auf das stadiengerechte chirurgische Therapiekonzept unter Berücksichtigung der vertikalen Tumordicke und andererseits auf neue Operationstechniken mit Hilfe der Fibrinklebung zur Verhinderung postoperativer Komplikationen eingehen.

1. Diagnostische Vorgangsweise

1.1 Die Sicherung der klinischen Verdachtsdiagnose „Melanom" erfolgt prinzipiell durch eine *Excisionsbiopsie*, d.h. eine totale Excision des Primärtumors mit einem Sicherheitsabstand zwischen 3 und 10 mm vom Tumorrand einschließlich des subkutanen Fettgewebes (Abb. 1). Dieser Eingriff kann in vielen Fällen ambulant in Lokalanästhesie vorgenommen, die Wunde meist primär verschlossen werden. Incisions- oder Stanzbiopsien sollten nur dann durchgeführt werden, wenn die Excisionsbiopsie aus technischen bzw. anatomischen Gründen nicht möglich ist.

1.2 Wegen der besonderen Bedeutung für die Prognose sowie Therapieauswahl ist mit der *histologischen Diagnose* auch die Bestimmung des *Vertikaldurchmessers* des Primärtumors zur Festlegung des Mikrostadiums erforderlich. Das maligne Melanom sollte nach der klinisch-pathologischen Klassifikation von Clark und Breslow und aufgrund des Tumorausbreitungsgrades nach den Regeln der U.I.C.C. 1987 eingeteilt werden [1, 2, 7].

Dieses zweizeitige Vorgehen wird zumeist in Österreich praktiziert, da die *intraoperative Schnellschnittuntersuchung* (einzeitiges Vorgehen) hinsichtlich ihrer Aussagekraft problematisch ist; diese Vorgangsweise wäre jedoch anzustreben, da die endgül-

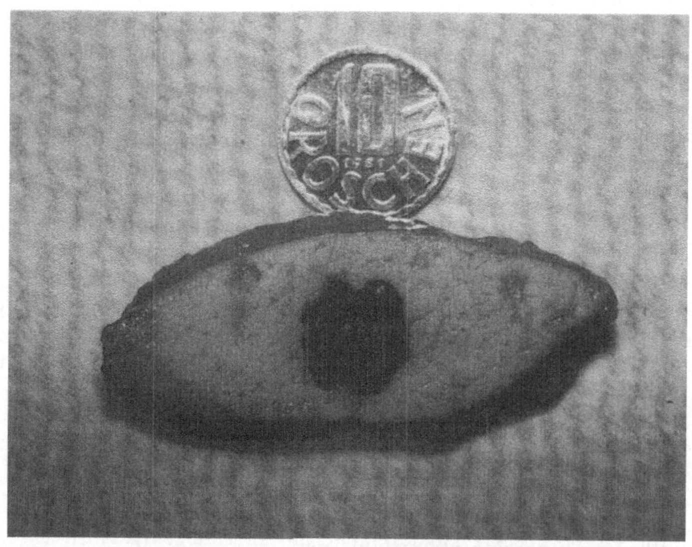

Abb. 1. Excisionsbiopsat eines malignen Melanoms (Rücken)

tige, operative Therapie dann in einem Operationsakt möglich wäre. Nach Literaturangaben besteht aber kein negativer Einfluß auf die Prognose, wenn die weitere operative Therapie innerhalb von 4 Wochen nach der Excisionsbiopsie erfolgt.

1.3 Zum Ausschluß von Metastasen sind nach Sicherung der histologischen Diagnose des Primärtumors folgende, *diagnostische Maßnahmen* angezeigt:

a) Klinische Untersuchung, exakte Dokumentation (Lymphknotenstatus etc.)
b) Labor: komplettes Blutbild, Blutsenkung, Gerinnungsstatus, Elektrolyte, Leberfunktion, alkalische Phosphatase, Harnbefund
c) Thoraxröntgen
d) Abdominale Sonographie
e) Lymphoszintigraphie zur Bestimmung der Lymphabflußrichtungen bei Midline-Tumoren des Rumpfes.
f) Bei Verdacht auf Fernmetastasierung: Ganzkörperknochenscan, Sonographie, Computertomographie, Augenhintergrunduntersuchung, neurologischer und gynäkologischer Befund.

2. Chirurgische Therapie (Tab. 1)

2.1 Primärtumor

2.1.1 Melanome mit Breslow unter 0,75 mm (=Mikrostadium 1) im klinischen Stadium I (pTis/pT1) – Low-risk-Gruppe

Sofern bei der Excisionsbiopsie bereits ein ausreichender Sicherheitsabstand bis 1 cm vom Tumorrand unter Mitnahme des subkutanen Fettgewebes eingehalten wurde, ist *keine weitere Therapie* erforderlich. Dieses Vorgehen ist durch eine äußerst niedrige Lokalrezidivrate in dieser Gruppe begründet.

Tabelle 1

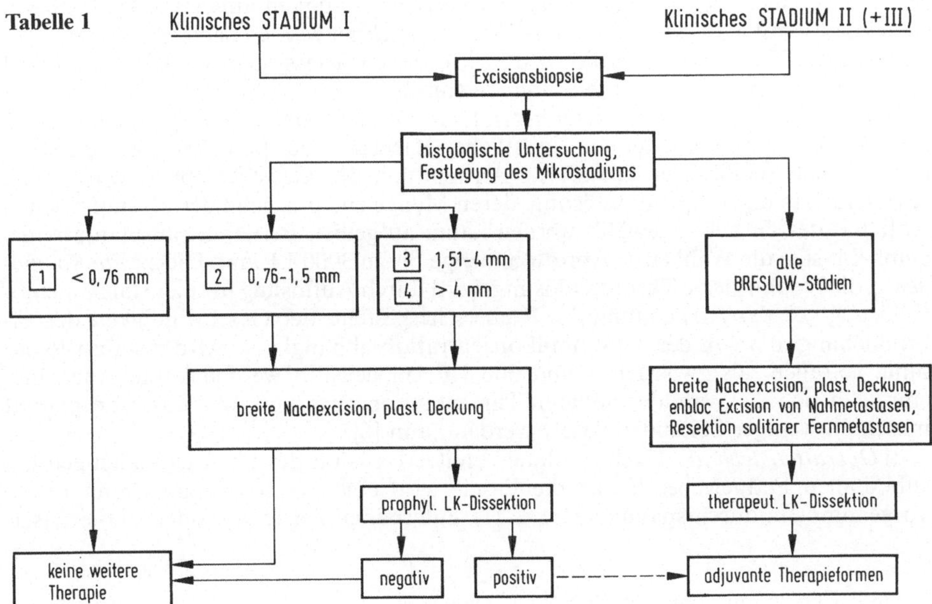

2.1.2 Melanome mit Breslow dicker als 0,76 mm (=Mikrostadien 2 bis 4) im klinischen Stadium I (pT2 bis pT4), weiters alle Fälle des Stadiums II (pN) und (eventuell aus psychologischen Gründen) des Stadiums III (pM):

a) Eine *breite Nachexcision* der Haut mit einem Mindestabstand von 2 cm vom Narbenrand (=3 cm vom Tumorrand) unter Mitnahme des subkutanen Gewebes bis zur Fascie ist erforderlich, wobei anatomische Gegebenheiten berücksichtigt werden müssen. Je nach Tumordicke wird der Nachexcisionsrand bis zu 4 cm gewählt. Die Fascie selbst sollte aber belassen werden, da man annimmt, daß sie eine Barrierefunktion gegenüber der Verschleppung von Tumorzellen besitzt [7].

b) Die *Deckung des resultierenden Hautdefektes* erfolgt vorzugsweise durch freie Hauttransplantation mit Spalthaut, da sie eine Früherkennung eventueller Lokalrezidive erlaubt. Im Kopf-Hals-Bereich ist jedoch meist ein primärer Wundverschluß oder eine Lappendeckung angezeigt.

Der Erfolg einer Hauttransplantation ist im wesentlichen von der raschen, vollständigen Revaskularisierung des Transplantates durch einsprossende Gefäße abhängig. Dabei sind die gute Durchblutung des Transplantatbettes, ein flächenhafter Kontakt des Transplantates mit der Unterlage, steriles Vorgehen und absolute Ruhigstellung maßgeblich. Während die Durchblutung des Transplantatbettes nicht beeinflußt werden kann, ist durch Anwendung des *Fibrinklebers** (FK) zur Fixierung des Transplantates auf das oft unebene Wundbett ein unmittelbarer Kontakt gegeben, wodurch ein Abheben des Transplantates infolge Blutung oder Serom verhindert wird. Der Fibrinklebung kommt vor allem dann eine entscheidende Bedeutung zu, wenn die Ruhigstellung der Transplantatunterlage nur schwer möglich ist. Weitere Vorteile, besonders für den älteren Patienten, sehen wir in einer verkürzten Operationsdauer und der Möglichkeit einer frühzeitigen, postoperativen Mobilisation [8, 11].

Der FK stellt nichts anderes als die Nachahmung der letzten Phase der Blutgerinnung dar: Eine hochkonzentrierte Fibrinogenlösung (Faktor I) wird mit Thrombin (Faktor II a) und dem fibrinstabilisierenden Faktor XIII unter Anwesenheit von Calciumionen (Faktor IV) zur Gerinnung gebracht, wodurch ein unlösliches Fibrinpolymer entsteht, welches eine hohe, mechanische Festigkeit aufweist. Das Klebesystem kann somit als 3-Komponenten-Kleber bezeichnet werden und besteht aus einem eigentlichen Klebestoff (Fibrinogen-Fibrin), dem Härtersystem (Faktor XIII) und dem Aktivatorsystem (Thrombin und Calcium).

Der sich im Handel befindliche Fibrinkleber besteht aus zwei Komponenten: Die *erste Komponente* beinhaltet den eigentlichen Klebstoff, das humane Fibrinogenkonzentrat, in lyophilisierter Form; vor Anwendung der Gewebeklebung wird dieses Konzentrat in einer Aprotininlösung, deren Menge entsprechend der fibrinolytischen Aktivität des Gewebes gewählt werden kann, aufgelöst. Bei Hauttransplantationen empfiehlt sich die Wahl einer Aprotininmenge bis zu 3000 I.E./ml. Die *zweite Komponente*, die lyophilisierte Thrombinlösung, wird durch Auflösung in einer Calciumchloridlösung vor der Anwendung des Klebers hergestellt; der Geschwindigkeit der Fibrinklebung, die von der Thrombinkonzentration abhängig ist, wird insofern Rechnung getragen, als zwischen 4 und 500 I.E./ml gewählt werden kann. Auch hier empfiehlt sich die Wahl der höheren Thrombinkonzentration, weil das Transplantat innerhalb weniger Sekunden fixiert werden kann [6].

c) *Operationstechnik.* Nach erfolgter, breiter Excision der Haut einschließlich des subkutanen Fettgewebes bis an die Fascie wird eine exakte Wundbettpräparation vorgenommen; durch spannungsfreies Herunternähen der Hautränder an die Fascie

---

* TISSUCOL, Firma Immuno, Wien und Heidelberg

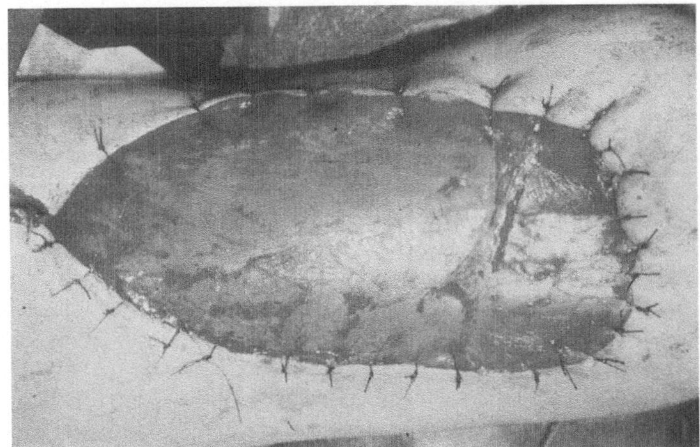

Abb. 2. Präparation des Transplantatbettes nach breiter Hautexcision

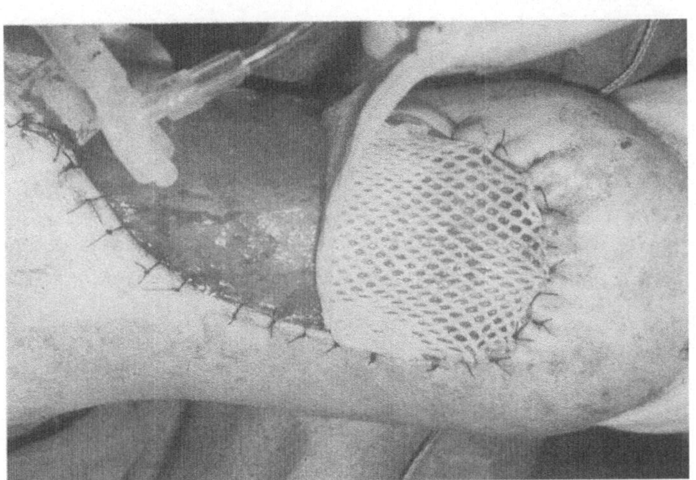

Abb. 3. Aufkleben des Hauttransplantates mit Fibrinkleber (Spray)

bzw. Muskulatur werden einerseits der Wunddefekt verkleinert, andererseits das subkutane Fettgewebe verdeckt und somit Hohlräume, die Anlaß zu Serom- bzw. Hämatombildung geben, vermieden (Abb. 2). Anschließend erfolgt die Fixierung des Spalthauttransplantates (meist in Form einer Mesh Graft) auf das Wundbett mit FK. Dieser wird auf das Wundbett mit Hilfe des Applikationssets* in Verbindung mit einem Spraykopf aufgesprüht, wodurch sich eine bessere, flächenhafte Verteilung und somit günstigere Ausnützung der Fibrinklebermenge erzielen läßt. Durchschnittlich ist 1 ml Fibrinkleber für 100 cm^2 Wundfläche ausreichend. Keine Zusatznähte sind erforderlich (Abb. 3). Ein leichter Kompressionsverband wird für die ersten 4 postoperativen Tage angelegt, danach wird die Wunde offenbelassen. Aus den Abbildungen 4 und 5 sind die guten, kosmetischen Resultate nach 10 Tagen bzw. 3 Monaten ersichtlich.

* DUPLOJECT, Firma Immuno, Wien und Heidelberg

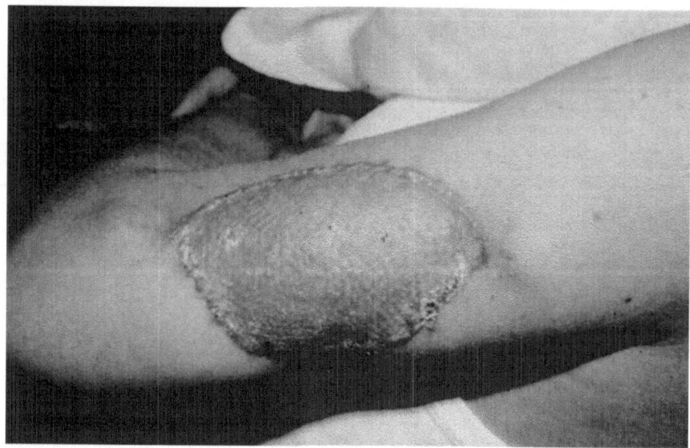

Abb. 4. Eingeheiltes Hauttransplantat (10. postop. Tag)

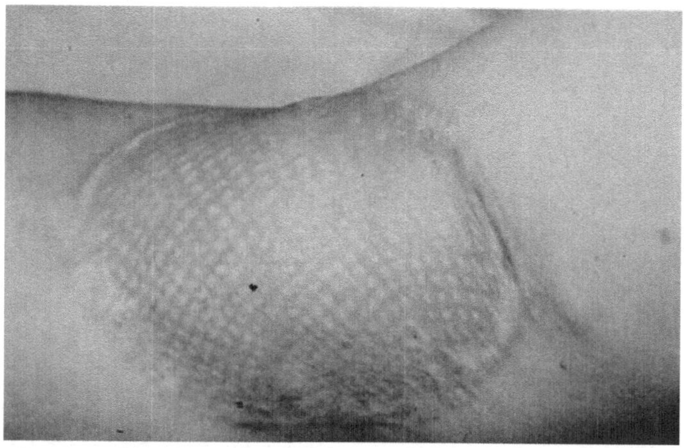

Abb. 5. Eingeheiltes Hauttransplantat (3 Monate postop.)

Bei adipösen Patienten mit Sitz der Melanome am Stamm, besonders am Rücken, erfolgt die Hauttransplantation aufgrund verbesserter Ergebnisse zweizeitig: In der ersten Sitzung wird die breite Excision der Haut, die Präparation des Wundbettes und die Entnahme der Spalthaut, die bei 4 °C im Kühlschrank aufbewahrt wird, vorgenommen; der Wunddefekt wird mit feuchten, in Kochsalz getränkten Tupfern ausgelegt. Bei blanden Wundverhältnissen wird nach ca. 4 bis 7 Tagen die Spalthaut mit Hilfe des FK auf dem inzwischen sauber granulierten Wundbett fixiert – dies kann unter sterilen Bedingungen am Bett und ohne Anästhesie erfolgen.

Auch die Spalthautentnahmestelle (meist am Oberschenkel) wird mit einem dünnen Fibrinkleberfilm versiegelt und anschließend mit einer Operationsfolie steril versorgt. Dadurch gelingt eine exakte, intraoperative Blutstillung, es resultiert eine vor Infektion schützende Schorfbildung (Abb. 6), die nach ca. 10 Tagen von selbst abfällt (Abb. 7).

d) *Ergebnisse.* Seit 1983 haben wir 92 Melanompatienten nach der oben beschriebenen Operationstechnik mit Hilfe der FK mit freien Hauttransplantaten behandelt.

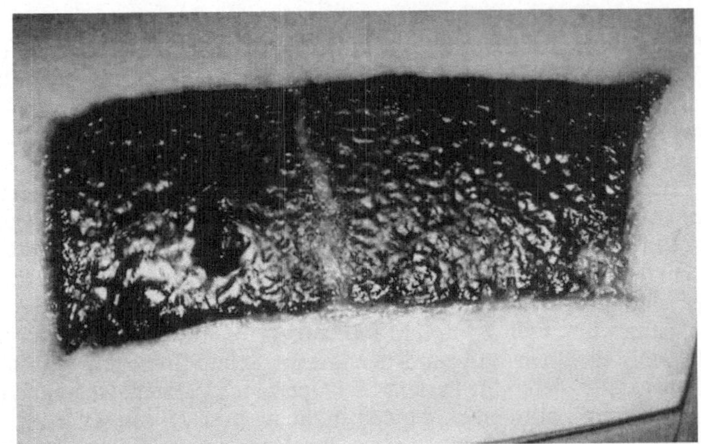

Abb. 6. Mit einem Fibrinfilm versorgte Spalthautentnahmestelle (Oberschenkel)

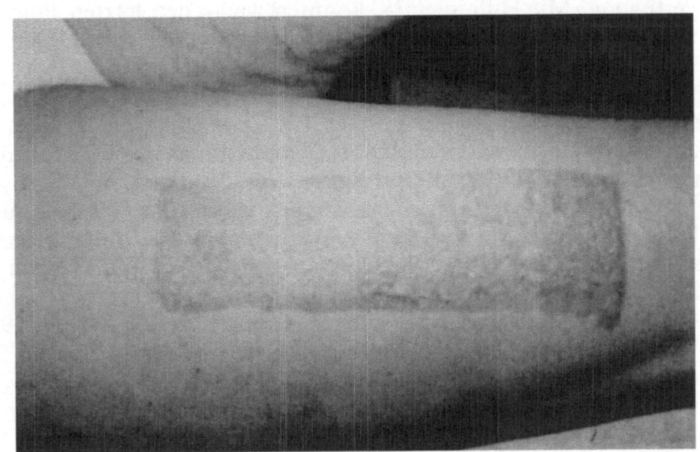

Abb. 7. Abgeheilte Spalthautentnahmestelle (14. postop. Tag)

Die Rate der Einheilungsstörungen konnte von 20,6% (vor 1983) auf 6,4% (6/92) gesenkt werden, wobei jedoch nur in einem Fall eine vollständige Transplantatabstoßung vorlag. Die Patienten konnten meist 8 bis 10 Tage nach dem Eingriff in häusliche Pflege entlassen werden.

2.2 Lymphknoten

2.2.1 Die *regionale Lymphknotendissektion* ist bei tastbaren Lymphknoten (LK) (= therapeutisch im klinischen Stadium II) obligat. Wenn der Primärtumor nahe den regionären Lymphknoten liegt (bis zu 10 cm), erfolgt die Excision kontinuierlich – d. h. en-bloc-Resektion von Primärtumor, ableitenden Lymphwegen und regionären LK. Damit kann die Intransitmetastasierungsrate deutlich gesenkt werden.

2.2.2 Eine *prophylaktische (elektive), regionale Lymphknotendissektion* wird aber auch bei nicht tastbaren LK (= klinisches Stadium I), bei Melanomen mit der vertikalen Tumoreindringtiefe über 1,5 mm (=High-risk-Melanome) vorgenommen, da eine Korrelation zwischen der Tumordicke und der Häufigkeit regionaler, okkulter LK-Metastasen gesichert ist. In unserem Krankengut betrug die okkulte LK-Metastasierung in den Stadien pT3 19% und pT4 38% [10]. Diese Vorgangsweise wird zwar von zahlreichen Kliniken durchgeführt, wird aber in der Literatur nach wie vor kontroversiell diskutiert.

Bei sogenannten Midline-Melanomen des Rumpfes, bei denen eine Lymphabflußrichtung in mehrere LK-Stationen möglich ist, stellt die präoperative Lymphoszintigraphie eine wertvolle Hilfe dar, wobei durch subkutane Injektion von Radiokolloiden die Lymphabflußrichtungen szintigraphisch aufgezeichnet werden und somit eine gezielte, prophylaktische LK-Dissektion auch bei diesen Tumoren ermöglicht wird.

Langwährender Lymphabfluß durch Drainagen bzw. Lymphfisteln zählen nach LK-Dissektionen aufgrund der langen Behandlungsdauer und der erhöhten Infektionsgefahr zu den für Patient und Operateur lästigen, wenn auch nicht schwerwiegenden Komplikationen mit einer Inzidenz von 15 bis 43% [9]. Bislang standen zur Vermeidung dieser Lymphserome bzw. -fisteln nur die gewebsschonende Präparation, die Ligatur größerer, sichtbarer Lymphgefäße und die Drainage des Wundgebietes zur Verfügung. Mit Hilfe der FK konnten wir in den letzten Jahren prophylaktisch die Entstehung dieser Lymphfisteln weitgehend verhindern [3, 12].

a) *Prophylaktische Versiegelung der Lymphgefäße mit FK*

Operationstechnik. Im Rahmen der LK-Dissektion in der Axilla- bzw. Inguinalregion werden die größeren, sichtbaren Lymphbahnen nach schonender Präparation mit resorbierbarem Nahtmaterial ligiert. Vor der Hautnaht wird jedoch zusätzlich das gesamte Wundgebiet mit einem dünnen Fibrinfilm versiegelt, um auch die kleinsten Lymphgefäße zu verschließen. Dabei wird der FK aufgesprüht, so daß eine durchschnittliche Menge von 1 ml ausreichend ist (Abb. 8). Danach wird die Wundhöhle für 3 bis 4 Tage mittels einer Redondrainage drainiert.

Ergebnisse. In einer prospektiven, randomisierten Studie (1983–1985) wurde der Wert dieser additiven Operationsmethode mit der FK an 26 Patienten untersucht: Nur in einem Fall (3,8%) trat am 7. postoperativen Tag ein Lymphserom auf, während in der Kontrollgruppe die Komplikationsrate 15,4% betrug. Bei allen anderen

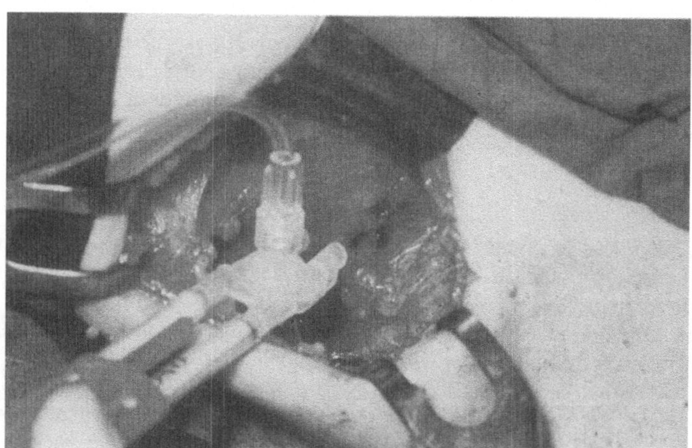

Abb. 8. Versiegelung der Achselhöhle nach LK-Dissektion mit einem Fibrinfilm

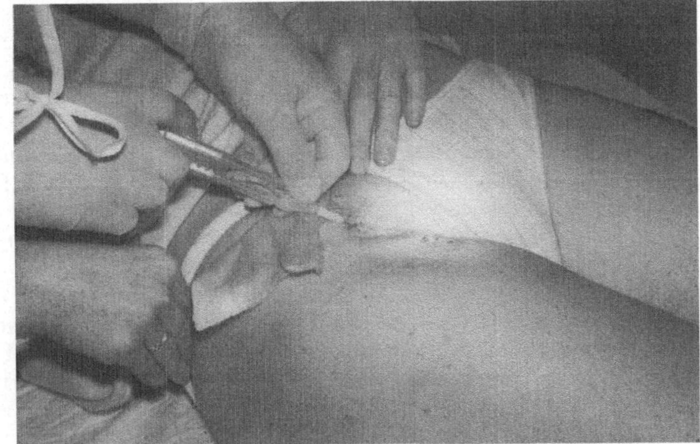

Abb. 9. Applikation des Fibrinklebers in die Lymphkaverne nach Abpunktion der Lymphflüssigkeit

Fällen (n = 25) waren postoperativ sowohl die Dauer als auch die Menge des Lymphabflusses durch die Redondrainagen deutlich geringer als in der Kontrollgruppe [12].

Inzwischen haben wir bei weiteren 133 Patienten diese additive Fibrinversiegelung an den Lymphgefäßen vorgenommen, die Lymphfistelrate betrug 2,3% (3/133).

b) *Behandlung von Lymphfisteln mit FK*

Operationstechnik. Aber auch bei *manifesten Lymphfisteln* wird mit Hilfe der FK eine rasche Behandlung ermöglicht: Zunächst wird transkutan die Lymphkaverne punktiert und die Lymphflüssigkeit aspiriert. Anschließend wird der FK (durchschnittlich 1–1,5 ml) über die liegende Punktionsnadel appliziert und vom Patienten selbst eine Kompression in der Dauer von ca. 10 Minuten auf das Wundgebiet ausgeübt (Abb. 9). Bei größeren Lymphkavernen muß dieses Procedere an den folgenden Tagen 2- bis 3mal wiederholt werden, wodurch schrittweise eine Verklebung der Wundhöhle gelingt [12].

Ergebnisse. In 16 Fällen einer bestehenden Lymphfistel konnte 14mal eine erfolgreiche Behandlung durch einmalige (n = 4), zweimalige (n = 8) bzw. dreimalige (n = 2) Applikation des FK erzielt werden. In 2 Fällen mußte nach einmaliger, erfolgloser Fibrinklebung wiederum eine Redondrainage angelegt werden; bei diesen Fällen aus der Anfangszeit dieser Behandlungsmethode wurde jedoch die wiederholte FK-Applikation noch nicht in Erwägung gezogen.

Diskussion

Die Prognose kann beim malignen Melanom schon primär aufgrund der Bestimmung der Tumordicke und der klinischen Stadieneinteilung gut beurteilt werden [1, 2]. Glücklicherweise ist trotz der zahlenmäßigen Zunahme generell die Prognose des Melanoms heute besser, da die Tumore durch frühe Diagnosestellung zum Zeitpunkt der Operationen einen geringeren Invasionsgrad aufweisen und somit besser heilbar sind. Durch moderne, klinische Kriterien ist es heute möglich, das Melanom frühzeitig zu erkennen und von harmlosen Muttermalen zu unterscheiden [5].

Die chirurgische Therapie des Melanoms richtet sich ebenfalls nach der vertikalen Tumordicke bzw. den Mikrostadien und kann in den meisten Fällen schematisiert werden: Die Grundlage der Behandlung stellt immer die Excisionsbiopsie dar, wonach sich die weitere Therapie (Nachexcision, prophylaktische bzw. therapeutische LK-Dissektion etc.) richtet [10].

Wir haben als Chirurgen versucht, mit Hilfe der FK die Komplikationsrate sowohl bei der plastischen Defektdeckung nach Hautexcision als auch bei LK-Dissektionen deutlich zu reduzieren, um nicht zuletzt gute kosmetische Resultate zu erzielen. Die aufgezeigten Operationstechniken mit der FK sind technisch einfach und rasch durchzuführen, sie sollten jedoch nicht unkritisch angewandt werden, um diese an sich gute Methode nicht unnötig in Mißkredit zu bringen. So konnten wir in den letzten Jahren die Transplantatabstoßungsrate von 20,6% auf 6,4% bzw. die Lymphfistelrate nach LK-Dissektionen von über 30% auf 2,3% reduzieren [3, 11, 12].

Insgesamt liegt die 5-Jahres-Überlebensrate in unserem Patientenkollektiv bei Low-risk-Melanomen (unter 0,75 mm Eindringtiefe) bei 100% und bei High-risk-Melanomen je nach Tumoreindringtiefe zwischen 94% und 59%. Adjuvante Therapieformen, wie sie die Immun- und systemische Chemotherapie vor allem bei fortgeschrittenen Melanomen darstellen, befinden sich unserer Meinung nach noch immer im klinischen Experimentierstadium. Die besten Ergebnisse erbringt die hypertherme Extremitätenperfusion, die adjuvant ab einer Tumordicke über 4 mm im klinischen Stadium I und vor allem im klinischen Stadium II durchgeführt wird [4].

Entscheidend für die Prognose bleiben jedoch nach wie vor die Früherkennung des Tumors und die exakte, chirurgische Primärtherapie.

Literatur

1. Breslow A (1970) Thickness, cross-sectional areas and depth of invasion in the prognosis of cutaneous melanoma. Ann Surg 172:902–908
2. Clark WH jr, From L, Bernardino EA, Mihm MC jr (1969) The histogenesis and biologic behaviour of primary human malignant melanomas of the skin. Cancer Res 29:705–727
3. Dapunt O, Waclawiczek HW (1989) Prevention and treatment of lymphatic fistulae following lymph node dissections by means of fibrin sealing. In: Waclawiczek HW (Hrsg) Progress in fibrin sealing. Springer, Berlin, pp 65–69
4. Hohenberger W, Göhl J (1987) Extremitätenperfusion beim malignen Melanom, Technik – Ergebnisse. Acta Chir Austriaca 2:360–361
5. Mandl H, Kokoschka EM, Konrad K, Pehamberger H, Scharnagl E, Waclawiczek HW (1984) Melanome der Haut. In: Fasching W (Hrsg) ACO-Manual der chirurgischen Krebstherapie. Facultas, Wien, pp 127–133
6. Redl H, Schlag G (1986) Fibrin sealant and its modes of application. In: Schlag G, Redl H (Hrsg) Thoracic- and Cardiovascular surgery. Springer, Berlin, pp 13
7. Schlag P, Tilgen W (1988) Tumoren der Knochen, Weichgewebe und Haut – Malignes Melanom. In: Herfarth CH, Schlag P (Hrsg) Richtlinien zur operativen Therapie maligner Tumoren. Demeter, Gräfelfing, pp 104–110
8. Staindl O (1984) Fibrinklebung bei der Rekonstruktion von Weichteildefekten nach Tumorresektion. In: Scheele J (Hrsg) Fibrinklebung. Springer, Berlin, pp 244–255
9. Tonak J, Gall FP, Hermanek P (1983) Die chirurgische Therapie von Lymphknotenmetastasen: Hals, Axilla, Leiste. Chirurg 54:561
10. Waclawiczek HW, Umlauft M, Weitgasser R (1984) Zur chirurgischen Therapie des malignen Melanoms der Haut unter Berücksichtigung des vertikalen Tumordurchmessers. Chirurg 55:508–511
11. Waclawiczek HW, Boeckl O (1985) The role of fibrin sealing in the surgical treatment of malignant melanomas. Kongreßband I. Weltkongreß für malignes Melanom – Venedig
12. Waclawiczek HW, Pimpl W (1986) Lymphfisteln nach Lymphknotendissektionen – Verhütung und Behandlung mit Hilfe der Fibrinklebung. Chirurg 57:330–331

Die Notwendigkeit und Bedeutung des Sicherheitsabstandes bei der Therapie des Melanoms der Haut im Stadium I

H. Breuninger, S. Adis, G. Rassner

Zusammenfassung

Bei 42 Melanomen (SSM, ALM und LMM) erfolgte eine dreidimensionale histologische Untersuchung einer peritumoralen Hautzone in lückenloser Darstellung von 1 cm Breite. Bei weiteren 22 Lentigo maligna Melanomen erfolgte noch zusätzlich eine stichprobenartige dreidimensionale Randuntersuchung, die durch die Anwendung der histologisch kontrollierten Chirurgie im Paraffinschnittverfahren gewonnen wurden. Die Auswertung dieses Kollektivs erfolgte mit einem parametrisch-mathematischen Berechnungsverfahren.

Die Untersuchungen zeigen eine Verteilung subklinischer Tumoranteile in der nahen Tumorperipherie, negativen Exponentialfunktionen entsprechend, mit einer geringen Wahrscheinlichkeit, solche Tumoranteile bei einem Sicherheitsabstand über 1 cm noch anzutreffen. Demnach sind reduzierte Sicherheitsabstände (aus Sicherheitsgründen 2–3 cm) bei der primären Melanomtherapie rational begründbar. Speziell beim Lentigo maligna Melanom, dessen Lentigo maligna-Anteil eine quasi kontinuierliche Ausbreitung zeigt, ist eine histologisch kontrollierte Chirurgie möglich. Dies kann am besten durch eine histologische Schnittrandkontrolle im Paraffinschnittverfahren durchgeführt werden. Damit erhöht sich die Sicherheit der lokal radikalen Exzision bei gleichzeitiger Schonung nicht befallener Hautareale, was insbesondere dadurch von Bedeutung ist, daß das Lentigo maligna Melanom überwiegend im Gesicht vorkommt.

Einleitung

In den letzten Jahren ist in der entsprechenden Fachliteratur ein Trend zu kleineren Sicherheitsabständen bei der Primärtherapie des Melanoms der Haut festzustellen [1, 5, 8, 11, 12, 15, 22]. Es ist dabei deutlich geworden, daß die Überlebenskurven von Melanompatienten in viel höherem Maße von anderen Faktoren, z. B. insbesondere von der Tumordicke, der Eindringtiefe, dem Tumortyp, der Lokalisation und dem Geschlecht des Patienten als von der Größe des Sicherheitsabstandes bei der Primärtherapie abhängen [1–3, 5, 10, 15, 19, 22, 23]. Allerdings beeinflußt der Sicherheitsabstand bei der Melanomtherapie die Rate von lokalen Rezidiven, d. h., je kleiner der Sicherheitsabstand gewählt wird, desto eher muß mit einem lokalen Rezidiv gerechnet werden [3, 9, 17, 18, 20, 22]. Inwieweit diese Lokalrezidive die Prognose ihrerseits verschlechtern, ist noch nicht vollständig geklärt [12, 14–17, 21, 23], man wird jedoch trotz aller widersprüchlichen Befunde von einer Prognoseverschlechterung ausgehen können.

Universitäts-Hautklinik, Tübingen

Die genannten Arbeiten (nur eine Auswahl) über die Wahl des richtigen Sicherheitsabstandes beziehen sich entweder auf die Überlebenszeiten oder auf das Auftreten von Lokalrezidiven, wobei der erstere Ansatz wegen der Vielzahl signifikanter oben genannter Prognosefaktoren statistisch schwierig aufzuarbeiten ist, während beim zweiten Ansatz die Definition des Lokalrezidivs (innerhalb der Narbe oder in einem 5 cm-Bereich um die Narbe herum) noch unklar ist. Nur wenige Arbeiten befassen sich mit histologischen Befunden der peritumoralen Hautregion, um evtl. von diesem Ansatz aus zu einer rationalen Begründung des notwendigen Sicherheitsabstandes in der Melanomtherapie zu gelangen [4, 6, 7, 13, 24]. Im Folgenden werden nun die Ergebnisse solcher histopathologischer Untersuchungen vorgestellt.

Material und Methode

Bei 64 Melanomen (SSM, ALM und LMM) erfolgte eine dreidimensionale histologische Untersuchung einer peritumoralen Hautzone.

Bei 42 Melanomen (SSM = 34, LMM = 6 und ALM = 2) wurde der gesamte peritumorale Sicherheitsabstand von 1 cm Breite in konzentrischen HE-gefärbten Schnitten lückenlos aufgearbeitet. Dies war dadurch möglich, daß die abgetrennte Sicherheitszone in paraffinisiertem Zustand auf 60 Grad aufgewärmt soweit biegbar, daß sie mit ihrer Außenkante gerade gestreckt eingebettet werden konnte und somit dieser Serienschnittuntersuchung zugänglich war (Abb. 1). Alle Schnitte wurden auf auffällige melanozytäre Zellnester durchgesehen, wobei naturgemäß solche kleinen Nester innerhalb der Epidermis relativ gut, im Korium jedoch praktisch nicht zu differenzieren waren. Die Befunde spiegeln also entsprechende Vorgänge in und direkt unterhalb der Epidermis wider.

Ergebnisse

Bei insgesamt 26 der 42 untersuchten Tumoren fanden sich in der Peripherie Herde atypischer Melanozyten (‚Mikrosatelliten‘). Die Tabelle 1 zeigt die Anzahl gefundener Zellnester pro Tumor und die Abb. 2 zeigt deren räumliche Verteilung. Die Dichte nimmt mit der Entfernung vom Tumorrand deutlich ab. Innerhalb einer 5 mm breiten Zone ist die Dichte am größten. Dickere Melanome zeigten numerisch mehr „Mikrosatelliten“ als dünne Melanome, jedoch statistisch nicht signifikant (Abb. 3).

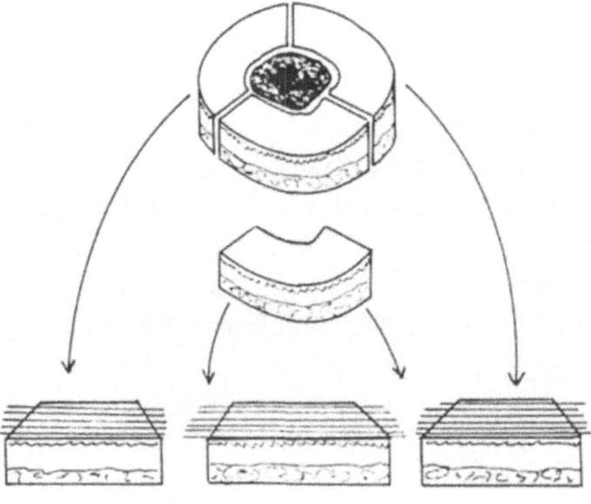

Abb. 1. Herstellung der konzentrischen Serienschnitte von der 1 cm Randzone

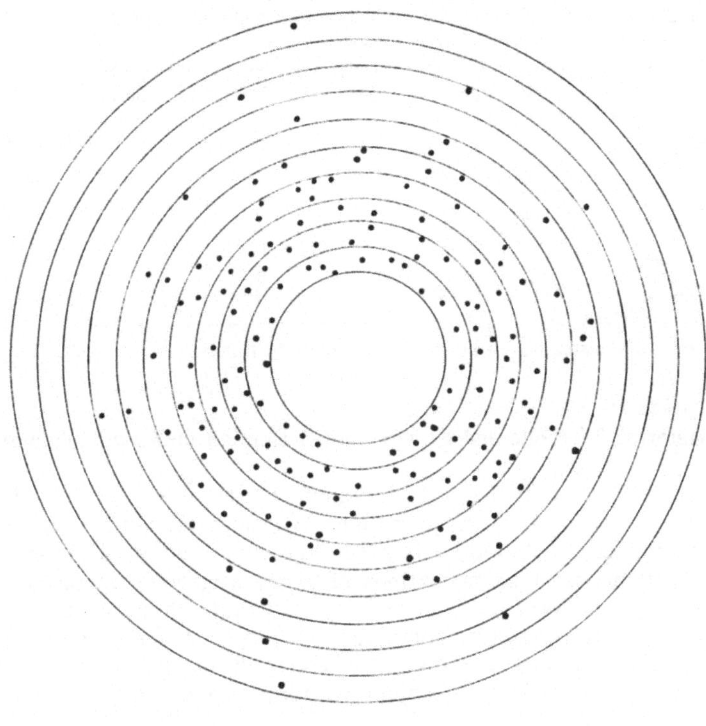

Abb. 2. Räumliche Verteilung der Zellnester bei 42 Melanomen

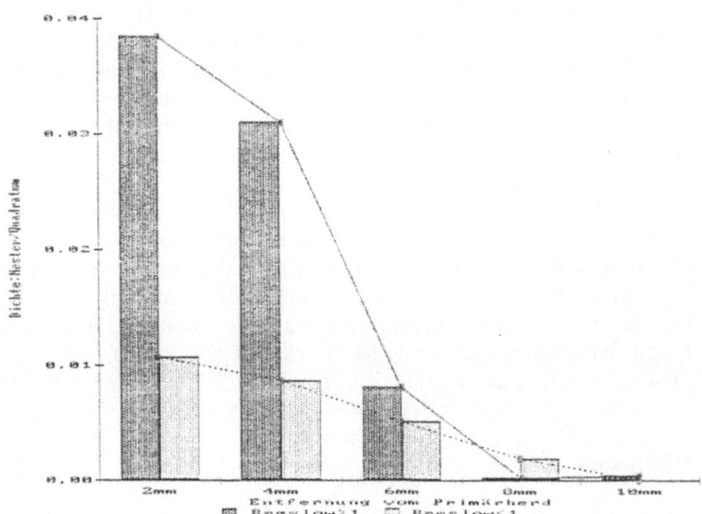

Abb. 3. Zellnestdichte je 2 mm Abstand vom Tumorrand

Bei der Untersuchung der Lentigo maligna Melanome fiel auf, daß die gefundenen Melanomnester in einer lockeren Kontinuität zum Tumor standen. Aufgrund dieser Befunde schien es zulässig, für diese Tumorgruppe eine spezielle Form der histologisch kontrollierten Chirurgie einzuführen. Der methodische Ansatz dazu wird nun im Folgenden geschildert.

Tabelle 1. Anzahl der gefundenen atypischen Zellnester im peritumoralen 1 cm Bereich pro Melanom

	n Zellnester	bei n Melanomen
Max.	22	1
	16	1
	14–10	3
	9– 6	7
	5– 3	6
	2	4
Min.	1	4

Keine Zellnester waren bei 16 Melanomen zu finden

Material, Methode und Ergebnisse bei Lentigo maligna Melanom

Bei 22 Lentigo maligna Melanomen wurde neben den üblichen Tumordaten die genaue Grenze der Lentigo maligna festgelegt und vermessen. Die Exzision des Lentigo maligna Melanoms erfolgte mit einem variablen Sicherheitsabstand zwischen 2 und 10 mm entlang der sichtbaren LM-Grenze, wobei der mittlere Sicherheitsabstand bei 3,31 mm lag. Das Tumorexzisat wurde nun an der gesamten Außenkante mittels eines Paraffinschnittverfahrens untersucht, so daß alle Lentigo maligna Anteile, die über diese Schnittkante hinausreichen, erfaßt werden konnten. Nachoperationen fanden dann in der Regel nach der Wundheilung an entsprechender Stelle nicht totaler Resektion statt. Auch die Sicherheitsabstände aller bis zur nachgewiesenen Tumorfreiheit notwendigen Nachoperationen wurden entsprechend dokumentiert. Der mittlere Sicherheitsabstand bis zur vollständigen Exzision betrug 10,03 mm. Aufgrund dieses Vorgehens konnte man Intervalle festlegen, zwischen denen die wahre Ausdehnung des subklinischen Lentigo maligna-Anteils liegen mußte. Mit Hilfe eines parametrischen-mathematischen Verfahrens (maximum likelihood-Methode) konnte nun eine negative Exponentialfunktion der Ausdehnung des subklinischen Lentigo maligna-Anteils errechnet werden*.

Die Abb. 4 zeigt diese Funktion. Die linke Ordinate bedeutet den sichtbaren LM-Rand und gibt die Wahrscheinlichkeit tumorpositiver Schnittränder an bei entsprechenden Distanzen vom klinischen Rand, die auf der Abzisse in mm angegeben sind. Man kann deutlich die Abnahme der Wahrscheinlichkeit, im Randbereich noch Anteile der Lentigo maligna zu finden ablesen, wenn die Distanz vom klinisch sichtbaren Rand der Läsion zunimmt. Man erkennt auch, daß relativ großzügige Sicherheitsabstände nicht immer alle subklinischen Anteile miteinschließen.

Diskussion

Ob die hier gefundenen atypischen Melanomzellnester (‚Mikrosatelliten‘) zu Lokalrezidiven führen können, ist bisher noch nicht geklärt, jedoch denkbar. Die Ergebnisse zeigen, klar, daß man mit einer Sicherheitszone von 1 cm die Mehrzahl, jedoch nicht alle dieser gefundenen Zellnester entfernen kann. Um die Sicherheit zu erhöhen, ist also durchaus eine Sicherheitszone von ca. 2 cm auch bei dünnen Melanomen ratsam.

* Prof. Dr. K. Dietz, Institut für Biometrie der Universität Tübingen

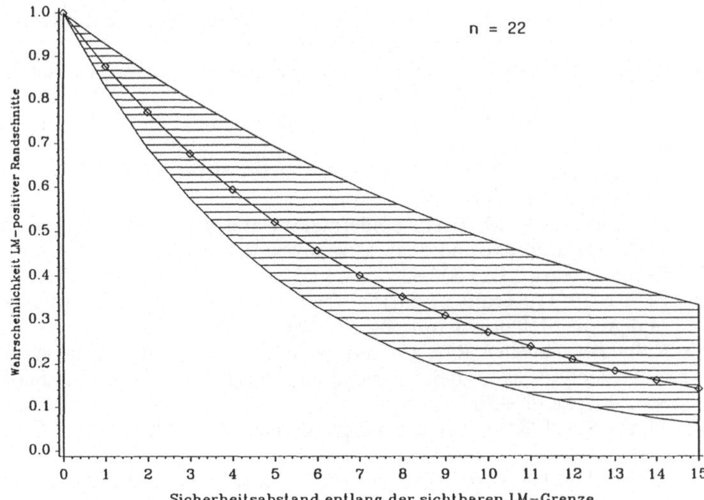

Abb. 4. Ausdehnung des subklinischen Anteiles Lentigo maligna Melanom (n = 22)

Ob bei den dicken Melanomen ein noch größerer Sicherheitsabstand notwendig ist, läßt sich aus dieser Untersuchung nicht herleiten. Noch muß offen bleiben, ob mögliche dermale ‚Mikrosatelliten' (die mit unserer Methodik nicht sicher meßbar sind) für die Kalkulation des Sicherheitsabstandes von Bedeutung sind.

Eine Sondersituation besteht für das Lentigo maligna Melanom aufgrund der Tatsache, daß die Lentigo maligna-Anteile sich im Randbereich netzartig, d. h. quasi kontinuierlich asymmetrisch ausbreiten und somit der Auffindung durch die histologisch kontrollierte Chirurgie zugänglich sind. Das bedeutet, daß die Lentigo maligna Melanome, die sich vorwiegend im Gesicht befinden, primär mit einem reduzierten Sicherheitsabstand entfernt werden können und nur dann eine Nachoperation erfolgen muß, wenn in den Randschnitten des Tumorexzisates noch Lentigo maligna-Anteile gefunden wurden. Diese subklinischen Ausläufer finden sich praktisch nie in der gesamten Zirkumferenz, sondern asymmetrisch in kleineren Anteilen der Zirkumferenz. Anhand der gezeigten Kurve wird klar, daß schon mit einem Abstand von 6 mm 50% aller dieser Tumoren ohne weitere Nachoperation im Gesunden entfernt werden können. Bei den anderen 50% werden Nachoperationen bis zum Nachweis der Tumorfreiheit durchgeführt. Dies konnte bei fast allen Patienten nach Abschluß der Wundheilung ohne besondere Schwierigkeiten mit einer Nachoperation erreicht werden. Bisher kam es nur zu einem Rezidiv der Lentigo maligna bei einem Patienten, der in 10jähriger Laufzeit das dritte Melanomrezidiv auf dem Boden einer Lentigo maligna im Bereich der re. Wange mit einer mehrere cm messenden subklinischen Ausbreitung entwickelt hatte.

Literatur

1. Ackermann AB, Scheiner AM (1983) How wide and deep is wide and deep enough. A critique of surgical practice in excisions of primary cutaneous malignant melanoma. Hum Pathol 14(9): 743–744
2. Aitken DR, Clausen K, Klein JP et al. (1983) The extent of primary melanoma excision. A re-evaluation – how wide is wide. Ann Surg 198(5): 634–641

3. Bagley FH, Cady B, Lee A et al. (1981) Changes in clinical presentation and management of malignant melanoma. Cancer 47(9):2126–2134
4. Bhawan J, Grande DJ (1985) Ideal margin of excision around malignant melanoma. J Dermatol Surg Onkol 11(4):431
5. Cascinelli N, Van der Esch EP, Breslow A et al. (1980) Stage I melanoma of the skin: The problem of resection margins. Eur J Cancer 16(8):1079–1085
6. Cochran AJ (1971) Studies of melanocytes of the epidermis adjacent to tumors. J Invest Dermatol 57:38–43
7. Drzewiecki KT (1979) The epidermal melanocyste system in patients with malignant melanoma. Quantitative and qualitative investigation of dopa positive melanocytes. Scad J Plast Reconstr Surg 13(2):333–339
8. Eldh J (1981) Results of narrow excision of thin malignant melanoma. WHO Seminar on Malignant Melanoma June 24, Gothenburg
9. Kelly JW, Sagebiel RW, Caldern W et al. (1984) The frequency of local recurrence and microsatellites as a guide to reexcision margins for cutaneous malignant melanoma. Ann Surg 200(6):759–763
10. Macht SD (1982) Current concepts in melanoma. Otolaryngol Clin North Am 15(1):241–250
11. Mohs FE (1988) Fixed-tissue micrographic surgery for melanoma of the ear. Arch Otolaryngol Head Neck Surg 114(6):625–631
12. Moy RL, Zitelli JA (1988) Success using Mohs' micrographic surgery for the treatment of melanoma. 2. Int conf. on head and neck Cancer Boston, July 31–Aug 5
13. Paul E, Gernand E (1975) Increase of melanocytes around malignant melanoma. Arch Dermatol Forsch 252:275–283
14. Petzoldt CK, Schurhammer C, Wiebelt H et al. (1985) Influence of variations in the resection margin on patients with stage I melanoma. 1. Int conf of Skin Melanoma, May 6–9, Venice
15. Roggers GS (1989) Narrow versus wide margins in malignant melanoma. J Dermatol Surg Oncol 15(1):33–34
16. Roses DF, Harris MN, Rigel D et al. (1983) Local and in-transit metastases following definitive excision for primary cutaneous malignant melanoma. Ann Surg 198(1):65–69
16a. Rosin RD, Longhurst H, Boylston A (1985) Saucer plate 5 cm clearance is unnecessary for the majority of stage I malignant melanomas. 1. Int Conf on skin Melanoma, May 6–9
17. Schmoeckel C, Bockelbrink A, Bockelbrink H et al. (1983) Low- and high risk melanoma. Prognostic significance of the resection margin. Eur J Cancer Clin Oncol 19(2):245–249
18. Seyfer AE, Seab JA (1981) Surgical considerations in melanoma, excision and prognostic factors. Milit Med 146(1):787
18a. Siegle RJ, McMillan J, Pollack SV (1986) Infiltrative basal cell carcinoma: A non cerosing subtype. J Dermatol Surg Oncol 12(8):830–836
19. Sondergaard K, Schou G (1985) Therapeutic and clinicopathological factors in the survival of 1469 patients with primary cutaneous malignant melanoma in clinical stage I. Virchow Arch 408(2–3):249–258
20. Tonak J, Schuck R, Gohl J (1985) How wide and how deep should a malignant melanoma of the skin be excised? 1. Int Conf on Skin Melanoma May 6–9, Venice
21. Urist MM, Balch CM, Milton GW (1985) Surgical management of the primary melanoma. Cutaneous Melanoma. Lippincott, Philadelphia, pp 71–90
22. Veronesi U, Cascinelli J, Adams CH et al. (1988) Thin stage I primary cutaneous malignant melanoma: Comparison of excision with margins of 1 or 3 cm. N Engl J Med 318:1159–1162
23. Welvaart K, Hermans J, Zwaveling A et al. (1986) Prognosis and surgical treatment of patients with stage I melanomas of the skin. A retrospective analysis of 211 patients. J Surg Oncol 31(2):79–86
24. Wong CK (1970) A study of melanocytes in the normal skin surrounding malignant melanoma. Dermatologica 141:215–225

Die stadiengerechte Therapie der Körperstamm-Melanome unter Berücksichtigung der elektiven Lymphknotendissektion

T. Zimmermann, K. Henneking, P. Quoika, O. Hoffmann

Zusammenfassung

An der Chirurgischen Universitätsklinik in Gießen wurden zwischen 1979 und 1988 200 Patienten (135 Männer, 65 Frauen; Durchschnittsalter 48,5 Jahre) mit einem Körperstamm-Melanom der Stadien I (T2) und III operiert.

164 Patienten, die am hiesigen Zentrum für Dermatologie und Andrologie (Leiter: Prof. Dr. Schill) im Rahmen der Tumornachsorge regelmäßig nachuntersucht wurden, dienten als Grundlage unserer retrospektiven Studie, deren Ziel es war, anhand der Krankheitsverläufe unser Behandlungskonzept zu überprüfen, insbesondere im Hinblick auf die 120 Patienten, bei denen eine elektive Dissektion der regionären Lymphknotenstation durchgeführt worden war.

Die 5-Jahresüberlebenswahrscheinlichkeit, berechnet nach Kaplan-Meyer, betrug für Patienten im Stadium I nach der TNM-Klassifizierung 92%, im Stadium II 85%. Für Patienten mit einem Tumorstadium III sank die Überlebenswahrscheinlichkeit auf 47,9%.

Bei keinem unserer Patienten mit einem malignen Melanom einer Tumordicke T2 nach TNM, bei denen eine elektive Lymphknotendissektion durchgeführt worden war, fand sich ein Lymphknoten metastatisch befallen. Bei T3-Tumoren zeigte sich bei ca. 10% der Patienten ein klinisch nicht erfaßbarer Lymphknotenbefall. Bei diesen Patienten konnte nur durch die elektive Dissektion ein kurativer Eingriff erzielt werden. Bei T4-Tumoren erscheint der Wert der Dissektion infolge der zu diesem Zeitpunkt bereits häufig bestehenden hämatogenen Aussaat fraglich.

Wir schließen daraus, daß bei entsprechend frühzeitiger Diagnose und einer konsequenten stadiengerechten Therapie Patienten mit einem malignen Melanom eine gute Chance auf Heilung haben. Zumindest bei Melanomen einer maximalen Tumordicke von 1,5 bis 4 mm (T3) sollte die elektive Dissektion unverzichtbarer Bestandteil der chirurgischen Therapie sein. Eine endgültige Aussage über den Wert der elektiven Lymphknotendissektion wird erst eine prospektive randomisierte Studie geben können.

Einleitung

Auch heute noch haftet dem malignen Melanom der Ruf an, im Vergleich zu anderen Malignomen ein besonders bösartiger Tumor mit einer überaus schlechten Prognose zu sein. Daß diese Einschätzung, die aus Zeiten stammt, in denen man mangels geeigneter Behandlungskonzepte das Prinzip des „noli me tangere" favorisierte und damit zwangsläufig einen fatalen Verlauf der Erkrankung beobachten mußte, heute nicht mehr haltbar ist, wird durch eine Vielzahl von Untersuchungen belegt: Bei

Zentrum für Chirurgie der Justus-Liebig-Universität Gießen, Klinikstraße 29, 6300 Gießen entsprechend frühzeitiger Diagnose und einer konsequenten stadiengerechten Therapie haben Patienten mit einem malignen Melanom eine gute Chance auf Heilung [1, 2].

Inwieweit die Anwendung der elektiven Lymphdissektion einen positiven Effekt auf die Prognose des malignen Melanoms hat, ist noch nicht eindeutig belegt. Eine entsprechende randomisierte prospektive Studie wurde von der WHO-Melanoma Group [3] und der Intergroup Melanoma Committee [4] begonnen, die Ergebnisse stehen noch aus.

Ziel unserer Untersuchungen war es, unser standardisiertes Therapiekonzept anhand der Krankheitsverläufe der von uns in einem Zeitraum von zehn Jahren Operierten zu überprüfen. Desweiteren interessierte die Frage, bei wievielen Patienten nur durch die elektive Dissektion der regionären Lymphknotenstation ein kurativer Eingriff erreicht werden konnte.

Patienten und Methode

An unserer Klinik wurden zwischen 1979 und 1988 200 Patienten an einem Körperstamm-Melanom der Stadien I (T2) bis III operiert. Nicht berücksichtigt wurden Patienten mit einem malignen Melanom, dessen Dicke 0,75 mm nicht überstieg. Bei diesen T1-Melanomen nach UICC ist – wie zahlreiche Untersuchungen belegen – eine Exzision mit einem Sicherheitsabstand von 1 cm als kurativer Eingriff zu werten [5], so daß diese Tumoren an der hiesigen Hautklinik entsprechend behandelt werden. Ebenso wurden Patienten im Stadium IV, also bei Organmetastasierung, bei denen eine Exzision lediglich zur Histologiesicherung bzw. eine Lymphknotendissektion bei drohender Exulzerierung großer metastatisch befallener Lymphknotenpakete vorgenommen worden war, ausgeschlossen.

Nahezu ⅔ aller Operierten (n = 135) waren Männer. Das Durchschnittsalter betrug 48,5 Jahre, Männer waren mit 49,8 Jahren geringgradig älter als Frauen mit durchschnittlich 45,4 Jahren. Der jüngste Patient war 16, die älteste Patientin 87 Jahre alt. ¾ unserer Patienten (n = 151) hatten ein superfiziell spreitendes malignes Melanom, 18% (n = 37) ein noduläres Melanom. In 7% (n = 14) der Fälle sahen wir seltene Melanome (amelanotisches Melanom, maligner blauer Naevus) oder eine eindeutige histologische Zuordnung war nicht möglich.

Die maximale Tumordicke des Melanoms (MTD) bestimmte das chirurgische Vorgehen. Unterteilt wurde entsprechend der T-Einteilung der TNM-Klassifizierung nach UICC: T2-Tumoren wurden mit einem allseitigen Sicherheitsabstand von 3 cm bis auf die Muskelfaszie (unter deren Erhalt) exzidiert. Auch die T3 und T4-Tumoren exzidieren wir mit einem Sicherheitsabstand von 3 cm, zusätzlich wurde bei diesen Melanomen eine Dicke von über 1,5 mm eine Dissektion der regionären Lymphknotenstationen, in der Regel als en-bloc-Dissektion, durchgeführt.

Neben des üblichen präoperativen Stagings wurde am hiesigen Zentrum für Dermatologie und Andrologie (Leiter: Prof. Dr. Schill) bei Tumoren mit einer MTD von über 1,5 mm eine Lymphszintigraphie durchgeführt, um die Abflußrichtung der den Tumor umgebenden Lymphbahnen eindeutig festzulegen. Bei bidirektionalem Abfluß wurden beide betroffenen Lymphknotenstationen unter Mitnahme des Tumors im Sinne einer en-bloc-Dissektion entfernt. So wurde bei 27 Patienten eine Arielsche Operation, bei 7 eine gleichzeitige Dissektion von Axilla und Leiste durchgeführt (Tabelle 1).

An unserer Hautklinik wurden unsere Patienten im Rahmen der Tumornachsorge betreut. Insgesamt konnten 164 Patienten regelmäßig, in einhalbjährigen Abständen, nachuntersucht werden.

Tabelle 1. Operationen

Exzision mit Sicherheitsabstand	n= 36
Exzision mit Sicherheitsabstand + Axillendissektion	n= 81
Exzision mit Sicherheitsabstand + Leistendissektion	n= 13
Exzision mit Sicherheitsabstand + Axillendissektion beidseits (Arielsche Operation)	n= 27
Exzision mit Sicherheitsabstand + Axillen- und Leistendissektion[a]	n= 7
	n=164

[a] In 4 Fällen mit zusätzlicher Dissektion der parailiakalen Lymphknotenstation

Geschlechtsverteilung, Alter, Tumorart sowie Stadium dieser Patienten entsprachen dem Gesamtkollektiv. Die mittlere Nachbeobachtungszeit betrug 50,9 Monate (12 bis 120 Monate).

Ergebnisse

Berechnet wurde die Überlebenswahrscheinlichkeit nach Kaplan-Meier. Es wurde keine alterskorrigierte Statistik angewandt, auch Patienten, die nachweislich unabhängig von ihrem Tumorleiden verstarben, wurden aufgenommen.

Die Wahrscheinlichkeit, nach 5 Jahren zu leben, betrug für das Gesamtkollektiv (n=164) 75,6%. Im Stadium I nach TNM (n=46) lag die 5-Jahresüberlebenswahrscheinlichkeit bei 92%. Sie sank für Patienten im Tumorstadium II (n=66) auf 85% und für Patienten im Stadium III (n=42) auf 47,9% (Abb. 1).

Eine Lymphdissektion wurde bei insgesamt 128 Patienten durchgeführt. Bei allen 20 der insgesamt 46 Patienten mit einem T2-Tumor, bei denen eine Dissektion durchgeführt wurde, war diese elektiv. Von 77 Patienten mit einem T3-Tumor wurde bei 70 eine Dissektion durchgeführt (bei den nicht-dissezierten lag das Melanom in unmittelbarer Nähe des Bauchnabels, oder es wurde wegen des schlechten Allgemeinbefindens bei hohem Alter bewußt auf eine Dissektion verzichtet). Bei 67 dieser 70 Patienten war die Dissektion elektiv, bei drei Patienten bestand präoperativ der Verdacht auf meta-

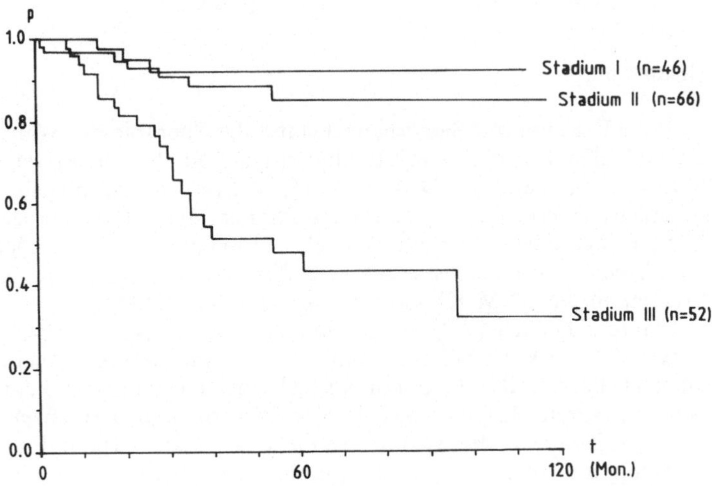

Abb. 1

Tabelle 2. Elektive Lymphknotendissektion

T2 (n=20)	
Keine tumorbefallenen Dissekate nachweisbar	
T2N0M0:	1/20 verstorben
T3 (n=67)	
10/67 tumorbefallene Dissekate	
T3N0M0:	7/57 verstorben
T3N1M0:	3/10 verstorben
T4 (n=33)	
13/33 tumorbefallene Dissekate	
T4N0M0:	10/20 verstorben
T4N1M0:	6/13 verstorben

statischen Befall einer Lymphknotenstation. Bei den insgesamt 41 Patienten mit einem Tumor T4 wurden 38 einer Dissektion unterzogen, 33 davon elektiv.

Bei den 20 der insgesamt 46 Patienten mit einem T2-Tumor nach TNM, bei denen eine elektive Dissektion der regionären Lymphknotenstation durchgeführt worden war, fand sich in keinem Fall ein metastatischer Befall eines Lymphknotens. Während des Nachbeobachtungszeitraums war einer dieser Patienten verstorben – an einer diffusen Organmetastasierung. Von den Patienten, bei denen auf eine Dissektion verzichtet worden war, war ebenfalls einer seinem Tumorleiden erlegen, ein weiterer tumorunabhängig an den Folgen eines Herzinfarktes verstorben. Bei keinem der Überlebenden fand sich ein Hinweis auf eine Progredienz des Tumors.

Von den 67 Patienten mit einem T3-Tumor fanden sich bei 10 Patienten metastatisch befallene Lymphknoten, 57 Dissektate waren tumorfrei. Zum Zeitpunkt der Nachuntersuchung lebten von den 10 Patienten noch sieben, drei waren verstorben. Von den 57 Patienten, Stadium T3N0M0 waren noch 50 am Leben, sieben verstorben.

Von den 33 Patienten mit einem malignen Melanom Stadium T4 fand sich bei 20 das Dissektat tumorfrei (T4N0). Lymphknotenmetastasen waren bei 13 Patienten nachweisbar. Von den 20 Patienten waren zum Zeitpunkt der Nachuntersuchung 10 am Leben, 10 waren in der Zwischenzeit verstorben. Sieben der 13 Patienten mit Lymphknotenmetastasen (T4N1) lebten (Abb. 2).

Diskussion

Daß die Exzision mit Sicherheitsabstand die Therapie der Wahl bei der Behandlung des malignen Melanoms ist, ist unbestritten. Lediglich die Frage, wie weit diese zu sein hat, ist Gegenstand der Diskussion [5, 6]. Erschwerend für eine eindeutige Stellungnahme ist, daß in den verschiedenen Studien, die sich mit dieser Frage beschäftigen, keine einheitliche Unterteilung nach der maximalen Tumordicke für die Wahl des jeweiligen Sicherheitsabstandes getroffen wurde. Zu fordern ist, daß sich künftige Studien an die TNM-Klassifizierung der UICC halten.

Während bei den T1-Tumoren eine Exzision mit einem Sicherheitsabstand von 1 bis maximal 2 cm sicherlich ausreichend ist, sollte unseres Erachtens bei Melanomen einer Dicke von über 0,75 mm ein Sicherheitsabstand von 3 cm nicht unterschritten werden. Durch Mobilisierung des der Exzisionsstelle angrenzenden Haut-Subkutangewebes läßt sich die Wunde weitgehend verkleinern und durch eine sorgfältige Deckung mit Spalthaut ein akzeptables kosmetisches Ergebnis erreichen.

Der Wert der elektiven Dissektion der regionalen Lymphknotenstationen bleibt umstritten. Mehrere Autoren raten, auf eine solche „prophylaktische" Dissektion zu verzichten, die Patienten engmaschig zu kontrollieren und die Dissektion erst bei klinischem Verdacht auf metastatischen Befall vorzunehmen [7].

Eine prospektive, randomisierte Studie, die die alleinige Exzision mit der Exzision plus Dissektion vergleicht, wurde von der WHO-Melanoma Group sowie der Intergroup Melanoma Committee begonnen, endgültige Ergebnisse stehen jedoch noch aus. (Leider halten sich auch diese Studien nicht an die TNM-Einteilung!).

Doch gibt es mehrere, teils an Kollektiven von mehreren tausend Patienten durchgeführte Studien, die eindeutig für einen Vorteil der elektiven Lymphknotendissektion sprechen [8, 9]. Unter dem Gesichtspunkt, für unsere Patienten ein Maximum an Sicherheit zu gewährleisten, führten wir die elektive Dissektion in den ersten Jahren zum Teil auch bei Patienten im Stadium T2 durch. Bei keinem dieser 20 Patienten fand sich ein metastatischer Befall eines exzidierten Lymphknotenpakets. Nur einer dieser 20 Patienten war in der Nachbeobachtungszeit verstorben – an einer diffusen Organmetastasierung. In Übereinstimmung mit anderen Autoren halten wir eine elektive Dissektion bei Tumoren einer MTD unter 1,5 mm aufgrund dieser Ergebnisse für nicht erforderlich – wir haben sie nunmehr verlassen. Um so mehr erscheint uns eine engmaschige Nachsorge bei diesen Tumoren angezeigt.

Anders stellt sich die Situation bei Tumoren dar, deren maximale Dicke 1,5 mm überschreitet. So fanden wir bei immerhin 10 Patienten mit T3-Tumoren metastatisch befallene Lymphknoten, die zum Zeitpunkt der Operation klinisch nicht diagnostiziert werden konnten. Sieben dieser Patienten leben seit nunmehr durchschnittlich 45 Monaten (13 bis 98 Monate) ohne Hinweis auf eine Tumorprogredienz. Zumindest für diese Patienten – ca. 10% des Gesamtkollektivs – konnte nur durch die Dissektion ein kurativer Eingriff erzielt werden. Es läßt sich nur spekulieren, ob – auch bei sorgfältiger Nachkontrolle – die Dissektion zum Zeitpunkt der klinischen Manifestation der Lymphknotenmetastasen nicht bereits zu spät gewesen wäre.

Der Wert der elektiven Dissektion regionärer Lymphknotenstationen bei Tumoren, deren maximale Tumordicke mehr als 4 mm beträgt, wird auch von Autoren, die die Dissektion bei T3-Tumoren befürworten, in Frage gestellt. Als Grund wird angegeben, daß aufgrund der bereits fortgeschrittenen Eindringtiefe bei einem Einbruch des Tumors in das Lymphsystem auch mit einem Einbruch in die Blutbahn gerechnet werden muß. Häufig sind Patienten zu beobachten, die trotz tumorfreier Lymphknoten an den Folgen der hämatogenen Aussaat versterben. Auch von unseren 20 Patienten, bei denen das Lymphknotendissektat tumorfrei war, sind 10 nach durchschnittlich 25 Monaten (3 bis 38 Monate) an einer diffusen Organmetastasierung verstorben. Anderseits leben von den 13 unserer Patienten mit metastatischem Lymphknotenbefall noch 7, die mittlere Nachbeobachtungszeit betrug für diese Patienten 39,6 Monate (12 bis 58 Monate). Wir halten daher an der Dissektion auch in diesem Stadium fest, um keinem Patienten von vorneherein einen möglichen kurativen Eingriff zu verwehren.

Zusammenfassend schließen wir, daß bei frühzeitiger Diagnose und entsprechend konsequenter stadiengerechter Therapie das maligne Melanom ein Tumor mit guter Prognose ist. Wesentliches Ziel unserer Bemühungen muß es daher sein, durch Aufklärung der Bevölkerung das maligne Melanom bereits in einem frühen Stadium einer Diagnostik und Therapie zuzuführen. Bei T2-Tumoren kann bei entsprechend weiter Exzision mit Sicherheitsabstand auf eine elektive Dissektion verzichtet werden. Im Stadium T3 ist eine Dissektion unseres Erachtens unverzichtbarer Bestandteil, durch sie kann bei ca. 10% der Patienten Tumorfreiheit oder eine definitive Kuration erzielt werden. Im Stadium T4 erscheint der Wert der Dissektion infolge der zu diesem

Zeitpunkt bereits häufig bestehenden hämatogenen Aussaat fraglich. Eine endgültige Aussage über den Nutzen der elektiven Dissektion der regionalen Lymphknotenstationen werden erst prospektive randomisierte Studien geben können.

Literatur

1. Hundeiker M, Drepper H (1987) Therapie der malignen Melanome. Dtsch Med Wochenschr 112:553–555
2. Bröcker EB, Macher E (1989) Stand in der Therapie des malignen Melanoms. Münch Med Wochenschr 131:543–546
3. WHO Collaborating Centres for Evaluation of Diagnosis and Treatment of Melanoma: Clinical Trail No. 14: Evaluation of the efficacity of elective node dissection in high risk (2 mm) melanoma of the trunk with clinically uninvolved regional nodes (clinical stage I). Protocol activated in November 1982
4. Cascinelli N, Vaglini M, Nana M, Santinami M, Marolda R: Surgical treatment of melanoma of the trunk. In: Balch CM, Hunter P (Hrsg) Surgical Approaches to cutaneous Melanoma. Karger, Basel München Paris
5. Kelly JW, Sagebiel RW, Calderon W, Murilo L, Dakin RL, Blois MS (1984) The frequency of local recurrence and microsatellites as a guide to reexcision margins for cutaneous malignant melanoma. Ann Surg 200:759–763
6. Ursit MM, Balch CM, Soong SJ, Shaw HM, Milton GW, Maddox WA (1985) The influence of surgical margins and prognostic factors predicting the risk of local recurrence in 3445 patients with primary cutaneous melanoma. Cancer 55:1398–1402
7. Veronesi U, Adamus J, Bandiera DC (1977) Inefficacy of immediate node dissection in Stage I melanoma of the limbs. N Eng J Med 297:627–630
8. McCarthy WH, Shaw HM, Milton GW (1985) Efficacy of elective lymph node dissection in 2347 patients with clinical Stage I malignant melanoma. Surg Gynecol Obst 161:575–580
9. Reintgen DS, Cox EB, McCarthy KS, Vollmer RT, Seigler HF (1983) Efficacy of lymph node dissection in patients with intermediate thickness primary melanoma. Ann Surg 198:379–385

Elektive Lymphknotendissektion bei malignem Melanom

M. Binder, H. Pehamberger, A. Steiner, K. Wolff

1. Zusammenfassung

Im Gegensatz zur therapeutischen Dissektion von Lymphknotenmetastasen ist der Wert der elektiven Lymphknotendissektion (ELND) weiterhin ein Punkt der Diskussion. Die gegenständliche retrospektive Studie untersucht die Unterschiede der Prognose bei Patienten, welche mit oder ohne ELND behandelt wurden.

Es wurden ausschließlich Patienten in die Studie aufgenommen, die Melanome im klinischen Stadium I und eine minimale Beobachtungszeit von 5 Jahren aufwiesen oder früher an den Folgen des Tumors verstarben. 168 Patienten erfüllten diese Kriterien. Bei 66 Patienten wurde eine weite lokale Exzision (WLE) in Kombination mit ELND durchgeführt. 102 Patienten wurden ausschließlich mit WLE behandelt. Die Patienten wurden in kurzfristigen Abständen auf das Vorliegen von Metastasen untersucht.

Zwischen beiden Behandlungsgruppen konnten keine statistisch signifikanten Unterschiede im Überleben der Patienten beobachtet werden. Die 5-Jahres-Überlebensrate der Gruppe mit ausschließlicher WLE des Tumors betrug 85,7%, in der Patientengruppe mit WLE + ELND 89,1%. Die 10-Jahres-Überlebensrate der Gruppe mit WLE betrug 77,9%, die der WLE + ELND Gruppe 73,1%. Weder am Gesamtkollektiv noch in Subgruppen, die nach der Tumordicke nach Breslow aufgeteilt waren, konnte ein statistisch signifikanter Unterschied zwischen beiden Behandlungsgruppen gefunden werden.

Aus den Ergebnissen unserer Daten schließen wir, daß die ELND das Überleben von Patienten mit Melanomen im klinischen Stadium I nicht beeinflußt. Auf die derzeit verfügbaren Daten gestützt, können wir die ELND als Routinemaßnahme bei Patienten mit Melanomen im klinischen Stadium I nicht empfehlen.

2. Einleitung

Bei Patienten mit primärem malignen Melanom der Haut im klinischen Stadium I ist die elektive Lymphknotendissektion (ELND) nach wie vor Gegenstand der Diskussion [3]. In zahlreichen prospektiv randomisierten Studien konnte durch die ELND weder eine Verbesserung des erkrankungsfreien Intervalls noch der Überlebenszeit nachgewiesen werden [11–13]. Im Gegensatz dazu stehen Untersuchungen in denen, besonders bei Patienten mit Melanomen der Tumordicke zwischen 1,5–4,0 mm, eine Verbesserung der Prognose durch die ELND erreicht werden konnte [1, 2, 4, 10]. Die vorliegende retrospektive Studie untersucht die prognostischen Unterschiede von Patienten mit primärem malignen Melanom im klinischen Stadium I, die mit oder ohne ELND behandelt wurden.

I. Universitäts-Hautklinik Wien

3. Patienten und Methoden

Im Tumorregister der Pigmentambulanz der I. Universitäts-Hautklinik Wien werden derzeit über 1200 Melanompatienten in Evidenz gehalten. 168 Patienten mit primärem malignen Melanom der Haut erfüllten die Kriterien und wurden in die Studie aufgenommen. Bei allen Patienten wurde in den Jahren 1970 bis 1983 ein malignes Melanom im klinischen Stadium I diagnostiziert; der minimale Beobachtungszeitraum betrug 5 Jahre, ausgenommen sind Patienten die früher an den Folgen des Tumors verstarben. Bei allen Patienten erfolgte eine weite lokale Exzision (WLE) des Primärtumors mit einem minimalen Sicherheitsabstand von 3 cm. Die ELND wurde entweder einzeitig oder innerhalb von zwei Wochen nach Exzision des Primärtumors durchgeführt. Keiner der Patienten erhielt adjuvante Chemo- und/oder Immunotherapie.

Bei 66 Patienten wurde eine WLE mit anschließender ELND durchgeführt, 102 Patienten wurden ausschließlich durch WLE behandelt. Die Diagnose wurde in allen Fällen histopathologisch bestätigt. Bei allen Patienten waren folgende pathologische und klinische Parameter verfügbar: Lebensalter, Geschlecht, Lokalisation des Primärtumors, histologischer Typ des Primärtumors, Tumordicke nach Breslow [5], anatomische Tumordicke nach Clark [6], Art der Exzision des Tumors und Sicherheitsabstand, klinischer Befund und Ultraschallbefund zum Zeitpunkt der Diagnose, histopathologische Beurteilung der entfernten Lymphknoten. Die Patienten wurden über einen Zeitraum von 5 Jahren in dreimonatigen Abständen, in den folgenden 5 Jahren in sechsmonatigen Abständen auf das Vorliegen von Metastasen untersucht. Zusätzlich wurde halbjährlich bzw. jährlich ein Thoraxröntgen, ein Knochenszintigramm sowie eine Ultraschalluntersuchung des Abdomens durchgeführt.

Die statistischen Analysen wurden auf einem Großrechner unter der Verwendung der Statistikpakete SAS und BMDP durchgeführt. Die Überlebenskurven wurden unter der Verwendung der Methode nach Kaplan und Meier [8] erstellt. Zur Berechnung der statistischen Unterschiede zwischen den Gruppen diente der Wilcoxon Test [9]. Zur weiteren Evaluierung prognostischer Parameter wurden die klinischen und pathologischen Daten der Patienten in einem multivariaten Regressionsmodell nach Cox untersucht [7].

P-Werte kleiner als 0,05 wurden als statistisch signifikant erachtet.

4. Ergebnisse

Obwohl die Zuordnung zu den Therapiegruppen nicht randomisiert erfolgte, konnte mittels univariater statischer Methoden kein signifikanter Unterschied zwischen beiden Gruppen nachgewiesen werden (Tabelle 1).

Die Überlebensraten der Behandlungsgruppen unterschieden sich nicht signifikant. Die 5-Jahres-Überlebensrate der Patienten mit WLE betrug 85,7%, die der WLE + ELND Gruppe betrug 89,1% (Tabelle 2). Auch nach einem Beobachtungszeitraum von 8 Jahren verlaufen die Kurven annähernd deckungsgleich (Abb. 1). Die 10-Jahres-Überlebensrate der Patienten mit WLE betrug 77,9% und die der Gruppe mit WLE + ELND 73,1%. Dieser numerisch auffällige Unterschied erwies sich als statistisch nicht signifikant. In den nach Tumordicke unterteilten Subgruppen (bis 1.50 mm, 1,51 – 2,50 mm, > 2,50 mm) konnten in den 5-, sowie 10-Jahres-Überlebensraten (Abb. 2 – 4) keine statistisch signifikanten Unterschiede gezeigt werden. Zusätzlich wurden die prognostischen Parameter in einer Regressionsanalyse nach Cox untersucht. Die statistische Analyse zeigte, daß die Tumordicke nach Bres-

Tabelle 1. Klinische und pathologische Charakteristika – Gruppenvergleiche

Parameter	WLE+ELND	WLE	Total	p-Wert
Anzahl d. Pat.	66	102	168	
Geschlecht				
Männlich	19 (28,8%)	40 (39,2%)	59 (35,1%)	
Weiblich	47 (71,2%)	62 (60,8%)	109 (64,9%)	0,17*
Mittl. Alter				
Jahre	50,7	53,5	52,5	0,84*
Min/Max	20/77	22/82		
Lokalisation				
Kopf/Nacken	6 (9,1%)	7 (6,9%)	13 (7,7%)	
Untere Extr.	30 (45,4%)	37 (36,3%)	67 (39,9%)	
Obere Extr.	12 (18,2%)	15 (14,7%)	27 (16,1%)	
Stamm	18 (27,3%)	43 (42,2%)	61 (36,3%)	0,28*
Histol. Typ				
ALM	2 (3,0%)	5 (4,9%)	7 (4,2%)	
NMM	34 (51,5%)	41 (40,2%)	75 (44,6%)	
SSM	30 (45,5%)	53 (52,0%)	83 (49,4%)	
LMM	0 (0,0%)	3 (2,9%)	3 (1,8%)	
Level n. Clark				
III	9 (13,6%)	37 (36,3%)	46 (27,4%)	
IV	54 (81,8%)	60 (58,9%)	114 (67,9%)	
V	3 (4,5%)	5 (4,9%)	8 (4,8%)	0,09*
Tumordicke n. Breslow				
mm	2,22	1,82	1,98	0,52**
0,00–0,75	3	13	16	
0,76–1,50	22	36	58	
1,51–2,50	17	31	48	
>2,50	24	22	46	0,10*
Min/Max	0,4/4,5	0,3/4,8		
Mittlere Beobachtungsdauer				
Jahre	7,12	5,30	5,98	

Testverfahren:
* T-Test
** Chi-Square Test
ALM = Akral lentiginöse Melanom
NMM = Nodulär malignes Melanom
SSM = Superfiziell spreitendes Melanom
LMM = Lentigo maligna Melanom

Tabelle 2. 5- und 10-Jahres-Überlebensraten

Überleben	WLE+ELND	WLE	p-Wert
5 Jahre	89,1%	85,7%	0,72
10 Jahre	73,1%	77,9%	0,70

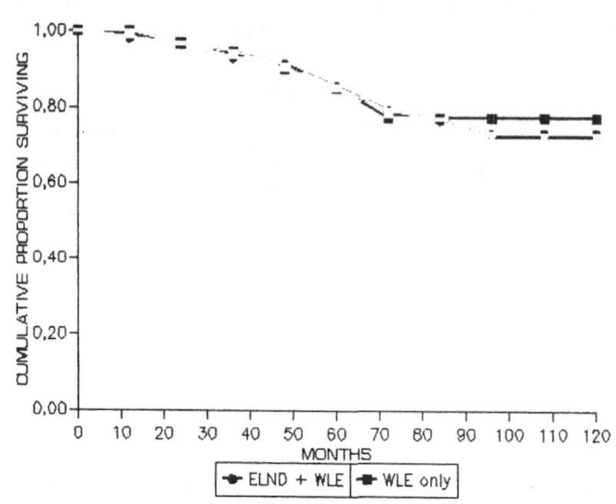

Abb. 1. Überlebenskurven von 168 Patienten im klinischen Stadium I. Unterteilung nach Therapiestrategie

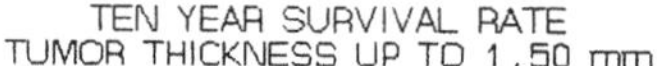

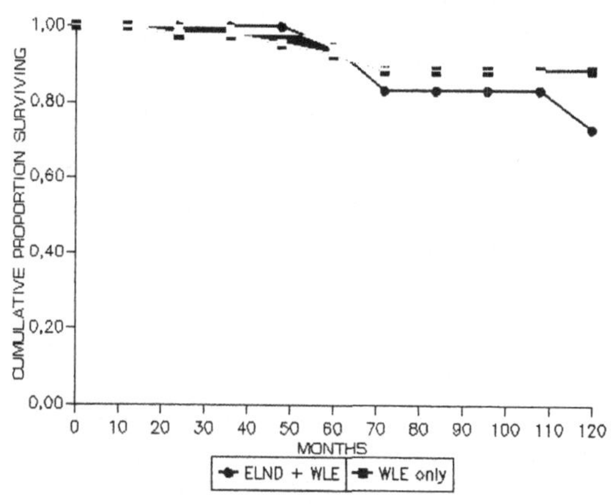

Abb. 2. Überlebenskurven unterteilt nach Therapiestrategie und Tumordicke. In allen Untergruppen sind keine statistisch signifikanten Unterschiede zu beobachten

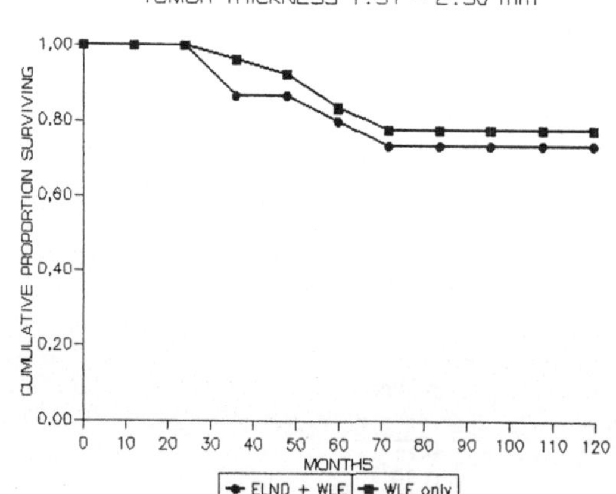

Abb. 3

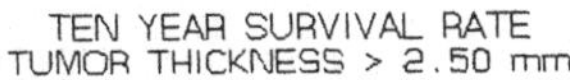

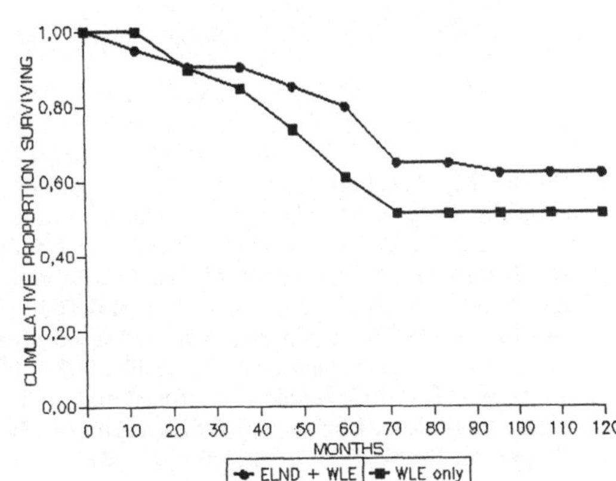

Abb. 4

Tabelle 3. Multivariates Regressionsverfahren nach Cox

Variable	p-Wert[a]
Tumordicke nach Breslow	0,0008
Level nach Clark (III, IV, vs V)	0,0018
Geschlecht	0,9141
Lokalisation (Stamm vs Axial)	0,5286
Histol. Typ (NMM vs andere)	0,3817
ELND (WLE+ELND vs ELND)	0,4652
Alter (<50 a vs >50 a)	0,0510

[a] p-Wert: Werte <0,05 wurden als signifikant erachtet

low [5], sowie der Level nach Clark [6] hoch signifikante Faktoren darstellen. Die ELND erwies sich als statistisch nicht signifikant (Tabelle 3).

Diskussion

Die hier vorliegende retrospektive Analyse konnte bei Patienten mit Melanom im klinischen Stadium I keine Verbesserung der Prognose durch die ELND nachweisen. Weder am Gesamtkollektiv noch in den nach Tumordicke aufgestaffelten Untergruppen wurden statistisch signifikante Unterschiede im Überleben der Patienten offenbar (Tabelle 1) (Abb. 1–4). Wurden die prognostischen Parameter in einem Regressionsmodell nach Cox berücksichtigt, so erwiesen sich die Tumordicke nach Breslow, sowie der Level nach Clark als statistisch hoch signifikant, nicht jedoch die Durchführung einer ELND.

Unsere Daten zeigen, daß die ausschließliche Durchführung einer WLE bei der Behandlung des malignen Melanoms im klinischen Stadium I ebenso erfolgreich wie die ELND ist. Diese Schlußfolgerung trifft auf alle von uns untersuchten Untergruppen der Patienten zu. Zusätzlich sollte berücksichtigt werden, daß durch die Minimierung der operativen Belastung die bekannten Komplikationen der Lymphadenektomie vermieden werden können.

Literatur

1. Balch CM (1980) Surgical management of regional lymph nodes in cutaneous melanoma. J Am Acad Dermatol 3:511–524
2. Balch CM, Soong SJ, Milton GW et al. (1982) A comparison of prognostic factors and surgical results in 1,786 patients with localized (Stage I) melanoma treated in Alabama USA, and New South Wales, Australia. Ann Surg 196:677–684
3. Balch CM, Cascinelli N, Milton GW, et al. (1985) Elective lymph node dissection: Pros and cons. In: Balch CM, Milton GW (eds), Cutaneous Melanoma: Clinical Management and Treatment Results worldwide. Lippincott, Philadelphia, pp 131–157
4. Balch CM (1988) The Role of Elective Lymph node dissection in melanoma: rationale, results and controversies. J Clin Oncol 6:163–172
5. Breslow A (1970) Thickness, cross sectional areas and depth on invasion in the prognosis of cutaneous melanoma. Ann Surg 172:902–908
6. Clark WH Jr (1967) A classification of malignant melanoma in man correlated with histogenesis and biologic behavior. In: Montagna W, Hu F (eds) Advances in Biology of Skin, vol 8. Pergamon Press, New York, pp 621–647
7. Cox DR (1972) Regression model and life tables. J Roy Stat Soc (B) 34:187–220
8. Kaplan EL, Meier P (1958) Nonparametric estimation from incomplete observations. J Am Stat Assoc 53:457–481
9. Mantel N (1966) Evaluation for survival data and two new rank order statistics arising in its considerations. Cancer Chemotherap Rep 55:163–170
10. Milton GW, Shaw HM, McCarthy WH, Pearson L, Balch CM, Soong SJ (1982) Prophylactic lymph node dissection in clinical Stage I cutaneous malignant melanoma: Results of surgical treatment in 1,319 patients. Br J Surg 69:108–111
11. Sim FH, Taylor WF, Ivins JS, Pritchard DJ, Soule EH (1978) A prospective randomized study of the efficacy or routine elective lymphadenectomy in management of malignant melanoma. Cancer 41:948–956
12. Veronesi U, Adamus J, Bandiera DC, et al. (1977) Inefficacy of immediate node dissection in stage I melanoma of the limbs. N Engl J Med 297:627–630
13. Veronesi U, Adamus J, Bandiera DC, et al. (1982) Delayed lymph node dissection in Stage I melanoma of the skin of the lower extremities. Cancer 49:2420–2430
14. Wanebo HJ (1978) Lymph node dissection in melanoma. Letter to the editor. N Engl J Med 298:222

Der enge Indikationsbereich der ELND – vorläufige Ergebnisse einer vergleichenden Studie

H. Drepper, R. Bieß[1], E.-B. Bröcker[2], A. Lippold, A. Peters[1]

Der prognostische Wert der elektiven Lymphknotendissektion (ELND) im Rahmen der chirurgischen Behandlung des primären malignen Melanoms wird bis in die jüngsten Publikationen hinein sehr unterschiedlich beurteilt [4, 7, 10].

Das Ziel der ELND, die Entfernung okkulter Lymphknotenmetastasen, ist nur erreichbar, wenn es eine biologisch abgrenzbare Phase der Melanomentwicklung gibt, in der mit relativ großer Wahrscheinlichkeit die regionäre Lymphknotenstation befallen ist, jedoch das Risiko der Fernmetastasierung sehr gering ist [2, 4] (Abb. 1), wie z. B. Balch vermutet. Wenn die ELND überhaupt einen prognostischen Vorteil bietet, dann gewiß nur für die Patienten, deren Tumor sich in jener biologischen Entwicklungsphase befindet [1, 3, 10, 14, 16, 17, 23–25].

Um diese Patientengruppe zu spezifizieren, muß ein genügend großes Vergleichskollektiv risikospezifisch geschichtet werden. Hierzu haben wir das Krankengut zweier Melanombehandlungszentren mit gleichem Einzugsgebiet, sowie gleicher Alters- und Sozialstruktur, aber unterschiedlichen Behandlungsstandards hinsichtlich der ELND miteinander verglichen.

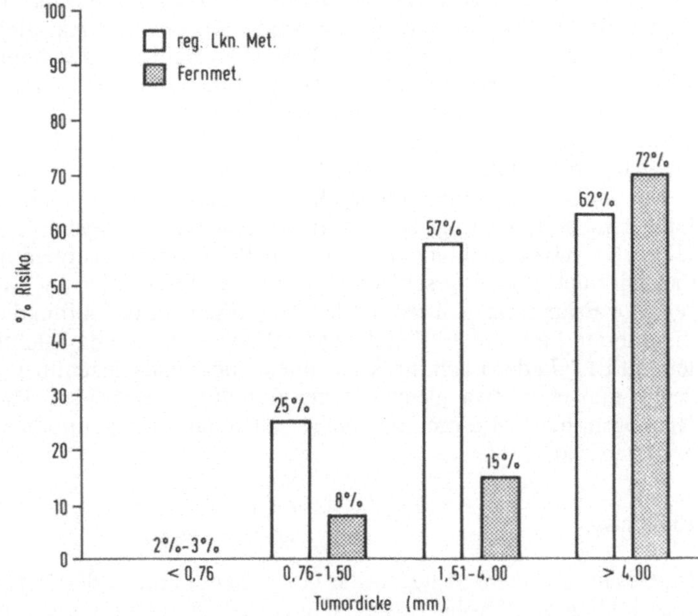

Abb. 1. Geschätztes Risiko der Metastasierung (Mikrometastasen, regionale Lymphknotenmetastasen und Fernmetastasen) (nach Balch 1988) (4)

[1] Fachklinik Hornheide
[2] Universitäts-Hautklinik Münster

In der Universitäts-Hautklinik Münster wird das primäre maligne Melanom standardmäßig durch „weite Exzision", definiert als Exzision mit mindestens 3 cm Sicherheitsabstand bis zur Faszie, behandelt, während in der Fachklinik Hornheide ab pT3 (vertikaler Tumordurchmesser >1,5 mm und/oder Level IV) regelmäßig die „weite Exzision" und ELND durchgeführt wurde. In beiden Kliniken besteht der Behandlungsstandard seit über 15 Jahren.

Auch die histologische Klassifikation erfolgte vergleichbar. In der Fachklinik Hornheide überblicken wir außerdem ein selektiertes Patientenkollektiv, bei dem wir nur den Primärtumor ohne nachfolgende ELND exzidierten. Hierzu zählen u. a. Patienten mit überwiegend dünnen Tumoren, midline-Lokalisation, Begleiterkrankungen oder Verweigerung einer Lymphknotenbehandlung.

Diese Patientengruppe wurde zunächst gesondert betrachtet und erst nach strukturanalytischer Prüfung der Vergleichbarkeit mit einbezogen.

Material und Methode

Nach Ausschluß der über 70jährigen Patienten umfaßt das Gesamtkollektiv 370 Patienten der Universitäts-Hautklinik Münster mit Primärtumortherapie im klinischen Stadium I in den Jahren von 1973–1982 und 456 Patienten aus der Fachklinik Hornheide mit Exzision des Primärtumors und ELND, sowie 573 Patienten ohne ELND, die 1970 bis 1983 primär behandelt wurden. Die Nachbeobachtungszeit betrug 4 bis 18 Jahre. Der histologischen Klassifikation wurde die mikroskopisch gemessene Tumordicke nach Breslow [6] entsprechend der UICC-Klassifizierung von 1978 [22] zugrunde gelegt, mit den Klassengrenzen bei 0,75 mm, 1,5 mm und 3 mm. Außerdem wurden der Level nach Clark [9] und der Tumortyp klassifiziert.

In einer kürzlich abgeschlossenen unizentrischen Studie (Feldstudie „Malignes Melanom", gefördert durch die Bundesregierung) an 872 primären malignen Melanomen der Fachklinik Hornheide waren mit der multivariaten Regressionsanalyse nach Cox die Tumordicke nach Breslow in den o. g. Klassengrenzen und das Geschlecht des Tumorträgers als relevante, voneinander unabhängig prognosewirksame Kriterien mit der höchsten Trennschärfe ermittelt. Nach diesen Kriterien geschichtet erfolgten die weiteren Analysen der Vergleichskollektive. Die Überlebenszeitberechnungen wurden nach Cutler-Ederer für zensierte Daten mittels SPSS [21] erstellt.

Die zunächst getrennt durchgeführten Auswertungen (klinikintern sowie mit der Universitäts-Hautklinik) zeigten in der Tendenz homogene Ergebnisse bezüglich der Überlebenswahrscheinlichkeiten in den Behandlungsgruppen mit und ohne ELND; dies gilt auch für die geschlechtsspezifische Differenzierung nach Tumordickenklassen. Zur Erlangung größerer Fallzahlen faßten wir daraufhin die nicht-lymphknotendissezierten Fälle beider Kliniken (n = 943) zusammen und stellten sie den 456 Patienten mit ELND der Fachklinik Hornheide nochmals gegenüber. Das Gesamtkollektiv zeigte nun eine etwa gleich starke Verteilung der beiden Therapieformen für die Risikogruppen >1,5 mm, in welchen allein ein therapeutischer Effekt der ELND zu erwarten war.

Ergebnisse

Im Gesamtkrankengut liegen die Überlebenschancen der Patienten mit nur „weiter Exzision" generell höher, als bei den Patienten mit zusätzlich durchgeführter ELND, bedingt durch den höheren Anteil von dünnen Tumoren bei den nicht-dissezierten Patienten.

Nach der Unterteilung in Tumordickenklassen stellt sich kein statistisch verwertbarer Unterschied in den Überlebenschancen der beiden Therapiegruppen dar, wenn nicht nach dem Geschlecht differenziert wird. Bei alleiniger Differenzierung nach dem Geschlecht ist eine deutlich bessere Prognose der Frauen gegenüber der der Männer zu erkennen, unabhängig von der Therapieart. Der prognostische Unterschied zugunsten der Frauen bleibt auch in den einzelnen Tumordickenklassen durchgängig in den Untergruppen der nicht-dissezierten Patienten bestehen. Die Frauen weisen insgesamt eine signifikant höhere Überlebenswahrscheinlichkeit (p = 0,001) auf in dem Kollektiv ohne ELND, verglichen mit dem Kollektiv mit ELND. Im Gegensatz dazu fällt bei der Betrachtung nur des männlichen Kollektivs kein Unterschied der insgesamt niedrigeren Überlebenschancen mit und ohne ELND auf. Erst nach Aufschlüsselung in die Tumordickenklassen wird eine Prognoseverbesserung durch ELND in der Tumordickenklasse >1,5–3 mm der Männer um 26% des 5-Jahres-survival-Wertes erkennbar (Abb. 2).

Die männlichen Patienten erreichen in dieser Risikogruppe mit ELND die gleiche Überlebenswahrscheinlichkeit (84%, 5 Jahre) wie die Gruppe der Frauen mit Melanomen der gleichen Tumordickenklasse (Abb. 3). Wie aus dem Kurvenverlauf ersicht-

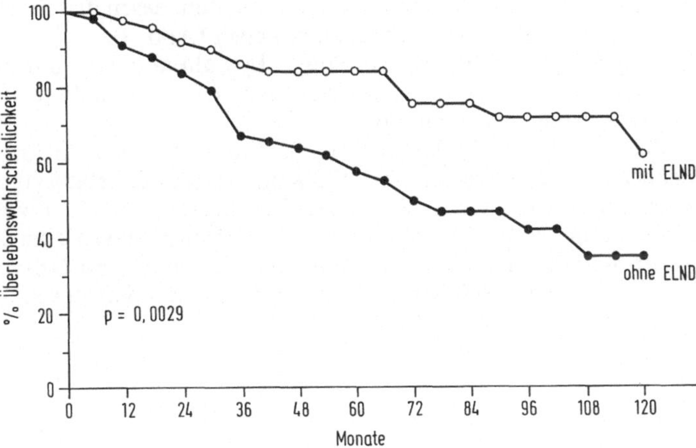

Abb. 2. Überlebenswahrscheinlichkeiten für Männer mit primärem malignen Melanom der Tumordicke >1,5 bis 3 mm mit ELND (n = 53) und ohne ELND (n = 70)

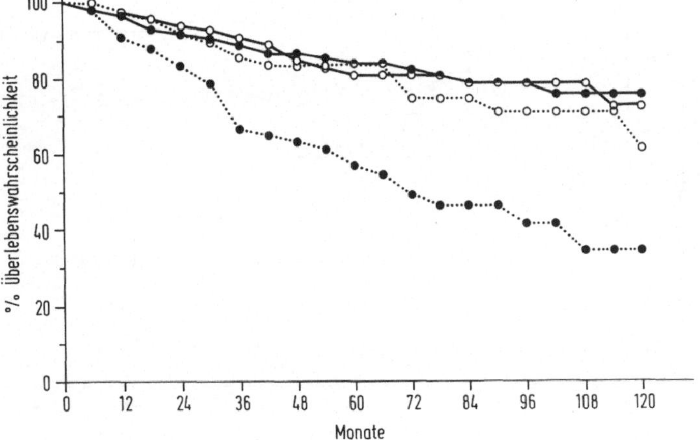

Abb. 3. Überlebenswahrscheinlichkeiten für Männer und Frauen mit primärem malignen Melanom der Tumordicke >1,5 bis 3 mm mit ELND (-○-○- F ○···○···○ M) und ohne ELND (-●-●- F ●···●···● M)

lich, bleibt die Differenz zu den Patienten ohne ELND auch nach 10 Jahren bei insgesamt niedrigerer Überlebenswahrscheinlichkeit erhalten, wobei zu berücksichtigen ist, daß noch nicht alle Patienten 10 Jahre und länger beobachtet werden konnten.

Diskussion

Nach den Erkenntnissen der letzten 10 Jahre wird die Prognose des Melanompatienten weniger durch die Therapieart als durch die biologische Entwicklungsphase des Tumors zum Zeitpunkt der Primärtherapie bestimmt. Der wichtigste Indikator der biologischen Tumorprogression ist während des Primärtumorstadiums die mikroskopisch gemessene Tumordicke nach Breslow. Mit dem Auftreten von Metastasen bestimmen diese in erster Linie die weitere Prognose und zwar unabhängig davon, ob eine Lymphknotendissektion erfolgt ist oder nicht.

Darum kann der Nachweis von Mikrometastasen im Lymphknotenresektat nicht die vergleichende Verlaufsstudie für die Beurteilung der therapeutischen Wirksamkeit einer ELND ersetzen. Dies belegt eine andere Untersuchung aus unserer Klinik, die den Verlauf lymphknotendissezierter Patienten mit mikroskopisch negativem Lymphknotenbefund vergleicht mit solchen Patienten, deren dissezierte Lymphknoten histologisch bereits Metastasen erkennen ließen (Abb. 4).

Es geht also nicht um die Frage: Lymphknotenausräumung „ja" oder „nein", vielmehr ist zu klären, ob die ELND für eine bestimmte Patientengruppe eine Prognoseverbesserung bewirken kann.

Bei den dünnen Melanomen ($\leq$0,75 mm) mit einer mehr als 95%igen Heilungschance ist auch durch eine ELND kein besseres Ergebnis zu erreichen. Andererseits haben dicke Melanome mit >4 mm Tumordicke nach heutigen Erkenntnissen schon ein so hohes Risiko bereits angelegter Fernmetastasen zum Zeitpunkt der Erstdiagnose, daß die ungünstige Prognose auch durch eine ELND nicht mehr zu beeinflussen ist. Unter Umständen könnte die Prognose sogar durch negative Auswirkungen des Operationsstreß verschlechtert werden.

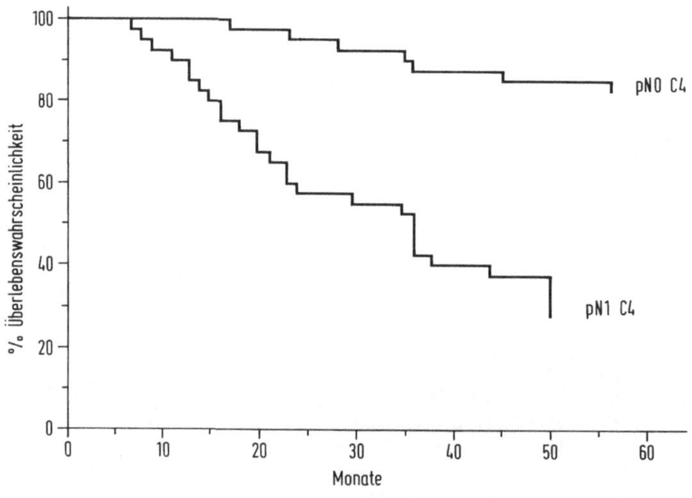

Abb. 4. Überlebenswahrscheinlichkeit der elektiv lymphknotendissezierten Patienten (*N0C1*) mit histologisch negativem Befund (*pN0C4*) und histologisch positivem Befund (*pN1C4*)

Unsere Ergebnisse bestätigen teilweise die Untersuchungen von Balch, der 1982 [3] bei Patienten mit Melanomen mittlerer Tumordicke (0,76 bis 4,0 mm) eine Prognoseverbesserung durch ELND aufzeigen konnte. Die Kritik von Cady [7] an der erstaunlich hohen Prognoseverbesserung für die lymphknotendissezierten Patienten bis zu 40% im Vergleich zu den Patienten ohne Ausräumung erscheint uns allerdings, nach unseren Ergebnissen, berechtigt. Abweichend von Balch ließen unsere Analysen zur Auswirkung der ELND auf die Prognose nur bei den Männern, ausschließlich im Tumordickenbereich von 1,51 bis 3,0 mm, eine Verbesserung der Überlebenschancen um 26% erkennen. Die Auswertung eines Teilkollektivs mit malignen Melanomen im Kopf-Halsbereich führte, vorbehaltlich der kleinen Zahlen, zu der gleichen Beobachtung [11]. Inwieweit das Kopf-Hals-Kollektiv als repräsentativ für die anderen Lokalisationen angesehen werden kann, muß noch genauer untersucht werden. Das Studien-Krankengut mit ELND enthielt im Vergleich zum Kollektiv ohne ELND weniger Patienten mit einem Melanom am Rumpf, was durch eine höhere Zahl an Kopf-Hals-Melanomen ausgeglichen war. Der prozentuale Anteil der Rumpf-Melanome mit metastasierten Verläufen entsprach dem Metastasenanteil der übrigen Lokalisationen jeder Therapiegruppe. Unabhängig von der Behandlung der Lymphknoten hatten die Frauen im Vergleich zu den Männern eine bessere Prognose, wie auch schon von anderen Autoren beschrieben [8, 12, 13, 18]. Auf geschlechtsspezifische Unterschiede in der prognostischen Bedeutung der ELND wiesen bereits Balch und später McCarthy et al. [3, 14] hin, die bei Männern eine deutlich positivere Wirkung der ELND registrierten und zwar bei Männern mit Rumpf- und Extremitätenmelanomen ab Tumordicke 0,76 mm bis 3,0 mm bzw. 4,0 mm. Bei Frauen fanden sie nur eine prognostische Verbesserung bei Extremitätenmelanomen ab einer Dicke $>1,5$ mm.

Offenbar gelingt es noch nicht, übereinstimmend eine Patientengruppe, die von der ELND profitiert, exakt zu definieren. Tumordicke und Geschlecht sind erkannte Kriterien zur ungefähren Eingrenzung. Weitere Faktoren, wie Lokalisation, Vorhandensein von Ulzerationen und Alter sind in ihrer Bedeutung bezüglich der ELND noch nicht genügend abgeklärt. Sie haben allenfalls in bestimmten Untergruppen prognostische Relevanz. Desgleichen fehlt noch die Antwort auf die Frage nach der immunologischen Auswirkung der Lymphknotenentfernung [7].

Der Vielschichtigkeit des Problems konnten bisher auch randomisierte Studien nicht gerecht werden, wie Balch [4] in einem Übersichtsartikel erneut zur Rolle der ELND analysierte.

Retrospektive Studien unterliegen der Gefahr der Selektion, wenn sie nicht alle Risikofaktoren kontrolliert erfassen und wenn die Kollektive nicht sorgfältig strukturanalytisch auf Vergleichbarkeit geprüft sind. Diese Studien haben allerdings den Vorteil, daß die Erfahrungen der vorangegangenen Jahre kritisch ausgewertet und als Grundlage für weitere prospektive Studien herangezogen werden können. In der Regel lassen sich auf diese Weise größere Kollektive untersuchen.

Durch Kooperation von Zentren mit großen Patientenzahlen und vergleichbaren Standards in Befundung, Therapie und Dokumentation könnten relativ rasch die statistisch erforderlichen Bedingungen, besonders der risikospezifischen Schichtung, überprüfbar erfüllt werden. Anzustreben sind daher Datenbasen, die die Voraussetzungen für die Entwicklung von Standards in Diagnostik und Therapie schaffen. Ein wichtiger Gesichtspunkt wird dann womöglich die Bedeutung der ELND als diagnostische Maßnahme zum Staging beim malignen Melanom sein, insbesondere zur Indikationsstellung für eine adjuvante Immuno- oder Chemotherapie, wenn hierfür eine Wirksamkeit bei bestimmten Risikogruppen nachweisbar ist. Patienten mit histologisch nachgewiesenen okkulten Lymphknotenmetastasen stellen an erster Stelle eine geeignete Zielgruppe für solche adjuvanten Behandlungen dar.

Eine sorgfältige Auswertung auf einer großen Datenbasis würde vor allem bei Patienten und Ärzten die große Verunsicherung beseitigen, die heute noch wegen der widersprüchlichen Aussagen zur Radikalität der Melanombehandlung Beunruhigung stiftet.

Literatur

1. Balch CM, Murad TM, Soong SJ, Ingalls AL, Richards PC, Maddox WA (1979) Tumor thickness as a guide to surgical management of clinical stage I melanoma patients. Cancer 43:883–888
2. Balch CM (1980) Surgical management of regional lymph nodes in cutaneous melanoma. J Am Acad Dermatol 3:511–524
3. Balch CM, Soong SJ, Milton GW, Shaw HM, McGovern VJ, Murad TM, McCarthy WH, Maddox WA (1982) A comparison of prognostic factors and surgical results in 1786 patients with localized (stage I) melanoma treated in Alabama, USA, and New South Wales, Australia. Ann Surg 196(6):677–684
4. Balch CM (1988) The role of elective lymph node dissection in melanoma: Rationale, results, and controversies. J Clin Oncol 6:163–172
5. Blois MS, Sagebiel RW, Abarbanel RM, Caldwell TM, Tuttle MS (1983) Malignant melanoma of the skin. I. The association of the tumor depth and type, and patient sex, age, and site with survival. Cancer 52:1330–1341
6. Breslow A (1970) Thickness, cross sectional areas and depth of invasion in the prognosis of cutaneous melanoma. Ann Surg 172:902–908
7. Cady B (1988) "Prophylactic" lymph node dissection in melanoma: does it help? J Clin Oncol 6(1):2–4
8. Cascinelli N, Morabito A, Bufalino R, van der Esch EP, Preda F, Voglin M, Rovini D, Orefice S (1980) Prognosis of stage I melanoma of the skin. WHO collaborating centers for evaluation of methods of diagnosis and treatment of melanoma. Int J Cancer 26:733–739
9. Clark JR, From L, Bernardino EA, Mihm MC (1969) The histogenesis and biologic behavior of primary human malignant melanoma of the skin. Cancer Res 29:705–726
10. Day C, Lew RA (1985) Malignant melanoma prognostic factors 7: Elective lymph node dissection. J Dermatol Surg Oncol 11:233–239
11. Drepper H, Grootens A, Padberg G, Peters A, Wiebelt H (1988) Prognoserelevante Kriterien und stadiengerechte Therapie des malignen Melanoms. In: Schwenzer N, Pfeifer G (Hrsg.): Fortschritte der Kiefer- und Gesichtschirurgie, Bd. XXXIII. Thieme, Stuttgart New York, S 143–148
12. Heite HJ (1981) Ergebnisse der Arbeitsgemeinschaft Malignes Melanom. Hautarzt (Suppl V) 32:11–19
13. Kühnl-Petzoldt C, Berger H, Wiebelt H (1983) Malignes Melanom: Prognostische Beurteilung durch Korrelationskoeffizienten. Hautarzt 34:398–402
14. McCarthy WH, Shaw HM, Milton GW (1985) Efficacy of elective lymph node dissection. Surg Gynec Obstet 161:575–580
15. McCarthy WH, Shaw HM, Thompson JF, Milton GW (1988) Surg Gynecol Obstet 166:497–502
16. Milton GW, Shaw HM, McCarthy WH, Pearson L, Balch CM, Soong SJ (1982) Prophylactic lymph node dissection in clinical stage I cutaneous malignant melanoma: Results of surgical treatment in 1319 patients. Br J Surg 69:108–111
17. Reintgen DS, Cox EB, McCarthy KS, Vollmer RT, Seigler HF (1983) Efficacy of elective lymph node dissection in patients with intermediate thickness primary melanoma. Ann Surg 198(3):379–385
18. Shaw HM, McGovern VJ, Milton GW, Farago GA, McCarthy WH (1980) Histologic features of tumors and the female superiority in survival from malignant melanoma. Cancer 45:1604–1608

19. Sim FH, Taylor WT, Ivins JC, Pritchard DJ, Soule EH (1978) A prospective randomized study of the efficacy of routine elective lymphadenectomy in management of malignant melanoma. Cancer 41:948–956
20. Sim FH, Taylor WT, Pritchard DJ, Soule EH (1986) Lymphadenectomy in management of stage I malignant melanoma: A prospective randomized study. Mayo Clin Proc 61:679–705
21. SPSS, Handbuch der Programmversion 2, dtsch. Ausg. bearb. von Schubö W und Uehlinger HM (1984). Fischer, Stuttgart New York
22. UICC, TNM-Classification of malignant tumors, 3rd edition (1978). Springer, Berlin Heidelberg New York
23. Veronesi U, Adamus J, Bandiera DC, Brennhovd IO, Caceres E, Cascinelli N, Claudio F, Ikonopisov L, Javorskj VV, Kirov S, Kulakowski A, Lacour J, Lejeune F, Szczygiel K, Trapeznikov NN, Wagner RI (1977) Inefficacy of immediate node dissection in stage I melanoma of the limbs. N Engl J Med 297:627–630
24. Veronesi U, Adamus J, Bandiera DC, Brennhovd IO, Caceres E, Cascinelli N, Claudio F, Ikonopisov L, Javorsky VV, Kirov S, Kulakowski A, Lacour J, Lejeune F, Mechl Z, Morabito A, Rodé I, Sergeev S, van Slooten E, Szczygiel K, Trapeznikov NN, Wagner RI (1982) Delayed regional lymph node dissection in stage I melanoma of the skin of the lower extremities. Cancer 49:2420–2430
25. Veronesi U, Bufalino R, Cascinelli N, Morabito A (1984) Long term results of randomized trial comparing immediate versus delayed node dissection in stage I melanoma of the limbs. Development in Oncology 25:165–180

Plastisch-chirurgische Rekonstruktionen nach Melanom-Resektion

G. Meissl

Die häufigste Lokalisation des malignen Melanoms ist am Stamm, gefolgt von den oberen Extremitäten, den unteren Extremitäten, Kopf und Hals. Das übliche chirurgische Vorgehen erstreckt sich auf eine lokale Exzision des Primärtumors, wobei der Durchmesser der Exzision in Abhängigkeit von der Eindringtiefe des Tumors gewählt wird. Ausgedehnte Resektionen am Stamm, oberer oder unterer Extremität, ausgenommen Hand und Fuß, sind relativ unkompliziert. Die Deckung des entstandenen Defektes von Haut/Fettgewebe erfolgt vorzugsweise mit einem Spalthauttransplantat.

Melanome im Kopf/Halsbereich sowie an der Hand und am Fuß bedürfen einer differenzierteren Vorgangsweise. Die Resektionsgrenzen sollen auch in diesem Bereich großzügig und weit sein. Es zwingen jedoch häufig die anatomischen Gegebenheiten zu Kompromissen. Einschränkungen der Resektionsgrenzen, um funktionelle Störungen zu vermeiden, sollten nicht eingegangen werden. Durch entsprechende rekonstruktive Maßnahmen lassen sich zumeist schwerere funktionelle Störungen vermeiden. Die Lebensqualität kann durch diese diversen Eingriffe trotz tumorgerechter Operation wiederhergestellt werden.

Beispiele sollen unser Vorgehen und unsere Möglichkeiten einer tumorgerechten Operation und gleichzeitiger Rekonstruktion darstellen.

Fuß

Akro-lentiginöse Melanome sitzen subungual oder an der Pulpa einer Zehe. Eine vollständige Resektion eines Strahles stellt eine adäquate Operation dar. Die Resektion des entsprechenden Mittelfußknochens und Verschmälerung des Fußes ist nur ausnahmsweise indiziert.

Ist der Tumorsitz an der Fußsohle in einem gewichttragenden Bereich, ist der Defekt nach entsprechender Resektion des Tumors mit einem gut durchbluteten, sensiblen Lappen zu verschließen. Unter entsprechender Resektion meine ich einen ausreichenden Sicherheitsabstand, wenigstens 2 cm vom Tumorrand entfernt und in der Tiefe einschließlich der Plantaraponeurose. In gleicher Weise ist an der Ferse vorzugehen. Nur ein sensibler Hautlappen vermag einen entsprechenden Wundverschluß zu erzielen und damit ein lokales Dauerleiden zu vermeiden.

Abteilung für Plastische und Rekonstruktive Chirurgie der I. Chir. Univ.-Klinik Wien

Hand

An der Hand liegen ähnliche Verhältnisse vor, wobei hier die taktile Gnosis und die Beweglichkeit der Gelenke soweit wie möglich erhalten werden sollen. Die Belastbarkeit der Haut an der Hand ist aber wesentlich geringer als am Fuß, so daß zumeist an der Hand die Deckung der Defekte mit dicken Spalt- und Vollhauttransplantaten erfolgen kann. Die Resektion des Daumens verlangt zum Greifen eine Wiederherstellung, entweder durch lokale Maßnahmen oder durch freie Zehentransplantation.

Gesicht

Praeaurikulär und die Wange sind der bevorzugte Platz eines malignen kutanen Melanoms im Gesicht. Die seitlichen Resektionsgrenzen können in den meisten Fällen eingehalten werden. Hier stellt sich die Frage, wie tief habe ich zu resezieren? Eine dinstinkte Faszie als Barriere gibt es nicht. Die sogenannte muskuloaponeurotische Schicht ist nicht einer üblichen Muskelfaszie gleichzusetzen. In der Parotis befinden sich zahlreiche Lymphknoten, die die erste Metastasierungsstation sind. Es ist daher logisch, die unter dem Tumor liegenden Lymphknoten mitzuentfernen, d.h. eine totale Parotidektomie unter sorgfältiger Schonung der Fazialisäste. Sollten bereits Lymphknotenmetastasen vorliegen, dann ist eine Resektion der Fazialisäste und sofortige Rekonstruktion derselben anzustreben. Der Hautdefekt kann entweder mit einem Vollhauttransplantat oder mittels eines Lappens verschlossen werden.

Augenlider

Ein spezielles Problem stellen die Melanome der Lider dar. Eine Resektion eines Lides führt zu einer beträchtlichen Störung der Funktion und der Ästhetik. Der Verlust des Sehvermögens ist durch den fehlenden Lidschluß möglich. Doch der totale Lidersatz, sei es Ober- oder Unterlid kann mit einem gefäßgestielten Insellappen erfolgen. Bemerkenswert ist die funktionelle und ästhetische Adaptation dieses Lappens, so daß auch in einem derart schwierigen und diffizilen Bereich eine tumorgerechte Operation möglich ist.

Eine Dissektion der regionären Lymphknoten ist bei jedem der angeführten Bereiche gleichzeitig durchführbar und bedeutet keine erhöhte Morbidität für den Patienten.

Chirurgische Probleme bei malignen Melanomen im Kopf- und Halsbereich

O. Staindl

In den letzten 20 Jahren konnte sich eine klinisch praktikable Klassifikation der häufigsten malignen Melanome durchsetzen [4]. Damit verbunden wurden auch weitgehend standardisierte Modelle für die therapeutische Strategie dieser Tumoren in Abhängigkeit von ihrer histo-pathologischen Struktur, ihrer Lokalisation, ihrer Größe und vor allem ihrer Tiefeninfiltration entwickelt [1, 3, 9, 13]. Trotzdem bestehen in der Diskussion um das maligne Melanom in vielen Fragen noch kontroversielle Ansichten bzw. ergeben sich neue Aspekte, die zur Revision bisheriger älterer Erkenntnisse Anlaß geben können. Zu einigen dieser Punkte soll im Folgenden Stellung genommen werden.

1. Zur Frage der Probeexzision aus pigmentierten Hauttumoren

Zweifellos ist die Erstellung einer exakten Diagnose immer die Voraussetzung jeder therapeutischen Intervention. Dies gilt im besonderen für die Pigmenttumoren der Haut:

Die Gruppe der gutartigen Pigmentgeschwülste kann durch klinische Zeichen nicht mit absoluter Sicherheit von den pigmentierten oder depigmentierten Melanomen, also hochgradig bösartigen Tumoren abgegrenzt werden. Gartmann hat 1962 festgestellt, daß über 70 verschiedene Hautveränderungen anstelle eines Melanoms diagnostiziert wurden [7]. Aufgrund dieser diagnostischen Unsicherheit wäre eine histologische Diagnosesicherung, insbesondere vor umfangreichen und gelegentlich verstümmelnden Eingriffen zweifellos wünschenswert.

Theoretische und klinische Betrachtungen machen es jedoch wahrscheinlich, daß Biopsien aus einem Melanom die Metastasierung fördern. Epstein und Linden konnten nachweisen, daß nach Probeexzision aus einem Melanom im Blut ein „Tumorzellshower" auftritt [6]. Ob diese Zellen allerdings als Metastasen angehen, ist nicht bewiesen. Gartmann [7], Schüle [11] und andere vertraten die Auffassung, daß eine Probeexzision aus einem malignen Melanom unbedingt vermieden werden sollte. Dies deckt sich auch mit dem Bericht der Sachverständigenkommission der Deutschen Bundesärztekammer über die Risiken einer Probeexzision bei malignen Tumoren [14]. Aus diesen Empfehlungen ergibt sich die Konsequenz, daß bei allen pigmentierten Tumoren die Exzision in toto mit einer Sicherheitszone makroskopisch gesunden Gewebes (1 cm) vorgenommen werden sollte.

Das weitere Procedere hängt von der Diagnose ab, die der Pathologe aus dieser *Exzisionsbiopsie* stellt.

Kontroversiell wird die Diskussion geführt, ob diese histologische Diagnosesicherung durch eine Schnellschnittuntersuchung (Kryostat) oder ein Paraffinschnitt erfolgen soll [2]. Unsere Auffassung ist folgende:

Die Sicherheit der Kryostat-Schnellschnittdiagnose ist zwar nicht absolut, sie liegt jedoch bei erfahrenen Histologen sehr hoch (etwa 90%). Sie erscheint daher bei

Pigmenttumoren, bei denen *kein* Verdacht auf ein malignes Melanom besteht, vertretbar. Ist jedoch die präoperative Tumordiagnostik schwierig oder bestehen klinische Hinweise auf ein Melanom, ist dem Paraffinschnitt, der die größere diagnostische Sicherheit gewährleistet, der Vorzug zu geben. Es ist in derartigen Fällen deshalb auch allgemein üblich, die Operation nach der Exzisionsbiopsie zunächst zu beenden und erst nach gesicherter Diagnosestellung und Beurteilung der Tumordicke eventuell erforderliche Erweiterungsoperationen, die Lymphknotenausräumung und die geeignete Defektdeckung vorzunehmen.

2. Zur Frage der Resektionsgrenzen beim malignen Melanom im Kopf- und Halsbereich

Das Grundprinzip der von Handley [8] bereits 1907 vorgeschlagenen weiten dreidimensionalen Exzision eines malignen Melanoms wurde durch gut 60 Jahre allgemein als Standardtherapie akzeptiert. Ein Mindestsicherheitsabstand von 5 cm vom Tumorrand galt als allgemeine Regel. Naturgemäß betraf dies jedoch nur die Geschwülste im Bereiche des Stammes und der Extremitäten. Der Resektion eines Melanoms im Gesicht- und Schädelbereich sind im Gegensatz dazu sowohl in horizontaler als auch in vertikaler Schnittrichtung häufig anatomische Grenzen gesetzt (Lider, Nase, Lippen). Unabhängig davon hat sich in den letzten Jahren ein Wandel in der Einstellung zur Größe des Sicherheitsabstandes bei Melanomexzisionen ganz allgemein ergeben. Die Auswertung der Literatur zeigt, daß keine zweifelsfreie Verbesserung der Prognose durch großzügige Resektionsabstände nachgewiesen werden konnte.

Theoretisch kann nicht ausgeschlossen werden, daß bei einigen wenigen Patienten zum Operationszeitpunkt peritumoral Mikrometastasen vorliegen, die bei großzügiger Resektion in kurativer Weise erfaßt werden. In der Praxis hat sich jedoch gezeigt, daß die Größe des Sicherheitsabstandes die Zukunft des Patienten hinsichtlich der Gefahr der vermehrten Metastasen- und Rezidivbildung sowie der Überlebenszeit unwesentlich beeinflußt [5, 9, 10].

Zweifellos ist das therapeutische Ziel jeder Exzision eines cutanen malignen Melanoms die Eliminierung sämtlicher Tumoranteile, um dem Patienten die günstigsten Überlebensaussichten zu bieten. Darüber hinaus sollte jedoch der Operationsdefekt eine möglichst geringe funktionelle und kosmetische Morbidität erzeugen. Da diesem Aspekt gerade bei Resektionen im Gesichtsbereich besondere Bedeutung zukommt, ist unsere Einstellung dazu folgende:

Bei low-risk Melanomen (Clark Level I–II) können im Hinblick auf die kosmetische Rehabilitation knappere Resektionsgrenzen (1 cm) eingehalten werden, als beim high-risk Melanom (Clark Level III–V). Bei letzteren erfolgt die Resektion bis an die anatomischen Grenzen der betroffenen Gesichtsregion.

Dies gilt auch und vor allem für Nachresektionen bei zunächst eingeschränkt erfolgten Biopsieexzisionen.

3. Zur plastischen Rekonstruktion von Resektionsdefekten im Gesichts- und Schädelbereich

Zur Deckung größerer Resektionsdefekte im Gesichts- und Schädelbereich stehen im Allgemeinen grundsätzlich 2 Verfahren zur Verfügung:

a) Lappenplastiken und
b) freie Transplantate.

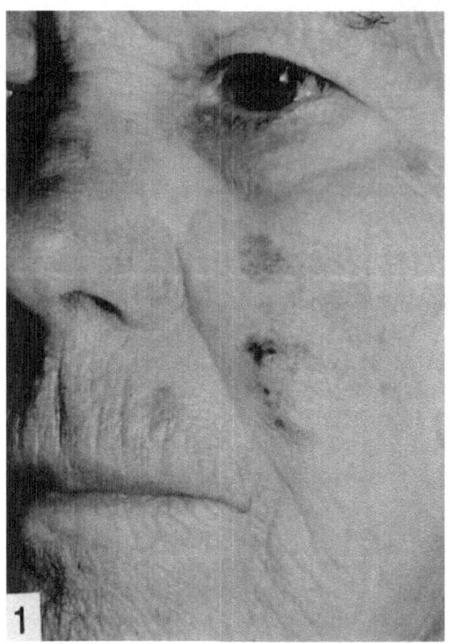

Abb. 1. Zum Zeitpunkt der Operation (1986) 74jährige Patientin: Lentigo Maligna Melanom der linken Wange, Clark Level II

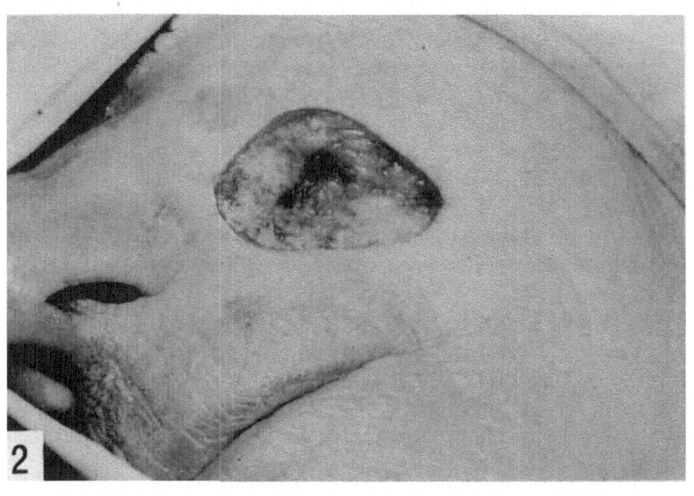

Abb. 2. Zustand nach Tumorresektion: Patientin aus Abbildung 1

Zu a) Lappenplastiken

Diese haben den Vorteil, daß die unmittelbar dem Defekt benachbarte Haut die günstigsten Voraussetzungen hinsichtlich Struktur und Kolorit aufweist. Wir geben den Lappenplastiken vor allem in jenen Regionen des Gesichtes den Vorzug, in denen die anatomischen Strukturen vorwiegend durch Weichteilgewebe geprägt sind, also im Bereiche der Wangen, der Lider, der Lippen und im Halsbereich (Abb. 1–3).

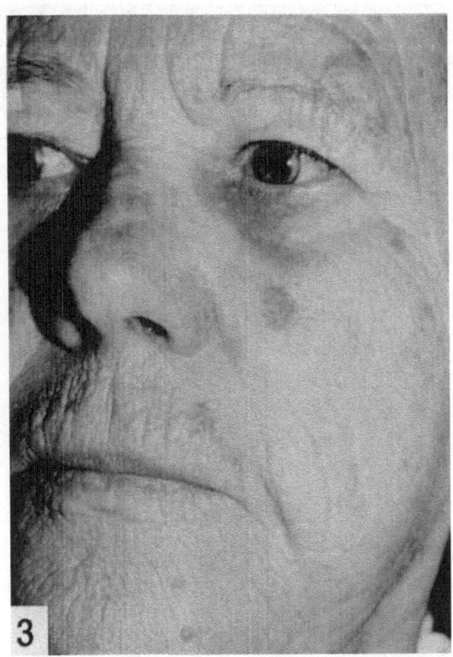

Abb. 3. Zustand nach Defektdeckung mit einem subcutan gestielten Gleitlappen. Patientin aus Abbildung 1 und 2. 4 Jahre postoperativ

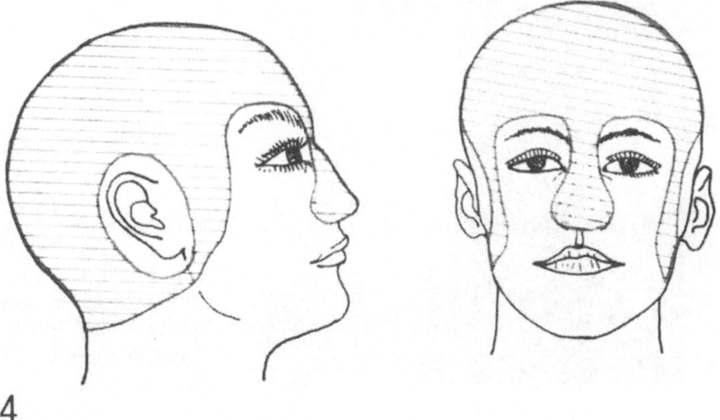

Abb. 4. An den strichliert markierten Stellen sind freie Transplantate mit guten kosmetischen Ergebnissen verwendbar

Zu b) Freie Transplantate

Mit wenigen Ausnahmen gilt in der rekonstruktiven Chirurgie die Regel, daß freie Transplantate im Gesichtsbereich grundsätzlich vermieden werden sollten, da sie zumeist zu ungünstigen kosmetischen Resultaten führten. Akzeptable Ergebnisse nach *Vollhaut*transplantation lassen sich jedoch im Gesichts- und Schädelbereich an jenen Stellen erzielen, die in der Abb. 4 markiert sind, also in jenen Bereichen wo die

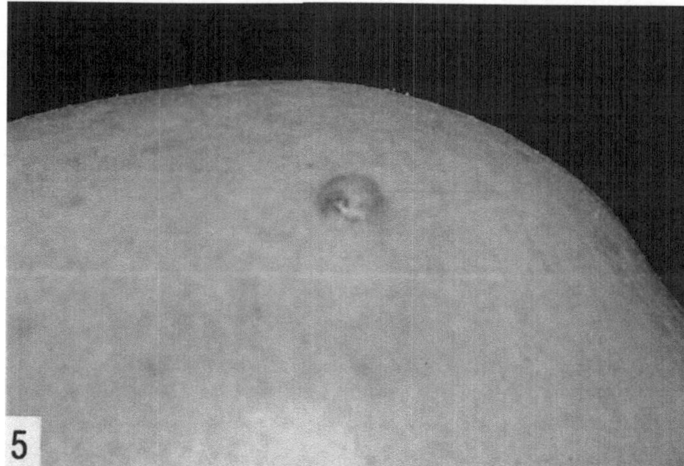

Abb. 5. Zum Zeitpunkt der Operation (1982) 72jähriger Patient: amelanotisches malignes Melanom (Leokomelanom) im Bereich der linken Parietalregion, Clark Level IV

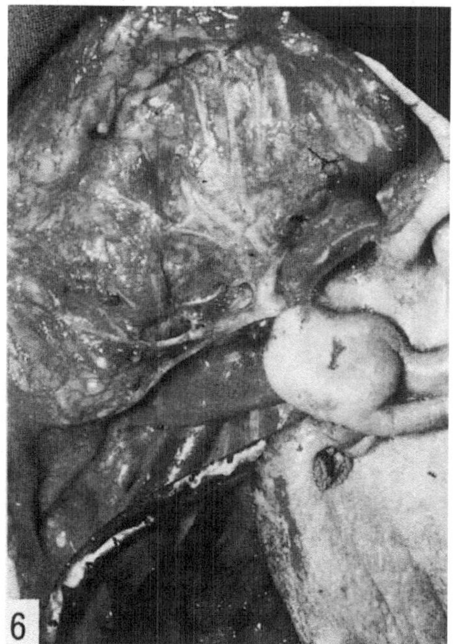

Abb. 6. Patient aus Abbildung 5: neben der Tumorresektion und Defektdeckung mit Spalthaut erfolgte die Parotidektomie (unter Erhaltung des Nervus facialis) und die Neck dissection der linken Seite

Haut relativ dicht knöchernen Strukturen aufliegt. Wesentlich ungünstiger sind die Ergebnisse nach Verwendung von *Spalthaut*transplantaten, da die Spalthaut einerseits zur Schrumpfung neigt und andererseits mit persistierenden Niveaudefekten und fehlender Farbanpassung an die übrige Gesichtshaut zu rechnen ist. Trotzdem erscheint uns die Verwendung von Spalthauttransplantaten nicht nur gerechtfertigt, sondern auch empfehlenswert bei der Defektdeckung nach Resektion von high-risk Melanomen, da unter der dünnen Spalthaut ein eventuelles Rezidiv bzw. eine Satellitenmetastasierung frühzeitig beobachtet und erkannt werden kann [12] (Abb. 5–7).

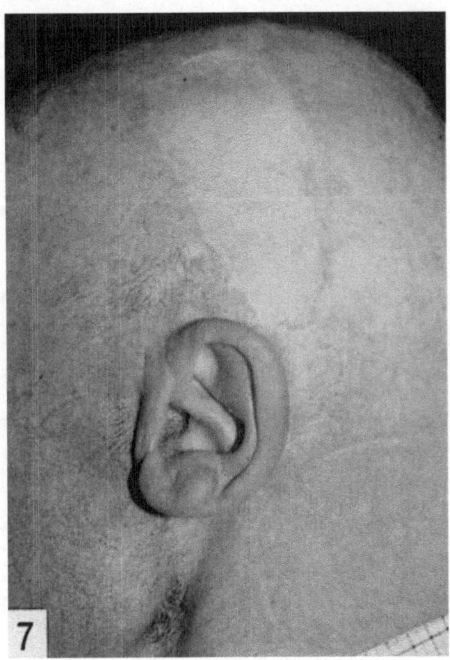

Abb. 7. Patient aus Abbildung 5 und 6: rezidivfreier Befund. Foto: 1990

4. Zur Frage der Neck-Dissektion

Die Entscheidungen zur Lymphknotenchirurgie orientieren sich heute allgemein an der üblichen Einteilung in low-risk und high-risk Melanome. Da Eindringtiefe (Level bzw. Mikrostadium) und Tumordicke mit dem Metastasierungsrisiko des malignen Melanoms in die regionalen Lymphknotenstationen korrelieren, kann daraus gezielt die Indikation für eine prophylaktische Lymphknotendissektion abgeleitet werden [10]. Bei low-risk Melanomen (Clark Level I–II) kann auf eine prophylaktische regionale Lymphadenektomie verzichtet werden.

Anders verhält es sich beim superfiziell spreitenden Melanom oder beim primär knotigen Melanom mit einer Tumordicke von 0,76 bis 1,5 mm (Clark Level II–III) *ohne* klinisch nachweisbare Lymphknotenmetastasen. Bei diesen führen wir die prophylaktische *funktionelle* Neck-Dissektion unter Erhaltung der Vena jugularis, des Musculus sternocleidomastoideus und des Nervus accessorius durch.

Bei high-risk Melanomen und Befall der regionären Lymphknoten erfolgt die *radikale* Neck-Dissektion einschließlich der supraclaviculären und submandibulären Lymphknotenstationen. Bei präauriculärer Tumorlokalisation wird auch die totale Parotitektomie durchgeführt, da häufig bereits mikroskopisch nachweisbare Lymphknotenmetastasen in der Ohrspeicheldrüse vorhanden sind. Der Gesichtsnerv sollte jedoch erhalten bleiben. Von zweifelhaftem Wert hat sich die bilaterale radikale Neck-Dissektion bei offensichtlicher beidseitiger Metastasierung in die regionalen Lymphbahnen erwiesen. Da in derartigen Fällen meist schon mit Fernmetastasen gerechnet werden muß – auch wenn der Nachweis szintigraphisch nicht gelingt – ist eine entscheidende Verbesserung der Prognose durch so weitgehende Eingriffe nicht zu erwarten.

Literatur

1. Balch CM, Murad IM, Soong SJ, Ingalls AL, Richards PC, Maddox WA (1979) Tumor thickness as a guide to surgical management of clinical stage I melanoma patients. Cancer 43:883–888
2. Braun-Falco O, Konz B (1980) Intraoperative Kryostat-Schnellschnittdiagnostik bei Verdacht auf malignes Melanom. Münch Med Wochenschr 122:193–196
3. Breslow A (1975) Tumor thickness, level of invasion and node dissection in stage I cutaneous melanoma. Ann Surg 182:572–575
4. Clark WH jr (1966) A classification of malignant melanoma in man correlated with histogenesis and biology behaviour. In: Montagna W, Hu F (Hrsg) Advances in Biology of the skin. The Pigmentary System, 8:621. Pergamon, New York
5. Elder DE, DuPont Guerry ChB, Heiberger RM, LaRossa D, Goldman I, Clark H, Thompson C, Matozzo I, Van Horn M (1983) Optimal resection margin for cutaneous malignant melanoma. Plastic and Reconstructive Surgery 71:66–72
6. Epstein E, Linden G (1969) Biopsy and prognosis of malignant melanoma. J Am Med Ass 208:1319–1324
7. Gartmann H (1962) Zur Klinik und Therapie der Melanome. Med Welt (Stuttg) (NF) 574–582
8. Handley WS (1907) The pathology of melanotic growths in relation to their operative treatment. Lancet I:927–933 and 996–1003
9. Kunze J (1984) Maligne Melanome: Klinik und Prognostische Kriterien. In: Petres J, Kunze J, Müller RPA (Hrsg) Onkologie der Haut. Grosse, Berlin, S 97–116
10. Petres J, Müller RPA (1984) Maligne Melanome: Operative Therapie. In: Petres J, Kunze J, Müller RPA (Hrsg) Onkologie der Haut. Grosse, Berlin, S 124–140
11. Schüle H (1982) Diagnostische und therapeutische Probleme bei pigmentierten Non-Melanomen der Gesichtshaut. Fortschritte der Kiefer- und Gesichtschirurgie Bd. 27. Maligne Epitheliome der Gesichtshaut. Thieme, Stuttgart New York, S 23–25
12. Staindl O, Esca S (1984) Zur Diagnose und operativen Behandlung von Naevi und Haemangiomen im Kopf- und Halsbereich. Laryngol Rhinol Otol 63:545–555
13. Waclawiczek HW, Umlauft M, Weitgasser R (1984) Zur chirurgischen Therapie des malignen Melanoms der Haut unter Berücksichtigung des vertikalen Tumordurchmessers. Chirurg 55:508–511
14. Wissenschaftliche Kommission der Bundesärztekammer (1980) Metastasenförderung durch diagnostische Gewebsentnahme (Biopsie). Dtsch Ärztebl 77:1460

Malignant Melanoma of the Nasal Cavity and Upper Jaw

V. J. Lund

Definition and Aetiology

Melanocytes are derivations of neural crest and are widely distributed throughout cutaneous and mucosal surfaces. They are present in nasal mucosa, in the glands, superficial and deep stroma of the septum and turbinates, but being particularly common in the supporting cells of the olfactory epithelium though appear to be absent in fetal and neonatal nasal mucosa [1]. In the oral cavity, melanin deposition is common on the buccal mucosa, gingiva, hard and soft palate as well as the lips and tongue. However, 0.5–30% of all oral mucosal melanoma are preceded by a hyper-pigmented lesions [2–4]. In the Japanese 66% have associated mucosal melanosis [5] and benign pigmentation has been reported in 87% of Negroes [6].

Incidence

Mucosal melanoma is fortunately a rare condition. It has been estimated that between 15 and 20% of all malignant melanomas arise in the head and neck [7, 8] but that only 0.5–2% occur in the mucous membrane [9, 10] of which the majority affect the oral cavity [11]. The risk of developing mucosal disease is 1/6th that of cutaneous melanoma [7]. Shah, Huvos and Strong [4] found 74 patients between 1943 and 1977 with mucosal disease of which only 39 affected the nasal cavity. Malignant melanoma affecting the nasal cavity accounts for less than 1% of all malignant melanoma [2, 12, 13] where they constitute about 3.5% of all sino-nasal neoplasia [4, 14–16].

Age, Sex and Ethnic Origin

In a personal series of 52 patients which have been treated between 1961–1986 at the ILO, the ages range from 16–90 with the majority [44] presenting in the sixth to seventh decades, maximally between 60–69. Ninety-two per cent were over fifty at initial diagnosis. This is in keeping with the findings in the few other large series [14, 17].

The ratio of men to women is roughly equal with a slight male preponderance [14, 18] which is more marked in palatal lesions [3, 19].

The disease predominently affects Caucasians though it has been reported in Negroes constituting 16% in the Armed Forces Institute of Pathology series [14] and indeed one series found it to constitute 2.6% of all malignant melanomas affecting

---

Institute of Laryngology and Otology, London

Ugandan negroes [6]. Mucosal melanoma is also relatively common in Japan with the oral cavity being a favored site constituting 7.5% of all malignant melanomas and 34.4% of all mucosal melanoma [5].

Clinical Features

The majority of patients present with either unilateral nasal obstruction (46%), epistaxis (19%) or a combination of the two (23%). Few complain of pain (4%). Occasionally patients may notice proptosis (2%) in addition to other symptoms and sometimes swelling of the nose or an actual mass is visible at the vestibule (6%). The delay in presentation from the onset of symptoms is difficult to assess accurately but varies from one month to two years, the average being four months.

On the palate, a lump which frequently ulcerates and bleeds is the commonest presentation. As the disease progresses bone destruction may result and with alveolar lesions, loosening of the teeth. However, the symptoms may be minimal for some time and pain is rarely a feature, so a history of 1–7 years is not unusual.

Radiology

No specific features are associated with malignant melanoma. On plain x-ray a soft-tissue mass may be seen in the nasal cavity (25%) and there may be evidence of bone destruction in 50% of cases. The extent of this can be better defined with CT scanning when orbital and anterior cranial fossa involvement can be demonstrated in half the cases.

Site of Origin

The commonest site of origin is from the lateral wall in particular the middle and inferior turbinates, followed by the nasal septum. However patients may also have disease arising from the maxilla and ethmoids. Although the frequency of the sites of origin is said to correlate with areas of pigmentation in the noses of normal Ugandan Africans [6] it is of interest that tumours do not arise from the olfactory region where pigmentation is greatest. In addition disease may be too extensive to determine the exact site of origin.

Malignant melanoma in the nose is almost always a primary lesion. It is an unusual site for secondary deposits but Allen and Spitz [12] have suggested that patients with malignant melanoma have an increased liability to develop a second primary tumour in another site.

The oral cavity is a somewhat less common site than the upper airway for malignant mucosal melanoma, with the palate and upper alveolar gingivae most frequently affected [4, 5, 15, 17, 19, 20]. Consequently nearly 80% arise in the mucosa of the upper jaw [3].

Histopathology

The macroscopic appearances are variable. The tumour may be polypoid and friable, bleeding easily on touch, with evidence of infiltration and bone destruction, or the lesions can be firmer and more sessile. It can look deceptively benign [8]. A brownish black coloration is apparent in 75% of cases but the unwary should beware of amelanotic areas and satellite lesions. Indeed up to 10% of tumours may be completely amelanotic [21].

Diagnosis can often be difficult as the tumour is composed of polygonal or spindle-shaped cells with many mitotic figures which may be confused with anaplastic and other small-cell tumours such as lymphoma and olfactory neuroblastoma. The identification of melanin pigment in tumour cells is an important part of light microscopy but to some extent this has been superceded by the immunocytochemical identification of protein S100 which is particularly helpful in the absence of melanin pigment. In addition electron microscopy can occasionally confirm diagnosis in difficult cases by the demonstration of melanosomes, ovoid structures in the cytoplasm which are the precursors of melanin. It is often possible to detect melanogens in the urine particularly in the presence of large tumour bulk or disseminated metastases.

Natural History

Mucosal melanoma is always a malignant condition and no 'benign' variants have so far been described. Clark's technique [22] of correlating depth of invasion and junctional activity with prognosis are not applicable to mucosal melanoma and no satisfactory staging system exists.

Between 10 and 18% of patients will present with cervical lymphadenopathy [15, 18] and 4% with lung metastases [18]. Local recurrence, cervical lymphadenopathy and metastatic disease can occur at any time [23] though Gallagher [24] reported that 55% of patients manifested this within one year of diagnosis. Systemic metastases are found in the lung, liver, brain and skin and the vast majority of patients will die of or with such secondary disease.

Management (Table 1)

Radical local surgery alone or in combination with other modalities has been the treatment of choice [18]. Total excision is often compromised by the presence of amelanotic areas and satellite lesions. The majority of our patients have undergone

Table 1. Results of Treatment

	Surgery	Surgery & Radiotherapy	Surgery & Radiotherapy & Chemotherapy	Surgery & Chemotherapy	Chemotherapy
Dead <1 yr	7	–	3	2	–
Survival					
1 – 3 yrs	13	3	2	3	1
3 – 5	4	–	1	2	–
5 – 10	2	2	–	1	–
10+	–	5	–	1	–
Total 52					

lateral rhinotomy (79%). In addition total rhinectomy (8%), craniofacial resection (6%) and total maxillectomy (4%) has also been performed. This can be followed by repeated excision as local recurrence occurs with cryosurgery or laser. Elective neck dissection is of no benefit and may even be detrimental. Removal of individual cervical nodes is more appropriate to the natural history.

Radiotherapy has also been used in treatment but only in combination with surgery and/or chemotherapy. Although the tumour is said to be radioresistant, it may rather be that the cells have a great capacity to repair after subtotal radiation damage [9]. Chemotherapy has been used alone or in combination with radiotherapy or surgery though no single agent has proved of great benefit. Interest in the immune balance between host and tumour led to the use of topical BCG injected in tissue adjacent to the tumour in some early series but neither this nor recent use of autoantibodies has been rewarding.

Prognosis (Table 2)

Looking at our patients and those of others [25], the age and sex of the patients does not affect the outcome and histological features such as quantity of pigmentation, mitoses and pleomorphism do not correlate with prognosis.

Despite the relative lack of radiosensitivity, some of the longest survivors are those receiving surgery and radiotherapy. In our series, the time from presentation to death varied from 4 months to 20 years and the average survival time was 3 years and 7 months compared with 2.3 years reported by Gallagher [24]. It is an undisputed fact that the prognosis with this tumour is poor with more than 50% dead within 3 years and just over 66% dead within 5 years (and half of those alive have residual disease). Five year survival rates of 6.5–31% have been quoted [4, 14, 15, 17, 23, 26] but the natural history of the disease makes five-year survival meaningless and the patient is constantly at risk of death from this condition from which virtually all will succumb eventually. The palatal lesions have an even worse prognosis with the majority dead within one to two years from presentation. The cause of death in the majority of patients it melanomatosis.

Table 2. Five Year Survival in Literature

Author		No of cases survival	Female:male	Age range	5 year
Harrison/Lund	Nose/Sinuses	52	24:28	16–90	34%
Moore & Martin [2]	Nose/Sinuses	9	–	–	0%
	Upper Alveolus	7	–	–	8%
Chaudhry [3]	Upper Alveolus	75	1:1.9	22–90	3%
Shah et al. [4]	Nose/Sinuses	45	–	–	20%
	Upper Alveolus	12			17%
Holdcraft et al. [14]	Nose/Sinuses	39	15:24	17–84	11%
Freedman et al. [15]	Nose/Sinuses	56	23:33	–	31%
Eneroth et al. [17]	Nose/Sinuses	24	–	34–80	17%
	Oral Cavity	17			
Trodahl [19]	Upper Alveolus	42	36:6	24–79	22%

Clearly this is much worse than for cutaneous melanoma where 77% can expect to be alive at five years if there is no nodal involvement [27]. Our personal experience with a relatively large number of patients suggests that they may be broadly divided into three clinical groups which is related to the individual's host–tumour relationship. Some patients die within a few weeks or months of presentation with rapidly disseminating disease despite surgery. Others have a long expectation of many years with no recurrence until some event disturbs the immunological balance such as an infection and promotes dramatic recurrence.

The rest may survive for reasonable periods punctuated by frequent local recurrences and cervical lymphadenopathy which can be controlled surgically. However, evidence suggests that formal radical neck dissection may actually promote lymphatic dissection by encouraging more distant drainage and simple node removal is preferable. It is the unpredictability of the immunological balance which led to the use, albeit in vain, of topical BCG in the past and may offer some hope for the future.

Literatur

1. Zak FG, Lawson W (1974) The presence of melanocytes in the nasal cavity. Ann Oto Rhinol Laryngol 83:515–519
2. Moore ES, Martin H (1955) Melanoma of the upper respiratory tract and oral cavity. Cancer 8:1167–1176
3. Chaudhry AP, Hampel A, Gorlin RJ (1958) Primary melanoma of the oral cavity. Cancer 11:923–928
4. Shah JP, Huvos AG, Strong EW (1977) Mucosal melanomas of the head and neck. Am J Surg 134:531–535
5. Takagi M, Ishikawa G, Mori W (19749 Primary malignant melanoma of the oral cavity in Japan. Cancer 34:358–370
6. Lewis MG, Martin JAM (1967) Malignant melanoma of the nasal cavity in Ugandan Africans. Cancer 20:1699–1705
7. Hyams VJ, Batsakis JG, Michaels L (1988) Tumors of the upper respiratory tract and ear. Armed Forces Institute of Pathology, Washington. Second Series Fascicle 25
8. Conley J, Pack GT (1974) Melanoma of the mucous membranes of the head and neck. Arch Otolaryngol 99:315–319
9. Harwood AR (1984) Melanoma of the Head and Neck. In: Million RR, Cassisi NJ (eds) Management of Head and Neck Cancer. Lippincott, pp 513–528
10. Iversen K, Robins RE (1980) Mucosal malignant melanomas. Am J Surg 139:660–664
11. Michaels L (1987) Ear, Nose and Throat Histopathology. Springer, Berlin Heidelberg New York London Paris Tokyo, pp 192
12. Allen AC, Spitz S (1953) Malignant melanoma. Cancer 6:1–45
13. Mesara BW, Burton WD (1968) Primary malignant melanoma of the upper respiratory tract. Cancer 21:217–225
14. Holdcraft J, Gallagher JC (1969) Malignant melanomas of the nasal and paranasal sinus mucosae. Ann Otol Rhinol Laryngol 78:1–20
15. Freedman HM, DeSanto LW, Devine KD, Weiland LH (1973) Malignant melanomas of the nasal cavity and paranasal sinuses. Arch Otolaryngol 97:322–325
16. Snow GB, Van der Esch EP, Van Slooten EA (1978) Mucosal melanomas of the head and neck. Head Neck Surg 1:24–30
17. Eneroth CM, Lundberg C (1975) Mucosal malignant melanomas of the head and neck. Acta Otolaryngol 80:452–458
18. Lund VJ (1982) Malignant melanoma of the nasal cavity and paranasal sinuses. J Laryngol Otol 96:347–355
19. Trodahl JN, Sprague WG (1970) Benign and malignant melanocytic lesions of the oral mucosa. Cancer 25:812–823

20. Soman CS, Sirsat MV (1974) Primary malignant melanoma of the oral cavity in Indians. Oral Surg 38:426–434
21. Crone RP (1966) Malignant amelanotic melanomas of the nasal septum and maxillary sinus. Laryngoscope 76:1826–1833
22. Clark WH, From L, Bernadino EA, Mihm MC (1969) The histogenesis and histologic behaviour of primary human melanoma of the skin. Cancer Res 29:707–720
23. Harrison DFN (1976) Malignant melanomata arising in the nasal mucous membrane. J Otolaryngol 90:993–1005
24. Gallagher JC (1970) Upper respiratory melanoma: pathology and growth rate. Ann Otol Rhinol Laryngol 79:551–556
25. Batsakis JG, Regezi JA, Solomon AR, Rice DH (1982) The pathology of head and neck tumors: mucosal melanomas, Part 13. Head Neck Surg 4:404–418
26. Ravid JM, Esteves JA (1960) Malignant melanoma of nose and paranasal sinuses and juvenile melanoma of the nose. Arch Otolaryngol 72:431–444
27. Mundth ED, Guralnick EA, Raker JW (1965) Malignant melanoma: a clinical study. Ann Surg 162:15–28

Melanome der Vagina und der Vulva

N. Vavra, M. Seifert, K. Czerwenka, H. Kucera, H. Salzer, G. Freilinger, H. Mandl, K. Weghaupt

Etwa 2–9% aller Malignome der Vulva und etwa 3% aller bösartiger Tumore der Vagina sind Melanome. Der Anteil der Vulva an der gesamten Oberfläche der Haut ist zwar nur 1%, doch treten 3–5% aller Melanome im Vulvabereich auf. Somit zählt die Vulva zu den Prädilektionsstellen dieses Malignoms.

Da in den letzten Jahren eine Zunahme der Melanome beschrieben wird, muß demnach den Melanomen im Genitalbereich, wenn diese auch selten auftreten, eine vermehrte Beachtung geschenkt werden.

In allen Studien wird auf die entscheidende Bedeutung der Tumorinvasionstiefe hingewiesen, da eine Zunahme der Invasion mit einer hochsignifikanten Vermehrung von Lymphknotenmetastasen einhergeht. Wenn auch die radikale Operation mit Entfernung der Lymphknoten die Standardtherapie darstellt, so gibt es zum Wert der Radikaloperation gegenüber einer alleinigen lokalen Tumorexzision ebenso widersprüchliche Studien, wie zur Bedeutung einer adjuvanten Bestrahlung [6, 15].

In dieser Studie wollen wir 18 Melanomfälle der Vulva und Vagina vorstellen und den Stellenwert von Prognosefaktoren analysieren und unsere Ergebnisse mit jenen anderer Autoren vergleichen. Weiters wird der Krankheitsverlauf einer Patientin mit einem Vaginal-Melanom geschildert. Auch wenn in vielen Arbeiten auf die, im Vergleich zur Operation, geringe Bedeutung der aktinischen Therapie bei Melanomen hingewiesen wird, so gibt es ebenso Studien, die auf die kurative Wirkung der Strahlentherapie hinweisen.

Material und Methode

In dieser Studie werden 17 Melanomfälle, die zwischen 1977 und 1987 an der Strahlenabteilung der I. Frauenklinik behandelt wurden, analysiert. 12 dieser Melanome traten im Vulvabereich, 5 in der Vagina auf. Zusätzlich wird über einen Fall von Vaginal-Melanom berichtet, der an der I. UFK in Zusammenarbeit mit der I. Chirurg. Universitäts-Klinik behandelt wurde.

Die Stadieneinteilung erfolgte klinisch nach den FIGO Kriterien für Vulva- bzw. Vaginalkarzinome. Die histologische Diagnose wurde von unserem Pathologen (K.C.) gestellt, in 5 Fällen wurde die Patientin von anderen Spitälern unserer Abteilung zugewiesen, weshalb die Präparate nicht nachbefundet werden konnten.

Die Behandlung bei Vaginal- und Vulvamelanomen wurde entsprechend der Vorgangsweise bei Karzinomfällen durchgeführt.

Während in der Therapie des Vulvakarzinoms die Bedeutung der Operation unbestritten ist, so gilt die primäre Strahlentherapie als Standardbehandlung des Vaginalkarzinoms.

I. Univ. Frauenklinik Wien, II. Chirurg. Univ. Klinik Wien

Unser Therapiekonzept besteht beim Vulvakarzinom aus einer Elektroresektion und Koagulation der Vulva weit im Gesunden. Die Inguinallymphknoten werden nur ab einer Größe von 2 cm entfernt, in allen Fällen erfolgt postoperativ eine Bestrahlung der Inguinalregion.

Die Bestrahlung des Vaginalkarzinoms richtet sich nicht nach einem Standardschema, da den individuellen Erfordernissen der Tumorausbreitung Rechnung getragen werden muß. Aus diesem Grund werden nur Richtdosen angestrebt, die sich letztlich an den Toleranzdosen für Blase und Rektum orientieren (60 Gy) und die, wenn es die Karzinomausdehnung erfordert, im Einzelfall auch überschritten werden müssen.

Ergebnisse

Da Melanome im Genitalbereich selten auftreten, gibt es kaum Studien, die über größere Fallzahlen berichten. Auch unser Kollektiv läßt aufgrund der geringen Fallzahl nur beschränkt eine statistische Auswertung zu. Wir haben deshalb die Daten unserer Patientinnen, nach Tumorlokalisation aufgeschlüsselt, in einer Tabelle übersichtlich dargestellt.

Es zeigt sich dabei:

- daß von 12 Patientinnen mit Vulvamelanomen 6 Frauen (50%) jünger als 53 Jahre bei Diagnosestellung waren, andererseits aber ein Drittel aller Frauen bereits das 80. Lebensjahr überschritten hatten,
- daß von 8 Patientinnen, die jünger als 70 Jahre waren, 50% überlebten, während von jenen 10 Frauen älter als 70 Jahre 8 am Tumor verstarben, eine gilt als verschollen, eine verstarb interkurrent,
- daß alle 4 Frauen mit Vulvamelanomen kleiner 2 cm im Durchmesser (T1) und klinisch unauffälligen Lymphknoten (N0, N1) überlebten (eine verstarb interkurrent), während alle anderen Patientinnen am Melanom verstarben,
- daß ein Großteil der Patientinnen erst mit fortgeschrittenen Fällen zur Operation zugewiesen wurden. So fand sich nur in 3 Fällen ein Clark-Level II oder III, während bei 11 Patientinnen der Tumor bereits tiefer infiltrierte (Clark-Level IV, V),
- daß in unserem Kollektiv weder die Geschwulstform, noch der Zelltyp, oder Ulcerationen und Gefäßeinbrüche einen Einfluß auf die Prognose ausübten,
- und daß eine Patientin mit einem tief infiltrierenden Vaginalmelanom und alleiniger Strahlentherapie seit 52 Monaten beschwerdefrei lebt, alle anderen Patientinnen mit einem Melanom der Scheide jedoch innerhalb der folgenden 3 Jahre verstarben.

Diskussion

Über lange Zeit hinaus galt das maligne Melanom als strahlenresistent, eine Feststellung, die schon fast traditionell im klinischen Schrifttum weitergegeben wird [15]. Wenn sich auch die radikale chirurgische Primärbehandlung dieses Malignoms in der ganzen Welt durchgesetzt hat, so wird doch auch in einigen Arbeiten auf die kurative, vor allem aber palliative Therapiemöglichkeit mit der Strahlentherapie hingewiesen [6, 15]. Auch Ariel [1] erwähnt die relativ gute Strahlenempfindlichkeit der Schleimhautmelanome und der Prozesse an der Vulva.

Die vielfach ablehnende Haltung zu dieser Therapieform stützt sich auf die Notwendigkeit hoher Dosen, die bei einer radiologischen Primärtherapie erforderlich

Tabelle 1. Fallanalyse, nach Lokalisation aufgeschlüsselt

	Alter	T	N	Hist	Clark	Zellt.	Ulc.	Gefäße.	Ther.	Status	Mon
Vulvamelanome											
G. A.	92	1	1	NM	IV	epith.	nein	ja	OP	interk+	15
H. R.	52	2	2	NM	IV	epith.	nein	ja	OP+Irr	+	16
J. K.	86	3	2	n.e.	n.e.	n.e.	ja	n.e.	Irr.	+	37
K. M.	82	1	3	NM	V	spind.	ja	ja	OP+Irr	+	14
K. C.	38	1	0	LM	II	n.e.	nein	nein	OP	lebt	31
L. M.	78	1	2	NM	IV	epith.	ja	ja	OP+Irr	+	39
M. P.	53	1	0	NM	IV	epith.	ja	ja	OP	lebt	116
M. G.	69	2	2	NM	V	epith.	nein	ja	OP+Irr	versch.	21
S. D.	83	2	2	NM	IV	n.e.	nein	ja	OP+Irr	+	17
S. F.	53	2	0	NM	IV	spind.	nein	ja	OP+Irr	+	44
T. M.	45	1	0	NM	II	n.e.	ja	nein	OP+Irr	lebt	44
V. E.	39	2	1	NM	V	epith.	ja	nein	OP+Irr	+	10
Vaginalmelanome											
H. M.	74	2	x	SSM	III	spind.	nein	nein	Irr	+	6
J. H.	68	2	x	NM	IV	gem.	ja	n.e.	Irr	lebt	52
K. A.	81	2	x	NM	IV	epith.	ja	ja	Irr	+	30
P. M.	78	3	2	n.e.	n.e.	n.e.	ja	n.e.	Irr	+	20
R. A.	90	2	x	n.e.	n.e.	n.e.	ja	n.e.	Irr	+	6
L. I.	44	2	x	LM	n.e.	spind.	nein	nein	OP	+	11

sind. So werden wegen der breiten Schultern der Zellüberlebenskurven, die ein Hinweis auf eine relativ große Erholungsfähigkeit der Zellen sind, Vorteile von höheren Einzelfraktionen gegenüber den üblichen Fraktionierungen gesehen [7, 8, 12].

Wenn auch die malignen Melanome nicht im gleichen Ausmaß strahlenempfindlich wie z. B. die Plattenepithelkarzinome der Zervix sind, so sind sie doch nicht weniger radiokurabel als viele andere Tumore [15].

Während bei den extragenital gelegenen Melanomen eine stadienbezogene Therapie durchgeführt wird, unter Berücksichtigung der Risikofaktoren wie des Clark-Level, der vertikalen Tumordicke nach Breslow, der Mitosezahl, Ulcerationen oder einer unsachgemäßen Vorbehandlung, so gibt es zum prognostischen Wert einiger dieser Faktoren bei den Melanomen im Genitalbereich aufgrund der in den Studien geringen Fallzahlen noch keine Gewißheit.

Einen signifikanten Einfluß üben bei manchen Autoren die Geschwulstform (LM, SSM, NM) [4, 14] und die Mitoserate [11] aus. Bei Johnson [11] und Bradgate [2] ist das klinische Tumorstadium ein signifikanter Faktor, Podratz [14] und Phillips [13] fanden hingegen keine Korrelation mit den Überlebensraten. Während bei den extragenital gelegenen malignen Melanomen die Bedeutung des Invasionsgrades (Clark 1969), [5] und der Tumordicke (Breslow 1970), [3] bewiesen sind, so fehlt, wenn auch als Prognosefaktoren unbestritten, der statistische Nachweis für diese Parameter für die Melanome im Genitalbereich [4, 9–11, 13, 14]. Lediglich Bradgate [2] gelang der statistische Nachweis einer Prognoseverschlechterung bei Zunahme der Tumordicke. Bradgate et al. (1990) untersuchten an einem vergleichsweise großen Patientenkollektiv von 50 Vulvamelanomfällen den Einfluß aller wesentlichen Prognosefaktoren. Dabei wurde ein statistisch gesicherter Nachweis für folgende Parameter gefunden:

- Alter: 44% 5 Jahresüberlebensrate bis 65 Jahre, 16% über 65 Jahre, $p < 0{,}05$
- Stadium: Stadium I+II 57%, III+IV 0%, $p < 0{,}001$

- Lymphknotenbefall: neg. Lymphknoten 55%, pos. Lymphknoten 0%
- Tumordicke: bis 4 mm 60%, 4–8 mm 38%, >8 mm 10%
- Ulcerationen: keine Ulcerationen 62%, Ulcerationen vorhanden 27%, $p<0{,}01$
- Zelltyp: spindelzellig 48%, gemischtzellig 43%, epitheloid 15%, $p<0{,}05$
- Mitoserate: 57% für 0–4/10HPF, 24% für 5-/10HPF, $p<0{,}05$

Hingegen ist bei Bradgate nicht statistisch gesichert:

- operative Vorgangsweise. Radikaloperation 65%, Lokalexcision 52%
- Clarklevel: I keine Patientin, II 100%, III (nur 2 Pat.) 0%, IV 41%, V 17%
- Geschwulstform: SSM und NM 41%, keine Patientin mit LM

Diese Ergebnisse können an unserem zahlenmäßig kleineren Patientengut statistisch nicht nachvollzogen werden, doch stimmen sie mit unseren Beobachtungen überein, die eine Heilung vor allem in jenen Fällen möglich erscheinen läßt, in denen das Melanom frühzeitig erkannt wird und die Lymphknoten noch nicht mitbefallen sind.

Wenn auch in der Literatur nicht ohne Gegenstimmen [6], so scheint uns ein primär radikales operatives Vorgehen wichtig zu sein. Dies zeigt auch folgende Kasuistik einer 44jährigen Frau. Im November 1988 bemerkte diese Patientin introitusnahe, intravaginal einen Knoten, der Ende Dezember in einem auswertigen Spital exstirpiert wurde. Die Histologie ergab ein spindelzelliges Melanom, das an den Abtragungsrand heranreichte und somit nicht sicher in toto entfernt wurde. Die Patientin wurde uns über die I. Hautklinik zur Nachresektion zugewiesen. Da im Anschluß an die Nachresektion eine plastische Deckung geplant war, wurde die Operation nicht mittels Elektrokoagulation, sondern mit Skalpell vorgenommen. In Zusammenarbeit mit der II. Chirurgischen Universitäts-Klinik erfolgte im Februar 89 eine Excision weit im Gesunden, anschließend die plastische Deckung des Wundgebietes. Histologisch konnte kein Resttumor gefunden werden, auf eine weitere Nachbehandlung wurde somit verzichtet. 2 Monate später mußten im Bereich des Mons pubis sowie des linken Labiums mehrere bohnengroße Metastasenbildungen beobachtet werden. Es wurden nun an der I. Hautklinik mehrere Zyklen Chemotherapie sowie Interferon verabreicht, unter der es jedoch zu einer Progression kam. Man entschloß sich deshalb zu einer palliativen Tumorresektion. Im September 89 erfolgte eine Vulvektomie mit inguinaler Lymphonodektomie, mit neuerlicher plastischer Deckung des Areals. Das weitere Fortschreiten der Tumorbildung konnte jedoch durch diesen Eingriff nicht verhindert werden. Im November 89, knapp ein Jahr nach der Erstoperation verstarb die Patientin an ihrer Erkrankung.

Unsere Ergebnisse zeigen, daß mit einer radikalen operativen Vorgangsweise, wie der radikalen elektro-chirurgischen Vulvektomie, bei kleinen Tumoren ein gutes Ergebnis erzielt werden kann, daß aber in fortgeschrittenen Fällen, wie auch in anderen Studien berichtet, nur ungünstige Überlebenszeiten erreicht werden. Einer frühzeitigen Diagnose muß demnach vermehrte Aufmerksamkeit geschenkt werden.

Literatur

1. Ariel IM (1981) Malignant melanoma. Appleton-Century-Crofts, New York
2. Bradgate MG, Rollason TP, McConkey CC, Powell J (1990) Malignant melanoma of the vulva: a clinico-pathological study of 50 women. Br J Obstet Gynaecol 97:124–133
3. Breslow A (1970) Thickness, cross-sectional areas and depth of invasion in the prognosis of malignant melanoma. Ann Surg 172:902–908
4. Chung AF, Woodruff JM, Lewis JL (1975) Malignant melanoma of the vulva: A report of 44 cases. Obstet Gynecol 45:638–646

5. Clark WH Jr, From L, Bernardino EA, Mihm MC (1969) Histogenesis and biologic behaviour of primary human malignant melanoma of the skin. Cancer Res 29:705–722
6. Davidson T, Kissin M, Westbury G (1987) Vulvo-vaginal melanoma–should radical surgery be abandoned? Br J Obstet Gynaecol 94:473–476
7. Habermalz HJ, Fisher JJ (1976) Radiation therapy of malignant melanoma. Experiences with high individual treatment doses. Cancer 38:2258
8. Hornsey S (1978) The relationship between total dose, number of fractions and fraction size in the response of malignant melanoma in patients. Br J Radiol 51:905
9. Itala J, di Paola GR, Rueda NG, Lloret IP, Buquet R (1986) Melanomas of the vulva. J Reprod Med 31:836–838
10. Jaramillo BA, Ganjei P, Averette HE, Sevin B-U, Lovecchio JL (1985) Malignant melanoma of the vulva. Obstet Gynecol 66:398–401
11. Johnson TL, Kumar NB, White CD, Morley GW (1986) Prognostic features of vulvar melanoma: A clinicopathologic analysis. Int J Gynecol Pathol 5:110–118
12. Overgaard J (1980) Radiation treatment of malignant melanoma. Int J Radiat Oncol Biol Phys 6:41
13. Phillips GL, Twiggs LB, Okagaki T (1982) Vulvar melanoma: A microstaging study. Gynecol Oncol 14:80–88
14. Podratz KC, Gaffey TA, Symmonds RE, Johansen KL, O'Brien PC (1983) Melanoma of the vulva: An update. Gynecol Oncol 16:153–168
15. Scherer E, Bamberg M, Strötges MW, Müller RD, Welp R (1982) Die Rolle der Strahlentherapie bei der interdisziplinären Behandlung des malignen Melanoms. Strahlentherapie 158:131–138

Das anorektale Melanom

E.-M. Kokoschka, E. Marek

Das primäre anorektale Melanom ist ein seltener maligner Tumor im Bereiche des Enddarms, der aufgrund einer oft langen klinisch stummen Latenz eine generell ungünstige Prognose aufweist. Erstmals 1857 von Moore [2] beschrieben, finden sich in der Literatur bereits über 500 gut dokumentierte Fälle. Anorektale Melanome entsprechen circa 3% aller primären Melanome und stellen 0,5% aller Neoplasien des Anorektums dar. Als Primärlokalisation ist das Anorektum nach Haut und Auge die dritthäufigste Ursprungsstelle für das Auftreten dieses malignen Pigmenttumors [1].

Die chirurgische Intervention stellt heute, wie auch bei anderen Hautmelanomen, die primäre Therapie der Wahl dar. Es besteht jedoch ein breites Spektrum von Eingriffsmöglichkeiten, die zur Primärintervention herangezogen werden können: Die operative Palette reicht einerseits von der weiten lokalen Excision mit oder ohne Lymphadenektomie inguinal beidseits bis zur radikalen abdominoperinealen Rektumexstirpation (APR) mit ausgedehnter Lymphadenektomie.

Die vorliegende Studie sollte zeigen, ob ein radikaler chirurgischer Eingriff im Sinne der ARP und der damit einhergehenden verminderten Lebensqualität für den operierten Patienten im Vergleich zu einer lokalen Tumorumschneidung eine wesentliche Verbesserung der Überlebenszeit dieser Patienten erbringen kann. Weiterhin sollte geklärt werden, ob eine elektive Lymphknotendissektion eine sinnvolle Erweiterung der operativen Maßnahmen darstellt.

Das circa 15 cm lange Rektum besteht aus dem Analkanal, der transitorischen Zone der Linea pectinata. Die Mukosa des Analkanales zeigt einen opaque rosa Farbton, wird stärker pigmentiert in der Region der Morgagni'schen Krypten und ist grünlich-rosa im Rektum.

Das Plattenepithel der verhornten Mukusa des Analkanals ist pigmentiert. Das Pigment verliert sich aber nach proximal und kurz vor dem Schließmuskel.

Der Lymphabfluß des Anorektums variiert entsprechend der topographischen Lokalisation. Der inferiore Lymphabfluß drainiert den unteren Teil des Analkanals, die Haut des Perineums und fließt in die oberflächlichen inguinalen Lymphknoten ab. Die mittlere Gruppe drainiert die anorektale Region direkt proximal und fließt einerseits in den lymphatischen Plexus der Rectalmukosa, andererseits zu den hypogastrischen und obturatorischen Lymphknoten ab. Die obere Gruppe drainiert das distale Rektum in Richtung der oberen haemorrhoidalen Gefäße.

Die lokale Tumorausbreitung durch den Primärtumor erfolgt relativ früh submucös nach proximal und in das distale Rektum. In der Folge kommt es zu einer lymphogenen Metastasierung in die pararektalen, paraaortalen und inguinalen Lymphknotengruppen, sowie zu einer generalisierten haematogenen Metastasierung über die Vena porta in Leber, Lunge, Herz, Haut und Knochen.

II. Universitäts-Hautklinik Wien

Tabelle 1.

Alter bei Diagnose	Stadium bei Diagnose	Therapie	Lokalisation	Überlebens-zeit	Metastasierung
Gruppe A = Abdominoperineale Rektumresektion					
72a	I	APR	Übergang von Plattenepithel zu Dickdarm-SH	14,5 Mo.	Leber, Unterbauch
75a	I (aber US n. vorh.)	APR	4 cm v. Anus, Dickdarmmukosa	27,5 Mo.	Lunge, Knochen, Leber
55a	III	APR + ing. LK	0,5 cm v.d. Analmanschette	13,5 Mo.	Lunge, Cerebrum
Gruppe B = lokale Tumorexstirpation LE					
45a + 11 Mon.	I	LE	Analpolyp, überzogen mit n. verhornendem Plattenepithel	112 Mo. lebt noch	keine
52a	I	LE	Rektumpolyp bei 5 cm VW im Analkanal, überzogen v. Plattenepithel	45 Mo. lebt noch	keine
62a	III	LE	SH aus anorektalen Übergang	11,7 Mo.	Leber, Knochen
Gruppe B1 = lokale Tumorexstirpation LE → Lokalrezidiv → APR					
72a + 10 Mon.		LE	3 cm v. Linea anocutanea	23 Mo.	Leber, Lunge, Milz, Pleura, abdom. LK, Stenosierung des Ureters d. Meta
66a	I	LE APR + PE ing. LK	6 cm v. Linea anocutanea	93 Mo.	Knochen, Leber, Lunge

Die vorliegende retrospektive Studie umfaßte 9 Patienten mit der klinischen Diagnose anorektales Melanom, welche in einem Zeitraum zwischen 1977 bis 1990 an der Tumorambulanz der II. Universitäts-Hautklinik Wien betreut wurden. Es handelte sich dabei um 9 Frauen mit einem Durchschnittsalter von 62,3 Jahren, 1 Patientin war aufgrund unklarer histologischer Verhältnisse nicht auswertbar. Die primäre Lokalisation der malignen Tumoren im Rektum zeigt Tabelle 1 auf. Die Erstuntersuchung der Patienten erfolgte naturgemäß an einer chirurgischen Abteilung. Die primäre Diagnose des malignen Melanoms im Rektum wurde in allen Fällen durch Rektoskopie und Tumorbiopsie erbracht.

Klinisch zeigten die Patienten bei der Aufnahme sehr diskrete Symptome wie mäßige Schmerzen bei der Defäkation oder Blutspuren im Stuhl, die in Richtung anorektaler Tumorbildung weisen konnten, ausgenommen jener Patienten, die bereits schon eine ausgedehnte Metastasierung aufwiesen. Die meisten Tumoren waren größer als 2 cm, oberflächlich ulzeriert. Bei der ersten Inspektion waren fast alle Tumore polypoid und/oder vom verrucösen Typ. Die operative Behandlung wurde an den Chirurgischen Abteilungen des Kaiserin Elisabeth-Spital Wien sowie des Sankt Josef-Krankenhauses Wien durch zwei Chirurgen primär durchgeführt. Dabei wurden unterschiedliche Operationstechniken angewendet, die aufgrund individueller Situationen des Patienten ausgewählt worden waren. Einerseits handelte es sich dabei um klar palliative Prozeduren, andererseits um limitierte Resektionen, um den Patienten keine größeren Eingriffe zuzumuten (Tabelle 1).

Gruppe A: Bei 3 Patientinnen wurde primär eine synchrone abdominoperineale Rektumexstirpation mit nachfolgender Cholostomie durchgeführt. Gleichzeitig wurden beidseits Lymphknoten en bloc inguinal reseziert.

Gruppe B: Bei 5 Patientinnen wurde nur eine lokale Tumorexstirpation vorgenommen. Aus dieser Gruppe zeigten 2 Patientinnen nach 10 bzw. nach 44 Monaten ein Lokalrezidiv und wurden in einem Zweiteingriff einer abdominoperinealen Rektumexstirpation zugeführt (Gruppe B 1). Die gleichzeitig inguinale Lymphknotenexstirpation bei zwei Patienten ergab keinen histologischen Anhalt für Tumorzellabsiedelungen durch den Primärtumor in inguinalen Lymphknoten.

Bei dem vorliegenden Patientengut fällt auf, daß es sich vorwiegend um weibliche Tumorpatienten handelt, eine Geschlechtsprävalenz, die kein Entsprechen in der internationalen Literatur hat. Entsprechend der UICC-Klassifikation des klinischen Stadiums befanden sich 5 Patientinnen zum Zeitpunkt der Diagnose im klinischen Stadium I, daß heißt es zeigte sich nur ein lokales Wachstum des Primärtumors, 3 Patientinnen hingegen im klinischen Stadium IV mit einem weiten Metastasierungsspektrum (siehe Tabelle 1).

8 weibliche Patienten mit Rektummelanom zeigten eine absolute Überlebenszeit (ÜLZ) ab Diagnose von durchschnittlich 42,5 Monaten. Von 5 Patientinnen im klinischen Stadium I unterzogen sich 2 einer APR und zeigten eine durchschnittliche Überlebenszeit von 21 Monaten, hingegen 3 nur eine lokale Tumorresektion mit einer durchschnittlichen Überlebenszeit von 83,3 Monaten. Die beiden Patientinnen im klinischen Stadium III überlebten den Primäreingriff (APR mit inguinaler Lymphknotenexstirpation bzw. lokaler Tumorresektion) nur circa 12 Monate. Von 8 auswertbaren Patienten haben nur 2=25% die Diagnosestellung um 5 Jahre überlebt. Diese beiden Patienten hatten primär nur eine lokale Tumorexstirpation erfahren.

1 Patientin zeigte nach mehr als neun Jahren keine Zeichen einer Tumorprogression, hingegen erlitt die andere nach fast 4 Jahren ein Lokalrezidiv, welches mittels APR mit elektiver inguinaler Lymphknotendissektion neuerlich entfernt wurde. Die Patientin verstarb 7 Jahre nach Erstdiagnose. Allerdings konnte kein Anhalt auf den direkten Zusammenhang mit der Tumorerkrankung eines anorektalen Melanoms erbracht werden.

Die Ergebnisse einer alleinigen chirurgischen Behandlung bei anorektalen Melanomen bei weiblichen Patienten können primär als relativ enttäuschend angesehen werden. Obwohl es sich um eine kleine inhomogene Gruppe von Patienten handelt, kann gesagt werden, daß die klinischen Ergebnisse nicht durch erweiterte Operationstechniken wie abdominoperineale Resektion mit oder ohne elektiver Lymphknotendissektion inguinal beeinflußt werden können. Die 2 Patientinnen mit einer Überlebenszeit von über 5 Jahren waren der Gruppe der rein lokalen Dissektion zugeteilt. Diese Ergebnisse gliedern sich in die teilweise sehr inhomogenen Literaturberichte gut ein [3].

Beim primären Rektummelanom muß zum Unterschied von anderen malignen anorektalen Tumoren berücksichtigt werden, daß die Prognose wie bei anderen Schleimhaut- und Hautmelanomen durch histologische Kriterien (Eindringtiefe, histologische Tumordicke, Tumorzelltyp, lymphozytäres Infiltrat) beeinflußt werden. Es muß daher die Wahl des chirurgischen Eingriffes entsprechend dem histologischen Befund, der genauen Topographie und dem allgemeinen Zustand des Patienten richten und darf nicht wie bisher, individuell gehandhabt werden.

Literatur

1. Mason JK, Helwig EB (1966) Ano-rectal melanoma. Cancer 19:39–50
2. Moore W (1857) Recurrent melanoma of the rectum after previous removal from the verge of the anus in a man aged sixty-five. Lancet I:290
3. Pack GT, Oropeza R (1967) A comparative study of melanoma and epidermoid carcinoma of the anal canal: A review of 20 melanomas and 29 epidermoid carcinomas. Dis Colon Rectum 10:161–176

Palliative chirurgische Therapie beim malignen Melanom

I. Besznyák

Die palliativ-chirurgische Behandlung eines malignen Melanom ist real gesehen nur in Ausnahmefällen eine effektive Therapie, denn in solchen Fällen ist der maligne Prozeß bereits über das lokalisierte Stadium hinaus und ist keinesfalls mehr eine „Messerfrage". Dennoch führen wir in derartigen Fällen chirurgische Eingriffe aus, denn in unseren Tagen sichern diese – allein oder als Teil einer komplexen Therapie – die besten, leider sehr bescheidenen Ergebnisse.

Zwischen 1977 und 1986 haben wir im Landesinstitut für Onkologie Budapest 1874 an malignen Melanomen leidende Patienten behandelt. 56% waren Frauen und 44% Männer. Die Altersverteilung zeigte eine Kurve mit einem Altersgipfel zwischen dem 5. und 7. Lebensjahrzehnt (58% aller Melanompatienten). Die Lokalisation (Kopf-Hals: 19%, Rumpf: 36%, obere Extremitäten: 15%, untere Extremitäten: 30%) und Stadieneinteilung (Stadium I: 82%, Stadium II: 15%, Stadium III: 3%) der Tumoren entspricht praktisch den Angaben der Weltliteratur. Aufschlüsselung nach der allgemein anerkannten klinischen Einteilung: SSM: 50%, NM: 35%, LMM: 9%, ALM: 4%. In 2% der Fälle mußten wir den Tumor aus verschiedenen Gründen den sogenannten nicht klassifizierbaren malignen Melanomen zuordnen.

In bezug auf die palliativ-chirurgische Therapie der malignen Melanome möchten wir 3 Probleme erörtern:
1. die Chirurgie der regionalen Lymphknoten,
2. die Extremitätenperfusion und
3. die Chirurgie von Fernmetastasen.

1. Chirurgie der regionalen Lymphknoten

Die chirurgische Behandlung des Primärtumors erfolgt heute zumeist nach allgemein anerkannten Regeln. Diskutiert wird nach wie vor der Wert der regionären Lymphadenektomie.

In den 60er Jahren führte ein Teil der Autoren – so auch wir – sogenannte prophylaktische Blockdissektionen aus. Die Fünfjahres-Überlebensrate der 79 von uns dissezierten Patienten war nicht besser als die der 172 Patienten ohne prophylaktische Dissektion.

Nach genauer Klärung des biologischen Verhaltens der malignen Melanome führten wir – unter Berücksichtigung der grundlegenden Untersuchungen von Clark und Mitarb. sowie Breslow – zwischen 1977 und 1986 in 453 Fällen eine Blockdissektion

---

Chirurgische Abteilung, Landesinstitut für Onkologie, Budapest, Ungarn

durch (256 axilläre, 179 inguinale bzw. ilioinguinale, 18 zervikale Dissektionen). Die Eingriffe waren mit einer unverhältnismäßig hohen Komplikationsrate behaftet. Im Zusammenhang mit den 453 Dissektionen sehen wir in 21,4% der Fälle Wundheilungsstörungen. Bedeutende Serombildung, Lymphfisteln haben sich im Zusammenhang mit den ilioinguinalen Dissektionen in 40,2% der Fälle, nach axillären Dissektionen in 11,7% der Fälle entwickelt, wogegen die zervikalen Dissektionen in keinem einzigen Fall von einer solchen Komplikation begleitet waren.

Unser heutiger Standpunkt in bezug auf die chirurgische Therapie der regionalen Lymphknoten bei malignen Melanomen läßt sich folgendermaßen ganz kurz zusammenfassen:

Wir akzeptieren die Durchführung der *therapeutischen Dissektion* (Dissektion bei klinischem Verdacht auf regionale Lymphknotenmetastasen) und halten sie für gerechtfertigt.

Eine *prophylaktische (elektive) Dissektion* führen wir bei Tumoren der Größe pT_1 nicht aus, nehmen sie aber unbedingt vor bei Melanomen der Größen pT_3 und pT_4. Bei Melanomen der Größe pT_2 sehen wir bei der „low-risk“ Gruppe (Tumordurchmesser 1,5 mm) von der elektiven Blockdissektion ab, bei der „high risk“ Gruppe halten wir aber den Eingriff wie auch Waclawiczek u. Mitarb. [16] für erforderlich.

2. Extremitätenperfusion

Außerordentlich interessant ist die Entwicklung dieser Frage in der Therapie der malignen Melanome.

Die erste klinische regionale Perfusion führten im Juni 1957 Creech und Mitarb. [3] in New Orleans im Charity Hospital of Louisiana durch. Der Patient war ein 76jähriger Mann, auf dessen linkem Bein sich im Anschluß an die Entfernung eines Melanoms aus der Knöchelgegend multiple Satellitenmetastasen entwickelt hatten. Das Gliedmaß des Patienten wurde mit 120 mg Melphalan (L-PAM) perfundiert, womit eine komplette Remission erreicht wurde. Der Patient starb 16 Jahre später, im Alter von 92 Jahren, tumorfrei.

Auf der 80. Tagung der Deutschen Gesellschaft für Chirurgie in München haben wir 1963 bereits über die „Experimentelle regionäre Perfusion der Extremitäten mit Cytostatica“ berichtet [4]. Später haben wir die Behandlungsergebnisse von malignen Melanomen und Weichteilsarkomen veröffentlicht. Als Cytostatica verwendeten wir Mannomustin, Treninom und Senfnitrogen. Die Ergebnisse waren ziemlich bescheiden. Teils diese Tatsache, teils aber andere Ursachen bewogen uns, dieses Behandlungsverfahren aufzugeben, und so können wir also keinen Aufschluß über persönliche Erfahrungen geben.

Interessant ist auch die Feststellung von Burn [2] über die regionale Perfusion: „Der Enthusiasmus dauerte etwa ein Jahrzehnt, dann nahm das Interesse stufenweise ab, so daß heute nur noch in einigen Instituten diese Methode in weitem Kreise zur Anwendung kommt. Ich weiß nicht, ob wir dieses Verfahren nicht allzu früh verlassen haben. Der regionalen Perfusionstherapie hat man niemals die Chance gegeben, alle ihre wahren Möglichkeiten auszuschöpfen . . .“. Mit der Extremitäten-Perfusion wurden einzelne gute Resultate bei Melanomen beobachtet, aber auch hohe Rückfallraten.

In den letzten Jahren läßt sich ein neuer Aufschwung auf dem Gebiet der regionalen Perfusion beobachten, und dieses Verfahren erlebt eine Renaissance. Davon zeugen die Arbeiten von Aigner und Mitarb. [1], Krementz und Mitarb. [6, 7], Lejeune und Mitarb. [12, 14], Vaglini und Mitarb. [15].

3. Chirurgie der Fernmetastasen

Overett und Shiu [10] behandelten zwischen 1965 und 1979 im Memorial Sloan-Kettering Cancer Center 3296 Patienten mit Melanomen, von denen bei 176 Patienten eine Metastasektomie unterschiedlicher Lokalisation durchgeführt wurde. In 48% der Fälle handelte es sich um Solitärmetastasen, in 52% um multiple Metastasen. Bei den metastasektomierten Patienten betrug die Überlebenszeit 8,5 Monate. 15 der 176 Patienten lebten länger als 5 Jahre, doch starben alle an Melanomen mit Ausnahme von zwei Kranken. Von den 74 Patienten mit multiplen Metastasen waren 2 Jahre nach der Metastasektomie nur noch 2 am Leben!

Trotz dieser Ergebnisse sind die Autoren der Meinung, daß "the diagnosis of distant metastatic melanoma should not be dismissed immediately as a nonsurgical problem" [10].

Bei den Fernmetastasen ist die Operationsindikation abhängig von der Lokalisation, der Zahl der Metastasen und der Zeit bis zur Progression. Wichtig ist eine sorgfältige Patientenauswahl. Einige Patienten profitieren von den wiederholten Metastasenresektionen, wenn auch die Überlebenszeiten für die Mehrheit eines Kollektivs kurz sind [5].

Ein Langzeitüberleben nach der Diagnose von Organmetastasen wird nur sporadisch beobachtet. Dies wurde auch durch unsere klinischen Erfahrungen unterstützt.

Wir haben in 46 Fällen einen Eingriff wegen Metastasen von fortgeschrittenen malignen Melanomen durchgeführt. In 24 Fällen waren es extraregionale, in 19 Fällen Weichgewebs-, und in 3 Fällen viszerale Metastasen. Bei den 3 viszeralen Metastasen sahen wir uns infolge des Dünndarmileus zum Eingriff gezwungen. Keiner dieser Patienten überlebte mehr als 1 Jahr! Von den wegen Weichgewebemetastasen metastasektomierten 19 Patienten leben noch 3 mehr als 5 Jahre, und 7 sind noch nach 2 Jahren am Leben. Von den 24 Patienten der Gruppe, bei denen der Eingriff wegen extraregionaler Lymphknotenmetastasen vorgenommen wurde, sind nach 2 Jahren noch 4 am Leben, 5 Jahre überlebte aber keiner!

Aufgrund der Literaturangaben und unserer geringen eigenen Erfahrungen sind wir der Ansicht, daß bei den *solitären Metastasen* maligner Melanome der Eingriff gerechtfertigt sein kann, doch glauben wir angesichts der Ergebnisse, daß die Indikation nur nach außerordentlich sorgfältiger Erwägung, in ausgewählten Fällen, in erster Linie bei Weichgewebsmetastasen gestellt sein sollte, in anderen Lokalisationen ist die Berechtigung der Metastasektomie fraglich. Ausgedehntere Amputationen sind nach der heutigen Auffassung bei malignen Melanomen nicht gerechtfertigt.

Bei *multiplen Metastasen* maligner Melanome sind die Metastasektomien nicht sinnvoll. Die Feststellung von Overett und Shiu [10], die auf dem Gebiet der wegen maligner Melanome durchgeführten Metastasektomien vielleicht über die größte Erfahrung verfügen, gibt viel zu denken: „Bei der Mehrheit der Patienten mit malignen Melanomen, die wegen Metastasen operiert wurden, hat die Krankheit progrediert und führte zum Tode."

Zusammenfassung

Auf Grund der Behandlung von 1874 Patienten erörtert Verfasser die Möglichkeiten und Ergebnisse der palliativen chirurgischen Therapie bei malignem Melanom.

Literatur

1. Aigner KR, Ringenber T, Börger G, Jungbluth A, Henneking K, Link KH (1983) The isolated extremity perfusion in melanomas with a three drug combination–cisplatinum, dacarbazin and vindesin. XIII. European Federation Congress, International College of Surgeons, Berlin
2. Burn I (1985) The surgeon and chemotherapy: twenty five years personal experience. J Surg Oncol 30:240–244
3. Creech O, Krementz ET, Ryan RF, Winblad JN (1958) Chemotherapy of cancer: regional perfusion utilizing an extracorporeal circuit. Ann Surg 148:616–632
4. Husvéti S, Besznyák I, Kudász J (1963) Experimentelle regionäre Perfusion der Extremitäten mit Cytostatica. Langenbecks Arch klin Chir 304:722–725
5. Krause V, Eigler FW, Denkers D (1987) Ergebnisse der Metastasenchirurgie beim malignen Melanom. Acta Chir Austriaca 19:263–264
6. Krementz ET (1986) Regional perfusion. Current sophistication, what next? Cancer 57:416–432
7. Krementz ET, Carter RD, Sutherland CM, Muchmore JH (1987) Chemotherapy by regional perfusion for limb melanoma. Am Surgeon 53:133–140
8. Lejeune FJ, Mathieu M, Kenis Y (1977) Hyperthermic isolation-perfusion with melphalan. A preliminary appraisal of local and general effects in malignant melanoma. Tumori 63:289
9. Mandl H, Scharnagl E, Smola M, Waclawiczek H (1987) Chirurgische Therapie des malignen Melanoms (ACO-Richtlinien). Acta Chir Austriaca 19:255–257
10. Overett TK, Shiu MH (1985) Surgical treatment of distant metastatic melanoma. Cancer 56:1222–1230
11. Schraffordt Koops H, Oldhoff L, Ploeg E van der, Veermey A, Eibergen R (1977) Regional perfusion for recurrent malignant melanoma of the extremities. Am J Surg 133:221–224
12. Tonak J (1986) Malignes Melanom der Haut. In: Gall FP, Hermanek P, Tonak J (Hrsg) Chirurgische Onkologie. Springer, Berlin Heidelberg New York London Paris Tokyo, S 617–642
13. Tonak J, Gall FP, Hermanek P (1983) Die chirurgische Therapie von Lymphknotenmetastasen: Hals, Axilla, Leiste. Chirurg 54:561–568
14. Tonak J, Hohenberger W, Göhl J (1984) Die isolierte hypertherme Extremitätenperfusion bei malignen Melanomen und Weichgewebssarkomen. Chirurg 55:499–504
15. Vaglini M, Belli F, Marolda R, Prada A, Santinami M, Cascinelli N (1987) Hyperthermic antiblastic perfusion with DTIC in stage III A–III AB melanoma of the extremities. Eur J Surg Oncol 13:127–129
16. Waclawiczek HW, Kompatscher P, Mandl H, Scharnagl E, Smola M (1987) Multizentrische retrospektive 10-Jahresstudie der chirurgischen Behandlung des malignen Melanoms in Österreich. Acta Chir Austriaca 10:259–260

Die chirurgische Behandlung von Hirnmetastasen

J. J. Langmayr, L. Russegger

Einleitung

Nach wie vor ist das Auftreten einer Metastase ein Hauptcharakteristikum eines malignen Tumors. Unglücklicherweise stellt das Gehirn eines der häufigsten Zielorgane metastastischer Absiedelungen dar. Es ist sehr schwer, in der medizinischen Literatur verläßliche Berichte über Hirnmetastasen als Erstmanifestation des Malignoms zu finden. Die erste zuverlässige Dokumentation über eine Hirnmetastase geht auf das Jahr 1853 durch Schraut zurück [10]. Grant [5] und Dandy [4] führten erstmalig Eingriffe am Gehirn zur Exstirpation von Metastasen durch. Erst nach 1937 wurde die Chirurgie der Hirnmetastasen durch Cushing [3] voll etabliert, der erstmalig über gute postoperative Erfolge berichtete. Gemessen an der Gesamtzahl intrakranieller Tumoren kann für die Metastasen ein Anteil von 6 bis 10% angenommen werden.

Eigenes Patientengut

Während eines Zeitraums von 10 Jahren (1980–1989) wurden an der Universitätsklinik für Neurochirurgie in Innsbruck 182 Eingriffe zur Exstirpation intrakranieller Metastasen durchgeführt. Das Alter der Patienten lag zum Zeitpunkt der Operation zwischen 21 und 84 Jahren, das Durchschnittsalter betrug bei beiden Geschlechtern 56 Jahre. In über 50% der von uns operierten Patienten war zum Zeitpunkt der Erstmanifestation neurologischer Symptome bereits ein Primärtumor bekannt. In den restlichen Fällen konnte erst durch die histologische Untersuchung des gewonnenen Gewebes eine gezielte Tumorsuche erfolgen.

Am häufigsten fanden wir Metastasen des Bronchuscarcinoms (38%), dahinter folgten Metastasen des Mammacarcinoms (21%), welches beim weiblichen Geschlecht das häufigste ins ZNS metastasierende Malignom darstellt, weiters Tumoren des Urogenitaltrakts (20%) sowie das Melanom (8%), welches nach Bailey [2] in rund 50% der Fälle Hirnmetastasen ausbildet. Zu bedenken ist jedoch, daß das absolute Vorkommen der Melanome weit hinter dem der übrigen genannten Tumoren zurücksteht. Gastrointestinale Tumoren stellten einen Anteil von 7%. Sonstige Hirnmetastasen (7%) waren Absiedelungen von Schilddrüsencarcinomen, Ovarialcarcinomen, Sarkomen und ausnahmsweise ungeklärter Herkunft. Abb. 1 gibt einen Überblick der Herkunft von Hirnmetastasen im eigenen Patientengut.

Solitäre Hirnmetastasen, per definitionem lediglich auf das Gehirn beschränkte metastatische Absiedelungen ohne Systembefall, lagen in 82 Fällen vor. Bei 19 Patienten konnten computertomographisch präoperativ mehrere intrakranielle Streuherde

---

Universitätsklinik für Neurochirurgie

diagnostiziert werden. Bei sämtlichen 182 Hirnmetastasen konnte sowohl supra- als auch infratentoriell keine eindeutige Seitendisposition gefunden werden. Bevorzugte intraparenchymale Lokalisation war die Grenzschicht Cortex – weiße Substanz sowie ventrikelnahe Areale. Bei den Melanomen zeigte sich eine Präferenz für das Kleinhirn wie auch für den Frontallappen.

Abb. 2 gibt eine Übersicht über die prozentuale Verteilung der metastatischen Herde auf einzelne Hirnregionen. Die mittlere postoperative Überlebenszeit betrug für das Gesamtpatientenkollektiv 8,8 Monate. Für die einzelnen Tumoren ergaben sich hierbei deutliche Unterschiede (vgl. Abb. 3). Grundsätzlich treten bei allen Hirnmetastasen neurologische Ausfälle zunächst durch lokale Schädigung des Hirngewebes durch infiltratives Wachstum oder durch Druckwirkung sowie durch das meist ausgedehnte perifokale Ödem auf. Bei jeder Metastase kommt es ab einer gewissen Größe zu einer zunächst transversalen und dann axialen Massenverschiebung, die durch das perifokale Ödem noch verstärkt werden kann. Die Folgen sind Infarzierungen durch Gefäßabklemmung, Störungen der Liquorzirkulationen mit Ausbildung eines Verschlußhydrocephalus oder letztendlich eine obere (tentorielle) oder untere (foraminelle) Herniation. In der Regel äußern sich Hirnmetastasen mit Zeichen einer unspezifischen intrakraniellen Drucksteigerung wie psychoorganische Veränderungen und Kopfschmerzen (60%) oder Erbrechen (20%). Als Initialsymptome fanden sich

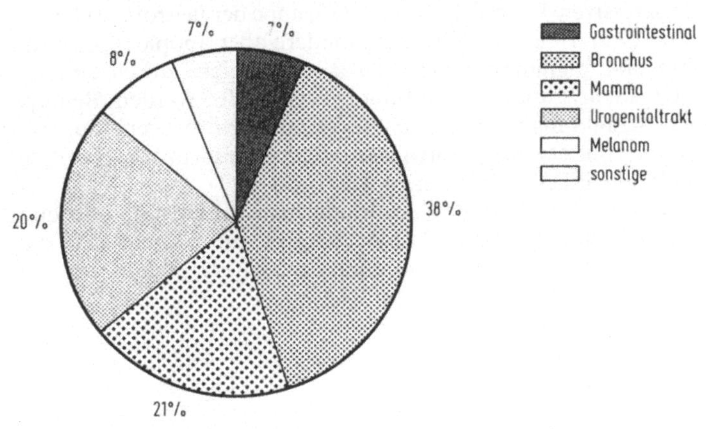

Abb. 1. Überblick der Herkunft von Hirnmetastasen im eigenen Patientengut

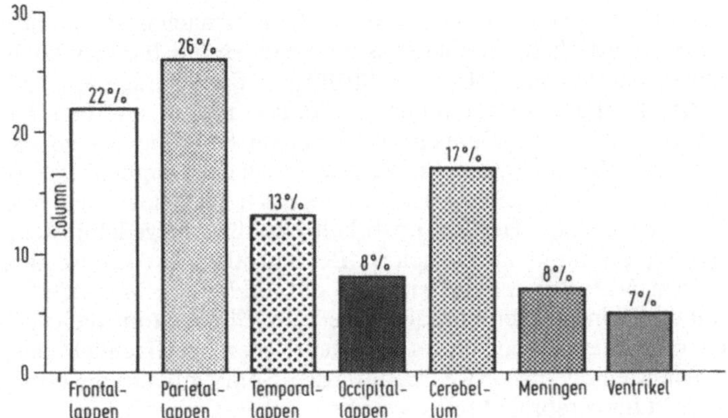

Abb. 2. Übersicht über die prozentuale Verteilung der metastatischen Herde auf einzelne Hirnregionen

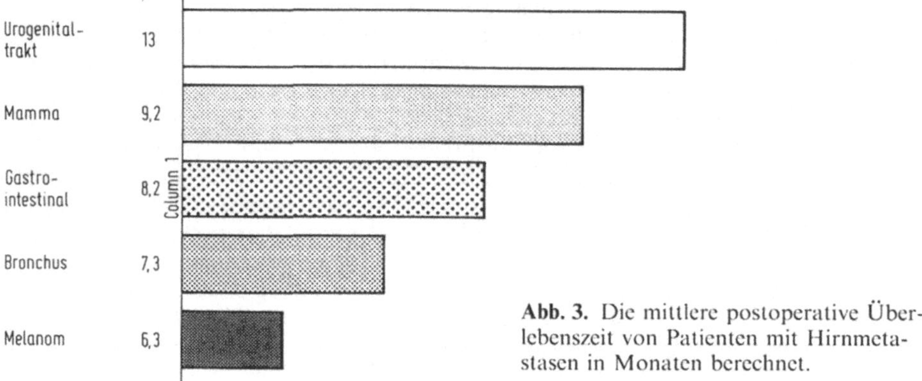

Abb. 3. Die mittlere postoperative Überlebenszeit von Patienten mit Hirnmetastasen in Monaten berechnet.

jedoch aus aphatische Störungen (11%), Paresen der Extremitäten (38%), epileptische Anfälle (13%), Gangstörungen (17%) sowie Visusstörungen (5%). Versucht man das Auftreten von neurologischen Symptomen in Anlehnung an die Publikationen von Hirano [6] einzuteilen, so kann eine solche in einen Akuttyp und einen progressiven Typ erfolgen. In die Gruppe der neurologischen Symptome des Akuttyps sind Grand-mal-Anfälle, insbesondere aber apoplektiform auftretende Kopfschmerzen und Vigilanzstörungen zu zählen, welche durch eine meist intraparenchymale oder subarachnoidale Blutung hervorgerufen werden. Beim progressiven Typ erfolgt die Ausbildung neurologischer Symptome vorwiegend durch den Befall der Leptomeningen mit etwaiger Entwicklung eines aresorptiven Hydrocephalus oder durch das sich allmählich ausbreitende Tumorödem.

Eine exakte klinische Zuordnung einzelner Hirnmetastasen zum einen oder anderen Typ ist erfahrungsgemäß nicht möglich, jedoch zeigt sich, daß besonders Melanommetastasen häufig zu Tumoreinblutungen bzw. in Folge Gefäßarrosionen zu intracerebralen Hämatomen neigen.

Diagnostik

In allen 182 Fällen von Hirnmetastasen erfolgte zunächst eine computertomographische Abklärung, wobei die Aussage durch die Gabe von Kontrastmittel regelmäßig verbessert werden konnte. Unserer Meinung nach ist die Kontrastmittelgabe in jedem Falle erforderlich, da einerseits insbesondere im Bereich der hinteren Schädelgrube, wo Artefakte von knöchernen Strukturen der Schädelbasis Teile des Kleinhirns überlagern können, vor allem kleinere Raumforderungen übersehen werden können und andererseits Absiedelungen, welche einen Durchmesser von 8 mm nicht überschreiten, ohne Kontrastmittel im Nativscan sich der Diagnose fast sicher entziehen würden [8]. Besonders ausgeprägt ist bei cerebralen Metastasen das perifokale Ödem, welches bei sehr kleinen Herden unverhältnismäßig ausgedehnt sein kann und somit als pathognomonisch anzusehen ist. Bei zentralen nekrotisierenden, oft sekundär einblutenden Metastasen zeigt sich oft das Bild des Ring- oder Girlandenmusters, das fallweise eine Differentialdiagnose zum Glioblastom nicht erlaubt. Homogen speichernde Metastasen, die in der Regel eher oberflächlich gelegen sind, können mit einem Meningeom verwechselt werden. Somit gibt es vom computertomographischen Aspekt für cerebrale Metastasen kein sicheres spezifisch-diagnostisches Charakteristikum. Auch das cerebrale Angiogramm liefert kein Bild, welches für das Vorliegen einer Metastase typisch wäre. Verdächtig ist hier allerdings die Anordnung kleiner umschriebener Gefäßnetze oder mehrfache Gefäßanfärbungen, die jedoch auch bei Gliomen gefunden werden und somit eine Unterscheidung von ihnen erschweren. Im Gegensatz zu Gliomen befinden sich Hirnmetastasen in Folge ihrer hämatogen-embolischen Aussaat meist in der Peripherie des zu versorgenden Gefäßareals, multiarterielle Versorgungen einer Einzelmetastase sind daher sehr selten und sollten diesfalls eher an das Vorliegen eines Glioms denken lassen [7].

Weiters können Metastasen angiographisch eine homogene, den Meningeomen ähnliche Anfärbung zeigen und eine Unterscheidung von letzteren unmöglich machen.

Obwohl allein durch eine Angiographie das Vorliegen einer Metastase nur in ca. $^{3}/_{4}$ der Fälle möglich ist, ist sie für den Neurochirurgen zur Operationsplanung manchmal unbedingt notwendig. Eine sichere Unterscheidung von Hirnmetastasen oder intrakraniellen Tumoren anderer Herkunft ist auch in der Kernspintomographie nicht möglich, allerdings bietet diese den Vorteil, daß in der T2-Gewichtung bzw. nach Gadoliniumgabe auch kleinste Herde sicher identifiziert werden können, wodurch sich ein klarer Vorteil zur Computertomographie ergibt [9].

Therapie

Für die Indikation zur Hirnmetastasenchirurgie existiert kein fixes Schema. Sie muß in jedem Fall individuell überdacht werden und ist abhängig von der Art und dem Stadium der Grundkrankheit sowie von der Lage des Tumors und den bestehenden neurologischen Ausfällen. Der Lokalisation ist eine besondere Bedeutung beizumessen, da es im Zentralnervensystem einen Umstand gibt, den man als „topographische Inoperabilität" bezeichnen könnte. Damit ist gemeint, daß die Entfernung eines ungünstig gelegenen zum Beispiel in der Zentralregion oder in den Stammganglien lokalisierten Tumors zwar grundsätzlich möglich, jedoch mit erheblichen oder schwersten neurologischen Ausfällen verbunden wäre. Daraus ergibt sich auch das neurochirurgisch oberste Gebot in der Metastasenchirurgie, nämlich für die verbleibende Lebensspanne keine Verschlechterung der Lebensqualität zu provozieren. Perioperativ erhielten sämtliche Patienten Dexamethason, wodurch sich oft eine eindrucksvolle Besserung der neurologischen Ausfälle und des perifokalen Ödems zeigte. Bezüglich einer postoperativen Bestrahlungstherapie ist zu sagen, daß Metastasen eines malignen Melanoms, Hypernephroms oder gastrointestinalen Tumors unserer Meinung nach von vornherein ausscheiden, da sie sich in der Regel als absolut strahleninsensitiv erweisen. Bezüglich Metastasen anderer Herkunft sind die Meinungen zur Radiatio geteilt, ihre Durchführung muß von Fall zu Fall neu erwogen werden. In 7 Fällen führten wir auf Grund von Multiplizität von Metastasen oder in Folge absoluter Inoperabilität eine Minimaltherapie in Form einer Ventrikelpunktion mit externer Liquorableitung durch, nachdem sich hier ein Verschlußhydrocephalus ausgebildet hatte.

Entscheidende Erfolge haben sich in unserem Krankengut auch durch Gabe von verschiedenen Zytostatika nicht eingestellt.

Diskussion

In ca. 80% aller Carcinomträger kommt es zur Ausbildung von Hirnmetastasen, von denen wiederum 25% klinisch stumm bleiben und erst bei der Autopsie verifiziert werden [2]. Meist handelt es sich dabei um Herde mit einem Durchmesser von weniger als 8 Millimeter, in klinisch stummen Hirnarealen können sie jedoch manchmal eine beträchtliche Größe erreichen.

Wie soll sich der Neurochirurg gegenüber einem voraussichtlich metastatischen Prozeß des Gehirns verhalten? Aus unserer eigenen Erfahrung in der Metastasenchirurgie sowie unter Berücksichtigung der einschlägigen Literatur ist es nicht möglich, allgemein gültige Regeln bezüglich einer Indikationsstellung für derartige chirurgische Eingriffe aufzuzeigen. In Übereinstimmung mit Arseni [1] und anderen Autoren [3] sind wir der Meinung, daß der Nachweis eines Primums keine Kontraindikation gegen einen neurochirurgischen Eingriff im Sinne der Exstirpation einer intrakraniellen Metastase darstellt. Wir glauben, daß auch bei einem multiplen extrakraniellen Organbefall die Entfernung einer einzelnen gut operablen Hirnmetastase indiziert ist. Einer individuellen Beurteilung bedarf dabei allerdings der Allgemeinzustand des Patienten, wobei Patienten im Finalstadium selbstverständlich keiner operativen Intervention unterzogen werden sollten. Bei multiplem extrakraniellen Organbefall sollte auch immer eine interdisziplinäre Diskussion bezüglich der zu erwartenden Überlebenszeit stattfinden, um dadurch etwaigenfalls eine Hilfe in der Indikationsstellung zur Entfernung einer Hirnmetastase zu erfahren. Das schwierigste indikative Problem stellt sicher die Multiplizität von intrakraniellen metastatischen Herden dar. Hier gilt grundsätzlich, daß im Falle des Vorliegens verschieden lokalisierter Metastasen, welche über eine – auch große – Kraniotomie entfernt werden können, die Indikation zu stellen ist. Im Falle eines zwei- oder dreiherdigen Geschehens, welche Kraniotomien auf verschiedenen Seiten erfordern würde, plädieren wir ebenfalls für eine Operation, sofern die Lokalisation eine komplikationslose Entfernung erlaubt und die eventuell resultierenden neurologischen Ausfälle als minimal anzusehen sind. Es versteht sich, daß, wenn man sich zur Entfernung der Metastase entschlossen hat, eine absolut radikale Exstirpation anzustreben ist, da nur dann eine reale Verlängerung der Überlebenszeit zu erwarten ist.

Im Falle des Auftretens einer Rezidivmetastase, die unbedingt von einem zweiten Herd anderer Lokalisation unterschieden werden muß, sind wir für einen neuerlichen Exstirpationsversuch, sofern es der Allgemeinzustand des Patienten erlaubt.

Bei nicht einwandfreier Radikalität empfehlen wir insbesondere beim kleinzelligen Bronchuscarcinom, bei Leukoseherden sowie bei malignen Lymphomen eine zusätzliche postoperative Radiatio in Form von kombinierter Ganzkopf- und Herdbestrahlung. Beim Mammacarcinom hat die Chemotherapie ihren unbestrittenen Platz bei der extrakraniellen Tumormanifestation, eine effiziente Wirkung bei Befall des Hirnparenchyms konnte in unserem Patientengut nicht festgestellt werden.

Abschließend sei nochmals darauf hingewiesen, daß die Hirnmetastasenchirurgie unbedingt unter den Auspizien der Erhaltung der Lebensqualität zu erfolgen hat und in keiner Weise schematisch-standardisiert betrachtet werden darf, sondern dem individuellen Schicksal des Patienten angepaßt werden muß.

Literatur

1. Arseni C (1975) Consideration of the metastatic tumors of the brain with references to statistics of 1217 cases. Schweiz Arch Neurolog Neurochir Psychiatr 117:179–185
2. Bailey P (1948) Intracranial tumors. Thomas, Springfield 3, pp 367–368
3. Chan R (1982) Solitary central metastasis – the effect of craniotomy on the quality and duration of survival. Neurosurgery 11:254–257
4. Dandy W (1932) Brain tumors–general diagnosis and treatment. Pract Surg 12:443–674
5. Grant E (1926) Concerning intracranial malignant metastasis; their frequency and the value of surgery in the treatment. Am Surg 84:635–646
6. Hirano A (1975) Vascular structures in brain tumors. Hum Pathol 6:611–621
7. Huber P (1975) Zerebrale Angiografie für Klinik und Praxis. Thieme, S 442–444

8, 9. Kazner E (1981) Computer- und Kernspintomografie intrakranieller Tumoren aus klinischer Sicht. Springer, S 430–462

10. Simionescus M (1960) Metastatic tumors of the brain. J Neurosurgery 17:361–373

Operationsindikation beim solitären pulmonalen Rundherd des Melanompatienten

F. M. Smolle-Jüttner, E. Richtig [1], J. Smolle [1], P. Soyer [1], K. Arian-Schad [2], S. Hödl [1], H. Kerl [1]

Einleitung

Die Indikation zur pulmonalen Metastasenchirurgie beim malignen Melanom ist problematisch. Angesichts der bei resektablen Lungenmetastasen fast immer fehlenden subjektiven Beschwerden fällt das palliative Ziel einer „Verbesserung der Lebensqualität" meist weg. Was die Lebensverlängerung betrifft, stehen Studien, die keinen signifikanten Überlebensvorteil nach pulmonaler Metastasektomie nachweisen konnten [3], Beobachtungen von Langzeitüberleben nach Entfernung von Solitärmetastasen gegenüber [1, 9].

Wir stellten daher die Indikation zur Thorakotomie bei pulmonalem Rundherd nach Melanom nach Ausschluß extrapulmonaler, nichtresektabler Metastasen in erster Linie bei solitären Läsionen.

Patienten und Methoden

Seit 1984 wurden 7 Patienten mit solitären, seit der Entfernung des Primärtumors (Tabelle 1) neuaufgetretenen pulmonalen Rundherden behandelt. Radiologisch-klinisch bzw. feinnadelbioptisch wurde in allen 7 Fällen eine Metastase diagnostiziert.

Nach Ausschluß extrapulmonalen Befalls und nach Dokumentation der Ausdehnung mittels hilärer Tomographie und CT erfolgte eine laterale Thorakotomie. Die Läsionen wurden in 5 Fällen durch Subsegmentresektion und bei 2 Patienten mittels Lobektomie ohne makroskopische Residuen entfernt. In allen Fällen erfolgte eine ausgedehnte hiläre und mediastinale Lymphadenektomie.

Ergebnisse

Nur bei 3 Patienten lagen tatsächlich Melanommetastasen vor, die zweimal mit Subsegmentresektion, einmal durch Lobektomie behandelt wurden. Bei einem dieser Fälle fand sich auch ein mediastinaler Lymphknotenbefall.

Ein Patient verstarb 20 Monate nach Thorakotomie mit diffuser Metastasierung, die beiden anderen leben nach 3 bzw. 18 Monaten tumorfrei, letzterer auch ohne Hinweis auf ein mediastinales Lymphknotenrezidiv (Tabelle 2).

Die restlichen 4 Läsionen wurden intraoperativ zweimal als ein benignes Chondrom, einmal als alter Pulmonalinfarkt und einmal als Bronchuskarzinom identifiziert. Diese Patienten sind zur Zeit wohlauf und tumorfrei.

Dept. Thorax- und hyperbare Chirurgie an der Univ. Klinik für Chirurgie
Universitätsklinik für Dermatologie und Venerologie [1]
Abteilung für Strahlentherapie an der Radiologischen Klinik [2], Graz

Tabelle 1. Primärbefunde- und therapien

No.	Alter/ Geschl.	Primärtumor-lokalisation	Hist. Typ/ Dicke/Level	Primäre Therapie zusätzl. zur Excision
1)	45/m	re. Oberarm	NM/2,74/III	BCG, DTIC
2)	39/m	re. Schulter	SSM/1,2/IV	LK-dissektion
3)	34/w	li. Wade	SSM/1,0/III	–
4)	60/w	re. Knöchel	NM/2,5/IV	LK-dissektion, DTIC
5)	52/m	2. Finger re.	ALM/3,8/?	LK-dissektion, DTIC
6)	74/w	re. Rücken	SSM/4,0/IV	LK-dissektion
7)	55/w	Rectum	Schleimhautmm.	Rectumamp., Radiatio

NM: knotiges Melanom, SSM: superfiziell spreitendes Melanom, ALM: akral-lentiginöses Melanom; LK: Lymphknoten; BCG: Immunostimulation mit Bacillus Calmette-Guerin

Tabelle 2. Freies Intervall, Resektionstyp und Überlebenszeit nach Therapie des solitären pulmonalen Rundherdes

No.	Intervall seit I. Tu	Operation	Diagnose pulmonal	ÜZ (Mo.) seit Thoracotomie
1)	6 Monate	Subsegmentres.	Chondrom	67
2)	33 Monate	Subsegmentres.	Pulmonalinfarkt	41
3)	21 Monate	Subsegmentres.	Chondrom	48
4)	32 Monate	Lobektomie	Bronchuskarzinom	61
5)	35 Monate	Subsegmentres.	MM-meta	20+
6)	22 Monate	Lobektomie	MM-meta + hiläre LK	18
7)	32 Monate	Subsegmentres.	MM-meta	3

Wir beobachteten keine therapieinduzierten Komplikationen. Die Patienten konnten 5–7 Tage nach dem Eingriff in häusliche Pflege entlassen werden.

Diskussion

Die Frage der Lebensverlängerung von Melanompatienten mit Lungenmetastasen durch einen thoraxchirurgischen Eingriff ist derzeit nicht mit Sicherheit zu beantworten. Die spontane mediane Überlebenszeit nach Auftreten pulmonaler Läsionen wird zwischen 4 und 19 Monaten angegeben, wobei das Intervall bei Schleimhautmelanomen bzw. Melanomen unbekannten Primärsitzes signifikant kürzer als bei anderen Lokalisationen zu sein scheint [6, 8, 10].

Die Ergebnisse verschiedener Serien pulmonaler Metastasenresektion sind kontroversiell und reichen von medianen Überlebensraten von 9 Monaten ohne nachweisbaren Vorteil gegenüber Unbehandelten [3, 4, 9, 12], bis zu optimistischen Darstellungen mit bis zu 19% 5-Jahres Überlebensraten [1, 5, 7].

Eine genauere Analyse der Resultate aus den meist kleinen Serien zeigt jedoch, daß die gelegentlichen guten Ergebnisse durch einzelne Langzeitüberlebende bedingt sind, die immer wieder zu beobachten sind [9]. Faktoren wie freies Intervall von mindestens 1 Jahr seit Entfernung des Primärtumors, Primärläsion nicht an der Schleimhaut und vor allem Singularität der Metastase scheinen einen solchen Verlauf zu begünstigen

[6, 9]. Dagegen wurde bei keinem Patienten mit mehr als einer metastatischen Läsion auch bei vollständiger Resektion ein Überleben von mehr als 2 Jahren beobachtet [9, 11]. Interessanterweise hat mediastinaler Lymphknotenbefall – unter der Voraussetzung einer exakten Lymphadenektomie – keinen negativen Einfluß auf die Prognose [1].

Während multiple Läsionen wenig Zweifel an deren Dignität lassen, ist ein weiterer Grund, vor allem Patienten mit solitären Rundherden einer Resektion zuzuführen, die verbleibende diagnostische Unsicherheit nach Anwendung bildgebender Verfahren bzw. der Feinnadelaspirationszytologie. Mehrere Autoren weisen auf die hohe Inzidenz nach Melanom neuaufgetretener, präoperativ als „Metastasen" klassifizierter benigner, solitärer Läsionen hin: Die Rate beträgt in größeren Serien 30 bis 50% [2, 3, 9]. Da die Diagnose „Lungenmetastase" für den Patienten erhebliche Konsequenzen – etwa im Sinne von belastenden Chemo- oder Immunotherapien – haben kann, sollte sie vor allem bei solitärem Auftreten unbedingt histologisch gesichert werden.

Zusammenfassend muß der therapeutische Wert der pulmonalen Metastasenresektion nach Melanom generell als palliativ beurteilt werden. Solange keine überzeugenden, als postoperatives Adjuvans einsetzbaren Systemtherapien in Sicht sind, fallen die Lungenmetastasen nach Melanom in die Gruppe mit generell schlechter Langzeitprognose [5]. Trotzdem scheint die thoraxchirurgische Intervention angesichts der vereinzelten guten Ergebnisse bei selektionierten Patienten mit solitären Läsionen und vor allem zur differentialdiagnostischen Sicherung der Diagnose „Metastase" gerechtfertigt.

Literatur

1. Cahan W (1973) Excision of melanoma metastases to lung. Ann Surg 178:703
2. Jüttner FM, Smolle J, Popper H, Schneider G (1986) Pitfalls in the diagnosis of pulmonary metastases in malignant melanoma. Dermatologica 172:113
3. Mathiesen DJ, Flye MW, Peabody J (1979) The role of thoracotomy in the management of pulmonary metastases from malignant melanoma. Ann Thor Surg 27:295
4. Moore GE (1980) Debunking debulking. Surg Gynec Obstet 150:395
5. Mountain CF, McMurtney MJ, Hermes KE (1984) Surgery for pulmonary metastasis: A 20-year experience. Ann Thor Surg 38:32
6. Nambisan RN, Alexiou G, Reese PA, Karakousis CP (1987) Early metastatic patterns and survival in malignant melanoma. J Surg Oncol 34:248
7. Overett TK, Shiu MH (1985) Surgical treatment of distant metastatic melanoma. Indications and results. Cancer 56:1222
8. Panganopoulos E, Murray D (1983) Metastatic malignant melanoma of unknown origin: a study of 30 cases. J Surg Oncol 23:8
9. Pogrebniak HW, Stovroff M, Roth JA, Pass HI (1988) Resection of pulmonary metastases from malignant melanoma: results of a 16 years experience. Ann Thorac Surg 46:20
10. Rajpal S, Moore T, Karakousis CP (1983) Survival in metastatic ocular melanoma. Cancer 52:334
11. Takita H, Edgerton F, Karakousis CP (1981) Surgical management of metastases to the lung. Surg Gynecol Obstet 152:191
12. Wornom IL, Smith JW, Soong SJ, McElvein R, Urist MM, Balch CM (1986) Surgery as palliative treatment for distant metastases of melanoma. Ann Surg 204:181

Epidermotrope Melanommetastasen

C. Kaserer, J. Koller

Im Februar 1987 wurde ein 42jähriger Patient von einem niedergelassenen Hautarzt überwiesen mit einem der Haut pilzförmig aufsitzenden, 3 cm großen, blutenden Tumor an der linken Schulter.

Die diagnostische Exzision ergab ein noduläres Melanom Clark III mit einer Eindringtiefe von 16 mm. Der Patient wurde an der HNO-Abteilung operiert, es wird eine Neck dissection durchgeführt. Die histologische Untersuchung ergab Melanommetastasen in einem Lymphknoten der linken Supraclaviculargegend und in einem Lymphknoten der Gefäßscheide. Zu diesem Zeitpunkt sind Labor, Abdomen-Sonographie und Thorax-Röntgen unauffällig.

Im Juli 1988, also nach 1½ Jahren, veranlaßten heftige Kopfschmerzen die Aufnahme an der Neurologischen Abteilung. Computertomographisch wurden 2 cerebrale Metastasen nachgewiesen. Auch an beiden Lungenflügeln fanden sich nun multiple Metastasen. Die große Hirnmetastase wurde entfernt.

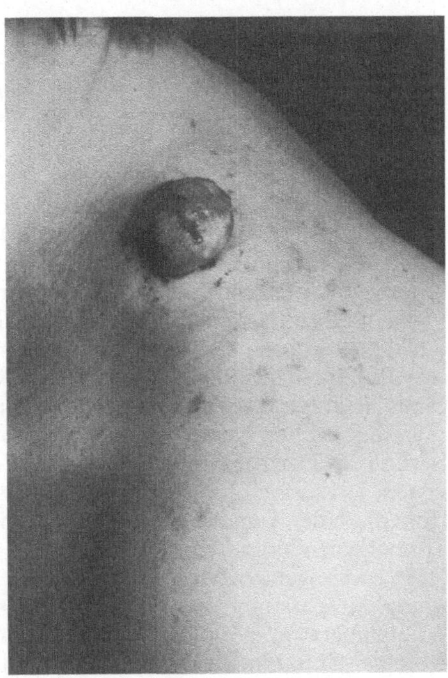

Abb. 1. Primärtumor, Vergrößerung 1:6,2

Dermatologische Abteilung, Landeskrankenanstalten Salzburg

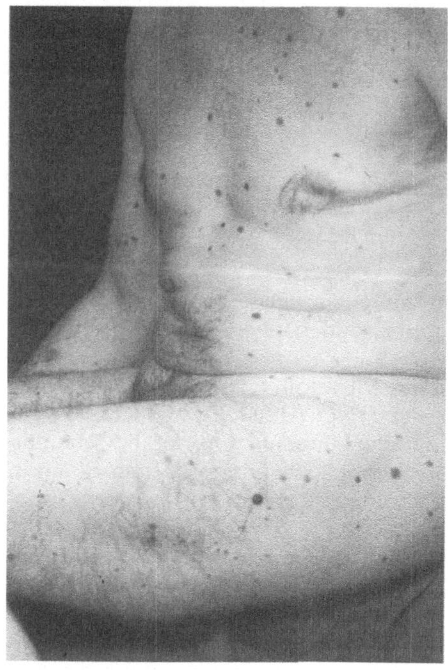

Abb. 2. Eruptive aufgetretene Melanommetastasen, Vergrößerung 1:6,2

Wegen des progredienten Verlaufs der Erkrankung wurde der Patient von Juli bis Dezember 1988 mit DTIC und Interferon behandelt (alle 4 bis 6 Wochen 2 × je 1200 mg DTIC i.v. aufgeteilt auf 3 Tage. Während dieser Therapie Alpha-2-Interferon 3 Millionen Einheiten täglich i.m., in den Abständen Interferon 3 × pro Woche). Wesentliche Nebenwirkungen traten nicht auf.

Im Dezember 1988 kam es zum eruptiven Auftreten von Pigmentläsionen am gesamten Integument unter dem klinischen Bild von dysplastischen Naevi mit teils knotigem Anteil, mit scheckiger Pigmentation, teilweise rötlicher Farbe.

Die Pigmentläsionen nahmen an Zahl und Größe zu und wurden vereinzelt nodulär. Die Tumoren wurden histologisch untersucht.

Alle zeigten das Bild epidermotroper Melanommetastasen: Die Läsionen sind klein, nodulär aufgebaut, sie zeigen eine atrophe Epidermis. Atypische Melanozyten, einzeln und auch in Nestern, liegen innerhalb der Epidermis. Weiters besteht eine Erweiterung der Dermalpapillen, hervorgerufen durch Anhäufung neoplastischer Melanozyten, sowie eine Elongation der Reteleisten mit Collerette-Bildung an der Peripherie. Innerhalb der Tumoren findet man immer wieder endothelausgekleidete Lumina, die Tumorzellen enthalten.

In den folgenden Monaten zeigte sich klinisch eine weitere Progredienz der Erkrankung mit Zunahme sowohl der Zahl als auch der Größe der Hautläsionen, Lymphknotenmetastasen entstanden links supraclavikulär und links axillär, ebenso kam es zu einer Zunahme der pulmonalen Metastasierung.

Eine Schädel-CT-Kontrolle vom März 1989 ergab neuerlich 3 Melanommetastasen – (eine links ventral periventriculär vom vierten Ventrikel im Hirnstammbereich, eine weitere Läsion links fronto-paramedian in Höhe der Vorderhörner. Diese Läsion ist

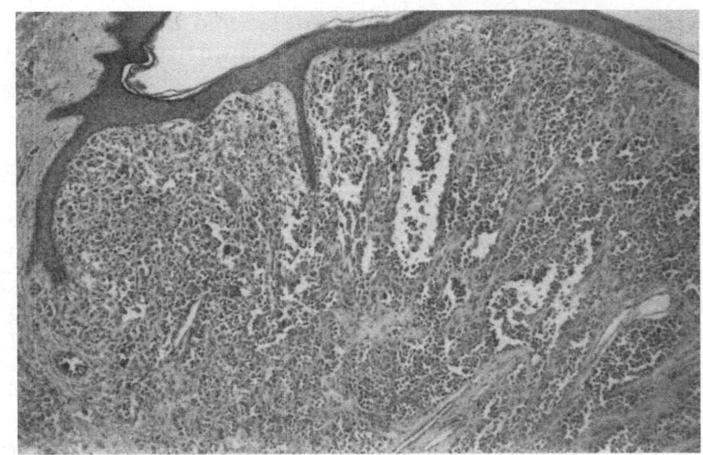

Abb. 3. Nodulärer Aufbau der Metastasen, Elonuation der Reteleisten mit collerem Bildung, Vergrößerung 1:185

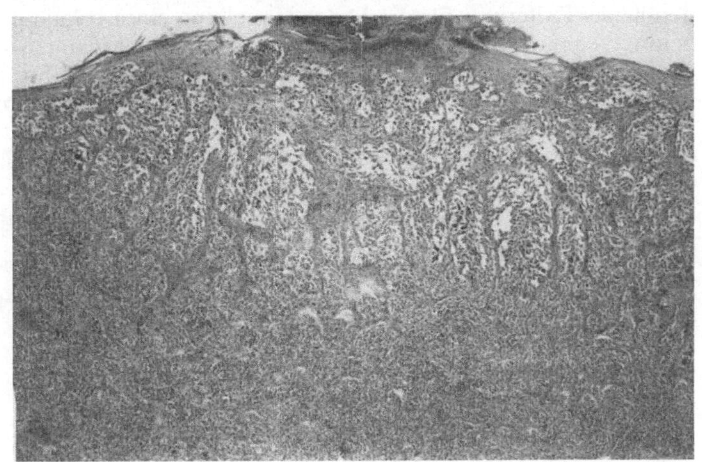

Abb. 4. Epidermotropismus von atypischen Melanozyten, Vergrößerung 1:185

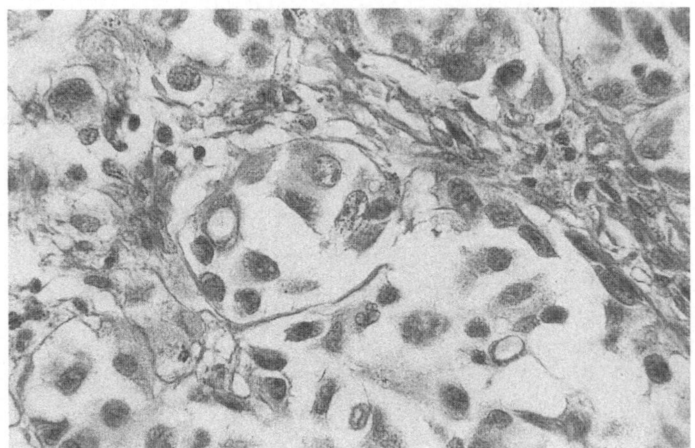

Abb. 5. Tumorzellen in Endothel ausgekleideten Räumen, Vergrößerung 1:980

schon im Vorbefund beschrieben worden und ist im Vergleich zur letzten Untersuchung größer geworden und von einem kleinen hypodensen Areal umgeben. Die dritte Läsion liegt unterhalb des Trigonums im Randbereich der zystoiden postoperativen Läsion und hat einen maximalen Durchmesser von gut 1 cm).

Im Mai 1989 wurden je eine noduläre Melanommetastase an der rechten Schulter und am Abdomen sowie eine subcutane Metastase an der rechten Hand palliativ operiert.

Klinisch fühlte sich der Patient wohl, insbesondere bestanden keine Gewichtsabnahme und keine Kopfschmerzen. In den folgenden Wochen wurde eine Zunahme der Pigmentläsionen sowie eine Zunahme der Lymphknotenpakete links supraclavikulär und links axillär festgestellt. Insgesamt bestand nun eine rapide Progredienz der Erkrankung, die Lungen- und Lebermetastasen nahmen zu.

Deshalb wurde auf eine weitere Chemotherapie verzichtet.

Am 5. 7. verstarb der Patient unter dem Bild des akuten Hirndrucks.

Der Obduktionsbefund ergibt als Todesursache eine frische Brückenblutung, als Nebenbefund die bekannten Metastasen an der Haut und inneren Organen.

Normalerweise wird eine Ausbreitung atypischer Melanozyten innerhalb der Epidermis als Kriterium für die Diagnosestellung eines primären malignen Melanoms herangezogen. Der Epidermotropismus atypischer Melanozyten findet sich jedoch, wie im vorliegenden Fall gezeigt, auch bei dieser speziellen Form der Metastasierung. Nach Ackermann unterscheiden sich epidermotrope Melanommetastasen von primären Melanomen der Haut durch

1. fehlende horizontale Ausbreitung der intraepidermalen Melanozyten über die intradermale Melanozytenansammlung hinaus.
2. Beschränkung der neoplastischen Melanozyten auf die papilläre Dermis, keine Ausdehnung des Tumors in die reticuläre Dermis.
3. Collerette-Bildung der Epidermis.
4. Ansammlung von atypischen Melanozyten in endothelausgekleideten Räumen im oberen Anteil der Dermis innerhalb des Tumors.

Literatur

Ackermann AB, Maize J (1987) Pigmented lesions of the skin. Lea and Febiger, New York

Kornberg R, Harrts M, Ackermann AB (1978) Epidermotropically metastatic malignant melanoma. Arch Derm 114:67–69

Danksagung: Ich bedanke mich bei Herrn Dr. Wolfgang Muss vom Pathologischen Institut der Landeskrankenanstalten Salzburg für die Photographie der histologischen Schnitte.

Operative Strategie bei Melanommetastasen

G. Omlor [1], F. A. Bahmer [2], P. Walter [1], K. W. Ecker [1], I. Burger [1]

Einleitung

Die Überlebensprognose von Patienten mit metastasierenden malignen Melanomen der Stadien III und IV ist denkbar ungünstig. Ohne Behandlung beträgt die mittlere Lebenserwartung nach Diagnose visceraler Fernmetastasen 1 Jahr [6]. Ziel einer palliativen Behandlung muß es daher sein, langfristig tumorfreie Erkrankungsphasen bei nicht oder nur geringfügig reduzierter Lebensqualität des jeweiligen Patienten zu erreichen. Auf diesem Wege kann nicht nur eine vordringliche Verbesserung der symptomatischen Situation, sondern mittelbar auch eine Verlängerung der Überlebenszeit erzielt werden [3]. Neuere experimentelle Studien zeigen eine deutliche Verminderung von Melanommetastasen im Mausmodell durch Verabreichung von Kombinationen verschiedener Zytokine [2]. Dies könnte sowohl die Erklärung für das klinisch oft beobachtete explosive Wachstum von Melanommetastasen bei immungeschwächten Patienten als auch für die in 15–20% beobachtete Spontanheilung von Melanomen und Melanommetastasen sein.

Jede Therapieform bei Melanommetastasen muß deshalb neben einer Verringerung der Tumormasse auch das Ziel haben, den Gesamtorganismus in seiner Immunabwehr möglichst wenig zu schwächen. Gerade hier liegt unseres Erachtens der Hauptvorteil einer chirurgisch begrenzten lokalen Therapie verglichen mit einer systemischen Chemotherapie. Anhand einer retrospektiven Analyse unseres Patientengutes soll im folgenden der Verlauf nach operativer Behandlung von Melanommetastasen dargestellt werden.

Material und Methode

In der Zeit vom 1. 1. 87 bis zum 31. 3. 90 wurden 14 Patienten mit Melanommetastasen (Stadium III und IV) in unserer Klinik in enger Zusammenarbeit mit der Dermatologischen Universitätsklinik behandelt. Das mittlere Alter lag bei 54,5 Jahren (34–71 Jahre). Insgesamt handelte es sich um 8 Frauen und 6 Männer.

In 7 Fällen lagen ausgeprägte Satelliten- und Lymphmetastasen im Bereich der unteren Extremitäten vor. Über einen retroperitonealen Zugang nach Rob hatten wir zunächst eine hypertherme Extremitätenperfusion [4] mit Alkeran (1 mg/kg Körpergewicht) bei einer maximalen Gewebstemperatur im Tumorbett von 40,5–41,5 Grad Celsius durchgeführt. Anschließend waren in gleicher Sitzung die retroperitonealen und inguinalen Lymphknoten entfernt worden. Bei 2 Patienten mit sehr großen Satellitenmetastasen waren diese zusätzlich entfernt und die Wunde vorübergehend mit Kunsthaut verschlossen worden. Der endgültige Hautverschluß mit Spalthaut

---

[1] Abt. für Allgemeine-, Abdominal- und Gefäßchirurgie
[2] Abt. für Dermatologie, Universitätskliniken des Saarlandes, Homburg/Saar

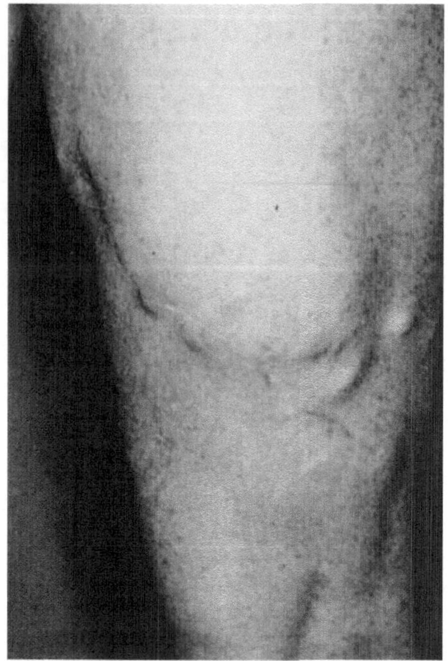
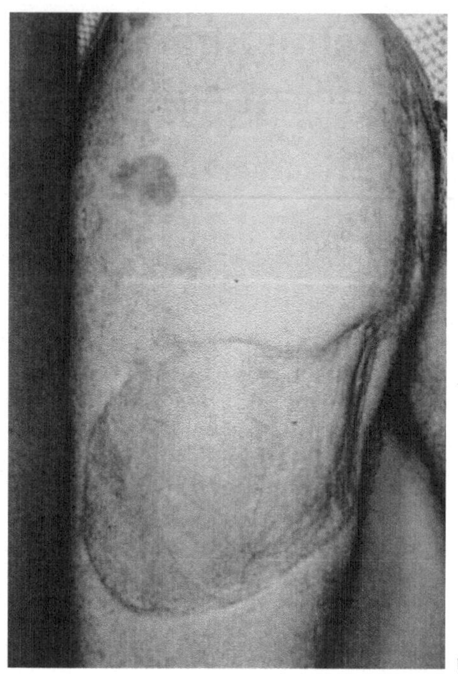

Abb. 1. 57jähriger Patient mit multiplen Satellitenmetastasen am re. Oberschenkel nach mehrfacher Vorexcision a) Befund präoperativ b) Befund 3 Monate postoperativ

erfolgte in beiden Fällen nach Abklingen der Zytostaticawirkung 4 Wochen nach der Erstoperation (Abb. 1).

2 Patienten litten an symptomatischen Knochenmetastasen. 1 Patient mit einer großen Metastase im Bereich des rechten distalen Femur war zuvor wegen starker Schmerzen im Kniegelenk orthopädisch unter dem Verdacht eines Meniscusschadens behandelt worden. Nach Resektion des distalen Femur hatten wir das rechte Kniegelenk mit einer Prothese versetzt (Abb. 2).

Ein weiterer Patient war notfallmäßig bei Auftreten einer inkompletten Querschnittssymptomatik infolge einer LWK-2 Metastase eingeliefert worden. Nach Resektion der metastatischen Wirbelkörper war eine Spanstabilisierung mit Fixateur interne angelegt worden. Bei einer Patientin mit einem Obturationsileus infolge einer Melanommetastase im Jejunum hatten wir eine Dünndarmsegmentresektion mit End-zu-End-Anastomose durchgeführt (Abb. 3).

2 Patienten mit multiplen kleinen Satellitenmetastasen im Bereich der Kopfhaut waren mehrfach (in 3monatigen Abständen) kryochirurgisch behandelt bzw. einer Lasertherapie unterzogen worden (Abb. 4).

Bei einer 43jährigen Patientin mit retroperitonealen Metastasen 5 Jahre nach Excision eines malignen Melanoms der Großen Labien und dadurch bedingter Kompression der Vena cava wurden die retroperitonealen Metastasen en bloc entfernt.

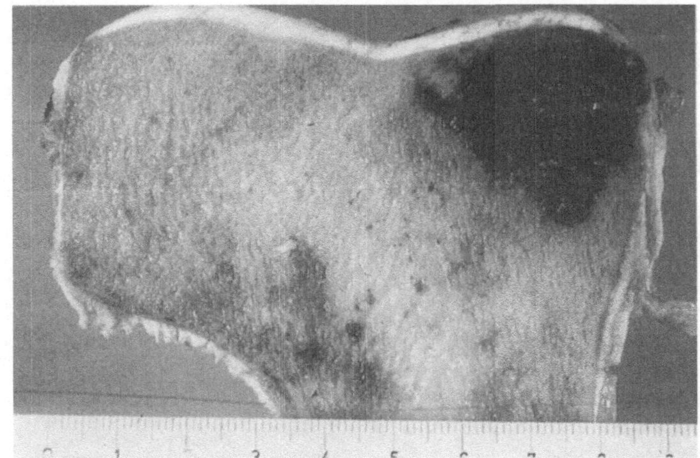

Abb. 2. 55jähriger Patient mit Knochenmetastase eines Melanoms im rechten distalen Femur, OP-Präparat aufgeschnitten

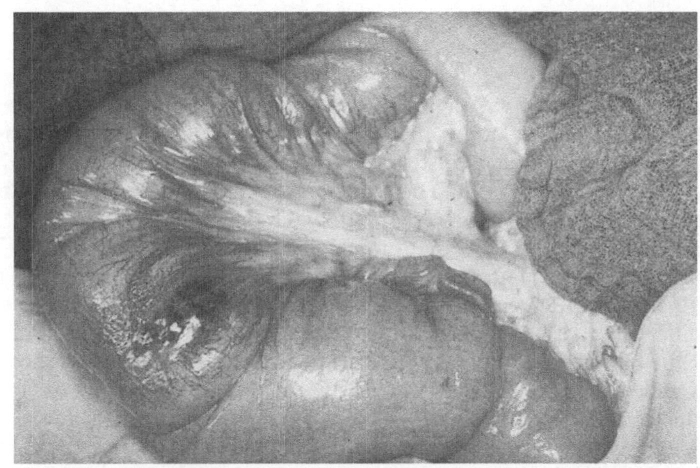

a

b

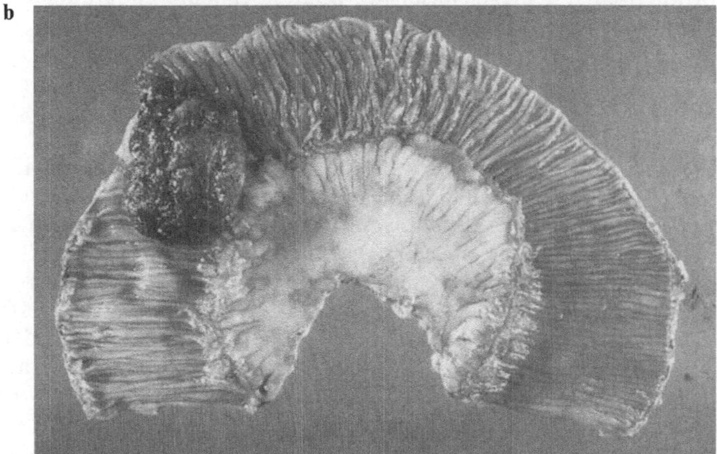

Abb. 3. 66jährige Patientin mit Obturationsileus bei Dünndarmmetastase eines Melanoms. a) OP-Situs b) Aufgeschnittenes Präparat

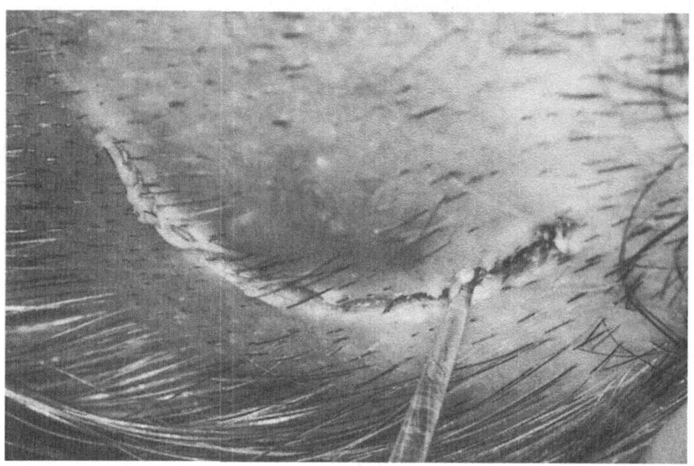

Abb. 4. 50jähriger Patient mit Hautmetastasen eines Melanoms im Kopfbereich. Entfernung mit dem Neodym-YAG-Laser

Ergebnisse

Alle 14 Patienten gaben nach Behandlung eine deutliche Verbesserung der Lebensqualität an. Eine Patientin, die wegen ausgeprägter Metastasierung im Fußbereich vor Behandlung auf Gehstöcke angewiesen war, konnte nach hyperthermer Extremitätenperfusion und Abheilung der Metastasen im Fußbereich wieder beschwerdefrei gehen. Diese Patientin verstarb 9 Monate nach der Behandlung an einer ausgeprägten Hirnmetastasierung. Der Patient mit der LWK-2 Metastase starb 2 Wochen postoperativ an einer diffusen Organmetastasierung. Von den restlichen 12 Patienten sind zur Zeit 10 beschwerdefrei (mittlere Nachbeobachtungszeit 22 Monate), 9 befinden sich in einer tumorfreien Erkrankungsphase. 2 Patienten klagen über leichte Beschwerden. Eine 59jährige Patientin, die im Dezember 1988 wegen ausgeprägter Satellitosis am Unterschenkel und Leistenmetastasen operiert worden war, mußte 2mal wegen isolierter Rezidive (Sept. 89, März 90) im Bereich der Leiste nachoperiert werden. Sie leidet seither unter einem Lymphödem des rechten Beines. Der Patient mit dem prothetischen Kniegelenksersatz zeigt noch eine endgradige Bewegungseinschränkung im operierten Bein.

Diskussion

Wenn auch wie eingangs erwähnt die Prognose bei Melanompatienten nach eingetretener Metastasierung in den Stadien III und IV weiterhin sehr schlecht ist, so zeigt die vorliegende Studie, daß durch chirurgische Interventionen sich die durch Metastasen bedingten Beschwerden meist beseitigen lassen. Dies erscheint um so wichtiger, da Melanompatienten im Gegensatz zu anderen Tumorpatienten auch in sehr fortgeschrittenen Stadien meist nicht an einem allgemeinen Kräfteverfall oder Krankheitsgefühl leiden und somit durch die lokalen Komplikationen der Metastasen häufig besonders gequält sind. Die Art und Größe des geplanten operativen Eingriffes sollte sich am Allgemeinzustand des Patienten und am eventuellen Vorhandensein weiterer Metastasen orientieren. Ausgedehnte chirurgische Eingriffe sind immer indiziert, wenn ein tumorfreies Stadium der Erkrankung erreichbar erscheint. Auch bei Vorhandensein von 2–3 verschiedenen Organmetastasen, z. B. Lungen- und Knochenmetastasen, ist in diesen Fällen ein chirurgisches Vorgehen gerechtfertigt.

Leicht resektable Hautmetastasen sollten schon aus psychischen Gründen immer entfernt werden, bei multiplen kleinen Satellitenmetastasen stellen die kryochirurgische Behandlung und die Lasertherapie Alternativen zur Resektion dar. Symptomatische Knochen- und Darmmetastasen sollten wenn möglich operativ entfernt werden. Bei isolierten Hirn-, Leber- oder Lungenmetastasen sollte eine Resektion immer in Betracht gezogen werden. Bei multiplen Metastasen in diesen Organen sollte nur noch in Ausnahmefällen und bei ausgeprägter Symptomatik operiert werden. Hier muß auch die negative Beeinflussung des Metastasenwachstums durch die OP-bedingte Schwächung der Immunabwehr der Patienten berücksichtigt werden.

Bei Satellitenmetastasen im Bereich der Extremitäten ist die hypertherme Zytostaticaperfusion die Therapie der Wahl. Bei sehr großen Satellitenmetastasen kann sie mit einer Resektion und Tumorverkleinerung kombiniert werden.

Isolierte regionäre Lymphmetastasen sollten immer operativ entfernt werden. Auch bei Durchführung einer Extremitätenperfusion sollten Lymphmetastasen in Achsel oder Leiste entfernt werden, da durch die Perfusionsbehandlung selbst hier kein positiver Einfluß zu erwarten ist [1].

Schlußfolgerung

Ein individualisierendes operatives Behandlungskonzept hat sich uns in den beiden Jahren bewährt, so daß wir einen therapeutischen Nihilismus auch bei fortgeschrittenen Melanommetastasen für nicht gerechtfertigt halten.

Literatur

1. Calabro A, Singletary E, Balch ChM (1989) Patterns of relapse in 1001 consecutive patients with melanoma nodal metastases. Arch Surg Vol 124
2. Hendrich Ch, Schmidt RE (1990) Die dritte Lymphozyten-Population. Dt Ärzteblatt 87, Heft 1/2
3. Karakousis CP, Holtermann OA, Berger J (1983) Adjuvant treatment of malignant melanoma with DTIC + BCG or estracyt. ASCO 2:227, C-887
4. Krementz ET (1987) Regional perfusion. Cancer 57:416–432
5. Omlor G, Bahmer FA, Boos H (1990) Onkologisches Behandlungskonzept des Malignen Melanoms. Saarl Ärzteblatt, Heft 2, 1990
6. Voigt H, Kleeberg UR (1990) Systemische Chemotherapie maligner Melanome

Die isolierte hypertherme Extremitätenperfusion

W. Hohenberger, J. Göhl, Ch. Kessler

Einführung

Die isolierte Perfusionsbehandlung zur Therapie maligner Tumoren der Extremitäten wurde zum ersten Mal 1957 am Department of Surgery, Tulane eingeführt (Creech et al. 1958). Cavaliere und Mitarbeiter benutzten dieses Perfusionsverfahren als erste im hyperthermen Bereich bei Temperaturen um 43 Grad C (Cavaliere et al. 1967). Stehlin konnte bei der Zytostatikaperfusion im hyperthermen Bereich bessere Ergebnisse erzielen als unter normothermen Bedingungen (Stehlin et al. 1975).

Heutzutage kommt dieses Behandlungsverfahren an vielen Instituten weltweit zur Anwendung und wird, von einigen Variationen abgesehen, standardisiert durchgeführt.

Der Vorteil dieses Therapiekonzeptes liegt darin, daß durch die Isolierung der betroffenen Extremität vom Körperkreislauf eine hohe Konzentration des Zytostatikums auf die tumorbefallene Region appliziert werden kann, ohne die systemisch toxischen Nebenwirkungen befürchten zu müssen; außerdem kann im extrakorporalen Kreislauf eine zusätzliche Erwärmung des Blutes bis zur gewünschten Gewebetemperatur erfolgen.

Methode und technische Durchführung

Die Technik der isolierten Extremitätenperfusion ist inzwischen gut standardisiert. Das Verfahren wurde wiederholt von verschiedenen Autoren detailliert dargestellt (Creech et al. 1958, Krementz et al. 1988, Kroon et al. 1988, Schraffordt-Koops et al. 1987, Stehlin et al. 1975, Cavaliere et al. 1967, Tonak et al. 1984). Trotzdem sind, unter Berücksichtigung vielfacher Details, beträchtliche Abweichungen möglich, so daß zur Gewährleistung der Vergleichbarkeit im Rahmen von Studien ein Koordinator in den beteiligten Zentren vor Ort die jeweilige Perfusionstechnik überprüfen muß.

Generell kann festgestellt werden, daß diese Behandlungsmethode in den Händen Erfahrener sich inzwischen zu einem sicheren, technisch gut durchführbaren und mit geringen Nebenwirkungen verbundenen Verfahren entwickelt hat.

Grundlegend sollte die Perfusionsstrategie so ausgelegt sein, daß durch die Kombination von Hyperthermie und Chemotherapie in der behandelten Gliedmaße Konditionen geschaffen werden, die eine besonders nachhaltige Schädigung von Tumorzellen bei einer größtmöglichen Vermeidung von Schäden im gesunden Gewebe zur Folge hat.

Chirurgische Klinik mit Poliklinik der Universität Erlangen-Nürnberg

Chirurgische Technik

Das operationstechnische Verfahren der hyperthermen Perfusion ist heute weitgehend standardisiert. Der Eingriff erfolgt in Allgemeinnarkose. Am häufigsten werden zur Kanülierung der Gefäße die äußeren Iliacal- bzw. die Axillargefäße oberhalb der Medianusgabel genutzt. Darüber hinaus sind jedoch verschiedene weitere Zugangswege bekannt, wie z. B. über die Subclavia-, die kombinierte Arteria femoris profunda- und superficialis- sowie die Popliteakanülierung. Weiterhin wird nicht in allen Zentren gleichzeitig eine Lymphknotendissektion durchgeführt. Verschiedentlich erfolgt nur die Entfernung der unmittelbar an den Kanülierungsbereich der Gefäße angrenzenden Lymphknoten. Eine exakte Beurteilung des Therapieeffektes in Kombination mit der regionalen Zytostatikaperfusion muß vom Ergebnis aufwendiger randomisierter Studien, die zum jetzigen Zeitpunkt noch nicht vorliegen, abhängig gemacht werden (E.O.R.T.C. 1989).

Viele Zentren favorisieren die Entfernung der entsprechenden Lymphknoten, einmal aus Staging-Gründen, zum anderen vor allem im Achselhöhlenbereich zur Erleichterung der Nachsorgeuntersuchung. Andererseits wird eine Erhöhung der postoperativen Komplikationen, wie Infektion, Serom- und Lymphödembildung, durch die zusätzliche Entfernung der entsprechenden Lymphknoten gesehen (Lejeune et al. 1983).

Nach retropertionealem Freilegen der Iliaca-externa-Gefäße zur unteren Extremität sowie der Arteria und Vena axillaris der oberen Extremität werden die Kollateralen unterbunden, die Gefäße angeschlungen und nach Vollheparinisierung des Körperkreislaufes die Gefäße abgeklemmt. Nach Kanülierung der Gefäße mit Perfusionskathetern in den entsprechenden Größen (Charriere 12–24) erfolgt die Verbindung mit dem arteriellen und venösen Schenkel der Herz-Lungen-Maschine. Zur zusätzlichen Abriegelung der durch Haut und Muskulatur verlaufenden Gefäße wird eine von Esmarch-Binde als Tourniquet fest um die Extremität geschlungen, dabei kommen als Fixierungspunkte Steinmann-Nägel, an der oberen Extremität in den Humeruskopf, an der unteren in die Spina iliaca anterior superior des Beckenkamms eingeschlagen, zur Anwendung. Die so vom Körperkreislauf weitgehend isolierte Gliedmaße wird mit Hilfe der Herz-Lungen-Maschine durchspült, wobei über einen Wärmetauscher das Perfusat erwärmt wird. Ferner finden um die Extremität geschlungene Wärmematten zur zusätzlichen Wärmeapplikation Verwendung. Über in Ober- und Unterschenkel plazierte Thermosonden kann die Temperatur laufend registriert werden.

Als zusätzliche Sicherheit zum Ausschluß einer Verbindung zwischen isoliertem Extremitäten- und systemischem Körperkreislauf werden an den meisten Zentren entsprechende Leckmessungen durchgeführt. Dabei kommen in der Regel nuklearmedizinische Meßmethoden (z. B. radioaktiv markiertes Chrom-Albumin) zur Anwendung. Pharmakokinetische Studien haben gezeigt, daß dieses Meßverfahren, vor allem in der Anfangsphase, innerhalb der ersten 15–30 Minuten nach Beginn der Zytostatikumzugabe als besonders wichtig angesehen wird (Benckhuijsen 1986).

Die Perfusionsdauer beträgt nach Zugabe des entsprechenden Zytostatikums in der Regel eine Stunde, nach dieser Zeit erfolgt eine Spülung der Gliedmaße über die extrakorporale Zirkulation. Dabei kommen unterschiedliche Lösungen (Elektrolytlösung, niedermolekulare Dextranlösung, Humanalbuminlösung) zur Anwendung. Nach Beendigung der extrakorporalen Zirkulation werden nach Lösen der Tourniquet-Binden die Perfusionskatheter entfernt und die Gefäße verschlossen; bei Bedarf wird der Heparineffekt mit Protaminsulfat antagonisiert. Dabei sollten die Hypoxie-Phasen für die Kanülierung und die Dekanülierung so kurz wie möglich gehalten werden, um eine Gewebsschädigung vor allem nach Beendigung der Perfusion im hyperthermen Bereich so gering wie möglich zu halten.

Trotz der weitgehenden Standardisierung dieses Behandlungsverfahrens in Methode und Technik sind bis heute noch viele ungelöste Fragen und Probleme offen:

Zytostatikaauswahl – Mono- und Kombinationstherapie

Bis heute wurden für die isolierte Perfusion zahlreiche Chemotherapeutika verwendet: Melphalan, Actinomycin D, TSPA, Thiotepa, Mitomycin C, Cisplatin, Nitrogen Mustard, Etoposid, Dacarbazin, Methotrexat und Vincristin.

Melphalan ist bis heute das am weitesten verbreitete und am besten untersuchte Chemotherapeutikum und scheint allen anderen Medikamenten, die entweder als Mono- oder als Kombinationstherapie angewendet werden, auf längere Sicht gesehen gleichwertig, wenn nicht überlegen zu sein. Es wird als Zytostatikum der Wahl bei der regionalen hyperthermen Perfusion bei malignen Melanomen angesehen (Kroon 1988, Martijn 1982, Schraffordt-Koops 1987, Tonak 1984). Die möglichen Kombinationen von Melphalan mit anderen Chemotherapeutika sind vielfältig (Krementz 1988). Auch besteht die Möglichkeit einer sequentiellen Gabe verschiedener Chemotherapeutika während einer Perfusion (McBride 1978). Eine wesentliche Verbesserung von Kombinations- bzw. Sequentionstherapien gegenüber eine Monotherapie mit Melphalan konnte bisher nicht festgestellt werden. Die zwischenzeitlichen Berichte von Aigner et al. 1983, 1984 über die sehr erfolgreiche Anwendung einer Zytostatikakombination von Cisplatin, Vincristin und Dacarbazin bei einigen Patienten mit metastasierenden Melanomen zeigten jedoch in der Langzeitbeobachtung keine entscheidenden Vorteile gegenüber der Monotherapie mit Melphalan.

Zytostatikumdosierung und Applikation

Bis Ende der 70er Jahre wurde die Dosierung des Zytostatikums in Abhängigkeit vom Körpergewicht berechnet. Dabei kamen beim Melphalan im Bereich der oberen Extremität Dosierungen von 0,6 bis 1 mg/kg Körpergewicht zur Anwendung, bei den unteren Extremitäten zwischen 0,8 und 1,2 mg/kg Körpergewicht. Als exaktere Dosisbestimmungsmöglichkeit gab Wieberdink eine Berechnung bezüglich des perfundierten Gewebsvolumens in Abhängigkeit von der beobachteten toxischen Gewebsreaktion an (Wieberdink 1982). Hierbei wird anhand des durch die Immersionsmethode bestimmten Gewebsvolumen der zu behandelnden Extremität die entsprechende Dosierungsberechnung vorgenommen. Nach den entsprechenden Empfehlungen hinsichtlich der beobachteten Gewebstoxizität werden für die Melphalan-Menge 10 mg/Liter perfundiertes Gewebevolumen am Bein sowie 13 mg/Liter perfundiertes Gewebevolumen am Arm für adäquat angesehen. Diese Bestimmungsmethode findet inzwischen weitläufig Anwendung und wurde auch in die Studienprotokolle von W.H.O. und E.O.R.T.C. im Rahmen der prospektiven randomisierten Studie zur isolierten hyperthermen Extremitätenperfusion aufgenommen. Eine weitere Möglichkeit einer exakten Dosimetrie wurde von Lejeune 1987 durch entsprechende Messung der Blutverdünnung im Perfusionskreislauf anhand der gegebenen Volumina im extrakorporalen Kreislauf beschrieben (Lejeune, Ghanem 1987).

Ebenfalls große Variationen finden sich in der Applikationsform des Zytostatikums in den extrakorporalen Kreislauf. Hierbei unterscheidet sich einmal die Bolus- und die fraktionierte Zugabeform, zum anderen die Möglichkeit einer Zugabe direkt in die

Arterie oder in das venöse Reservoir. Unterschiedliche Konzentrationsspiegel, entsprechend der jeweiligen Applikationsform, wurden von verschiedenen Autoren angegeben, exakte Konzentrationsbestimmungen im perfundierten Gewebe stehen jedoch noch aus und werden zukünftig wohl exaktere Aussagen über die wirkungsvollste Art der Medikamentenzugabe aufzeigen (Benckhuijsen et al. 1986, Briele et al. 1985, Lejeune et al. 1987 und Loos et al. 1988).

Flußraten

Obwohl sich nach physiologischen Berechnungen die Flußraten am Arm auf 30 bzw. beim Bein auf 40 ml/min/Liter Gewebevolumen berechnen, zeigt sich bei Durchführung der extrakorporalen Zirkulation, auch den Ergebnissen im Tierexperiment entsprechend, keine physiologisch ausreichende Oxygenierung des Gliedmaßengewebes. Untersuchungen von Ghussen haben dies in der Klinik und am Tierexperiment eindeutig ergeben (Ghussen 1981). Exaktere Aussagen hinsichtlich des idealen Perfusionsflows werden von pharmakokinetischen Untersuchungen von Plasmaspiegel und Gewebespiegel erwartet. Fundierte Mitteilungen hierüber liegen noch nicht vor.

Perfusatzusammensetzung

Die Mehrzahl der Zentren bevorzugen die Hämodilution im extrakorporalen Kreislauf bei einem Hämatokrit zwischen 20 und 25% basierend auf den Erfahrungen der extrakorporalen Ganzkörperzirkulation. Bei entsprechend kleinem Oxigenator- und Maschinenfüllvolumen kann dieser Wert durch normale Verdünnung mit der Primärfüllung des extrakorporalen Kreislaufs erreicht werden. In der Regel ist es bei allen Perfusionen immer der Fall. Bei Armperfusionen mit geringem Blutvolumen in der zu behandelnden Gliedmaße kann, um einen adäquaten Hämatokrit-Wert zu erreichen, die Zugabe von Erythrozytenkonzentrat bzw. Vollblut zum Perfusionskreislauf notwendig werden. Als Füllung selbst finden physiologische Elektrolytlösungen, Glucose- oder Eiweißlösungen Verwendung. Dabei bleibt natürlich festzustellen, daß ein Vergleich mit der extrakorporalen Ganzkörperperfusion natürlich nur bedingt möglich ist, da diese in der Regel unter normo- bzw. hypothermen Bedingungen durchgeführt wird, die isolierte Extremitätenperfusion jedoch bei erhöhten Temperaturen vorgenommen wird.

Nach Mitteilungen von Ghussen (Ghussen 1981) sollen durch Vollblutperfusionen aufgrund der dadurch herrschenden physiologischen Bedingungen weniger Nebenwirkungen und toxische Effekte postoperativ auftreten.

Perfusionsdauer und Temperaturwahl

Ausgehend von der Tatsache, daß die Hyperthermie einen entscheidenden Faktor der Zytostatikaperfusion darstellt, stellt sich damit die Frage, wie lange und in welcher Höhe finden sich die optimalen Konditionen hinsichtlich der Tumorzellzerstörung. Die meisten Chirurgen bevorzugen nach einer Aufwärmphase bis zum Zeitpunkt der Zugabe des Zytostatikums eine Perfusionsdauer von einer Stunde. Diese empirische Festlegung beruht wohl am ehesten auf der Feststellung, daß bei Temperaturen unter 41,5 °C (bis 42 °C) eine Gewebszerstörung und die damit verbundene Toxizität sicher zu vermeiden ist. Längere, bis zu 6 Stunden beschriebene Perfusionszeiten waren teilweise mit erheblichen Komplikationen verbunden (Cavaliere et al. 1967). Die große Spannbreite hinsichtlich der Temperaturapplikationsdauer wird anhand der experimentellen Untersuchungen von West unterstrichen, der bei Temperaturen um 41,5 °C bei einer Einwirkdauer von nur 4 min einen signifikanten Effekt zusätzlich zur Chemotherapie feststellen konnte.

Dies bestätigt nochmals die Komplexizität der multifaktoriellen, in gegenseitiger Beziehung stehenden Faktoren während der isolierten hyperthermen Extremitätenperfusion. Dabei dürfen die Komponenten Hyperthermie und Chemotherapie nicht isoliert betrachtet werden. Der zytotoxische Effekt des Chemotherapeutikums auf die Tumorzelle ist einmal von der Konzentration, zum anderen von der Integraldosis über die Perfusionszeitdauer bestimmt. Inwieweit nun die Peak- oder Integralkonzentration des Chemotherapeutikums entscheidenden Einfluß auf die Tumorzellzerstörung nimmt, ist bis heute nicht ausreichend untersucht. Auch sind nicht nähere Angaben über die Zytostatikumkinetik bei verschiedenen Temperaturen bekannt. Die von Benckhuijsen (Benckhuijsen 1988) gemachten Mitteilungen über die biphasische Elimination von Melphalan aus dem Perfusionskreislauf mit einer Halbwertszeit der 1. Eliminationsphase von 5 und einer weiteren Halbwertszeit konsekutiv der zweiten Phase von etwa 50 min bezieht sich lediglich auf Perfusattemperaturen zwischen 37 und 38 °C. Die daraus möglichen Schlußfolgerungen, daß die Perfusionsdauer diesbezüglich verkürzt werden könnte, muß sehr kritisch gesehen werden. Zum einen beziehen sich die Erkenntnisse auf den normothermen bzw. mild hyperthermen Bereich, andererseits sind Aussagen über den Konzentrationsverlauf im Perfusat nicht auf die Konzentration im Gewebe übertragbar. Die therapeutische Effizienz sollte sich an den erzielten Zytostatikumgewebespiegeln während der Perfusion orientieren. So konnte nach ersten eigenen experimentellen Untersuchungen ein Ansteigen der Gewebekonzentration während der Perfusion nach 45 min mit einem anschließend nur langsamen Abfall des hohen Gewebespiegels beobachtet werden. Eine Verkürzung der Perfusionsdauer unter eine Stunde hätte demnach einen Abbruch in einer therapeutisch sehr effektiven Phase dieser Behandlung zur Folge.

Ähnliche Uneinigkeit herrscht bei den verschiedenen Autoren über die Wahl der optimalen, bei der Perfusion zu erzielenden Gewebetemperatur. Dies trifft nach den Erfahrungen nicht für die Extremhyperthermie mit Temperaturen über 42,5 °C zu. Obwohl in diesem Temperaturbereich eine alleinige Tumorzellzerstörung durch die Hyperthermie selbst stattfindet (Dewey 1977), setzen gravierende Nebenwirkungen in diesem Temperaturbereich natürliche Grenzen. Wesentlich kontroverser werden die Temperaturbereiche der milden (39–40) bzw. moderaten (41–42 °C) Temperaturgruppen angesehen. Im Bereich der milden und moderaten Hyperthermie werden additive bzw. potenzierende Effekte der Zytostatika hinsichtlich ihrer Wirkung auf die Tumorzelle beschrieben. Als zusätzliche, den Effekt beeinflussende Faktoren werden der pH-Wert und die Sauerstoffspannung im Perfusat angesehen (Krementz, Knutson 1961).

Zur Klärung vieler offener Fragen bei der Perfusionsbehandlung von Extremitätenmelanomen wurde von Nagel und Mitarbeitern ein Miniaturmodell über die Perfusion von Rattenextremitäten entwickelt (Nagel et al. 1987). Wir halten diese Versuchsanordnung mit verschiedenen Modifikationen für geeignet, in Verbindung mit entsprechenden Analysen von Plasma- und Gewebekonzentrationen, durch Variieren spezifischer Parameter Erkenntnisse über optimale Perfusionsbedingungen zu erhalten und nach deren Auswertung Aussagen bezüglich der optimalen Perfusionsbedingungen machen zu können.

Klinische Ergebnisse

Indikationen

Die Vorteile der isolierten hyperthermen Extremitätenperfusion liegen

- in der regionären Anwendung chemotherapeutischer Substanzen in hoher Konzentration ohne systemische Nebeneffekte,
- im Synergismus von Hyperthermie und Chemotherapie,
- in der Behandlung eines klinisch okkulten oder makroskopisch nachweisbaren lokalen Tumorbefalls der entsprechenden Gliedmaße.

Die Behandlung kann prophylaktisch bei Patienten mit high-risk-Tumoren zur Vermeidung lokoregionärer Metastasen oder therapeutisch bei Patienten mit bereits manifesten lokoregionären Rezidiven wie Satelliten-, Intransit- oder regionären Lymphknotenmetastasen durchgeführt werden.

Prophylaktische Extremitätenperfusion

Der Stellenwert der prophylaktischen Extremitätenperfusion hinsichtlich der Entstehung späterer lokoregionärer Rezidive wird heute kontrovers beurteilt. Retrospektive, teilweise im historischen Vergleich durchgeführte Studien zeigten vielfach einen signifikanten Unterschied der mit Perfusion behandelten Patienten im Vergleich zum nicht perfundierten Kollektiv (Schraffordt-Koops, Oldhoff 1983, Tonak et al. 1983, 1984, Hohenberger 1990), (Abb. 1). Wie bei allen historischen Vergleichen können verschiedene Faktoren innerhalb der unterschiedlich betrachteten Zeiträume variieren und eine entsprechende Verzerrung verursachen. Exakte, definitive Schlußfolgerungen sind deshalb problematisch. Das gleiche trifft für multizentrische Studien zu,

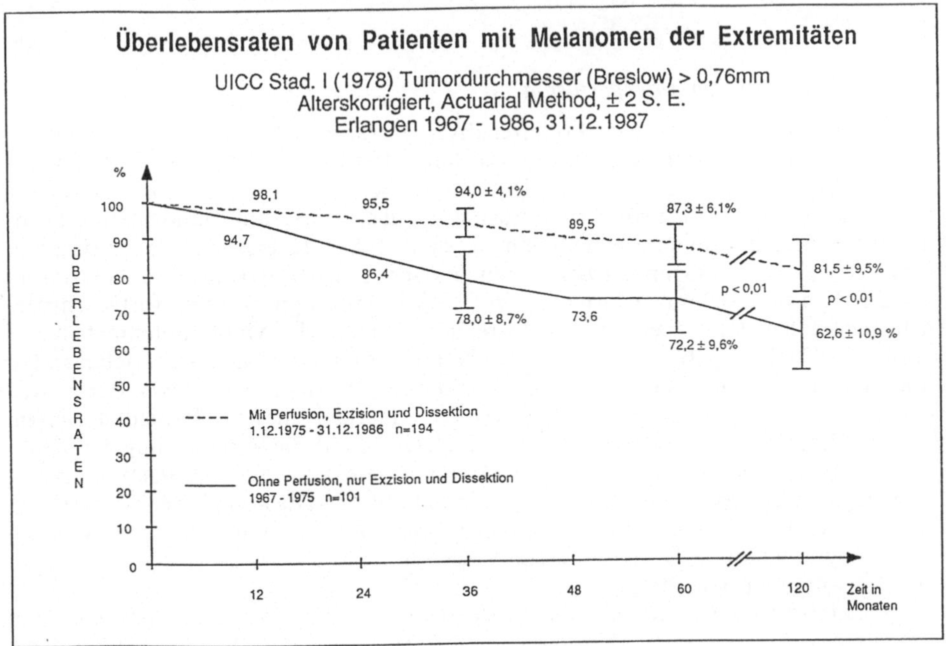

Abb. 1

welche die regional getrennten Patientenkollektive mit und ohne Perfusionsbehandlung retrospektiv betrachteten (Martijn et al. 1986).

In Anbetracht dieser Umstände erscheinen prospektiv randomisierte Studien zur genauen Evaluierung des Stellenwertes der isolierten Extremitätenperfusion unumgänglich.

Die einzige, bisher abgeschlossene prospektive Studie wurde von einem einzigen Zentrum, von Ghussen (Ghussen et al. 1984, 1987) vorgestellt. Das Ergebnis zeigte einen scheinbaren Vorteil der isolierten Extremitätenperfusion. Es bleibt jedoch anzumerken, daß in der Kontrollgruppe im nicht metastasierten Stadium Lokalrezidive in 39% der Patienten beobachtet wurden, eine ausnahmslos hohe Rate, die weltweit in der internationalen Literatur nicht beschrieben wird. Als Grund dafür mag wohl eine negative Selektion vorhanden sein, die sicherlich auch die Aussagekraft dieser Studie reduziert.

Um eine entsprechende exakte Aussage hinsichtlich des Wertes der isolierten Perfusion in diesem multifaktorellen Geschehen machen zu können, ist eine Studie mit etwa 300–500 Patienten pro Arm notwendig. Deshalb wurde eine von E.O.R.T.C. und W.H.O. gemeinsam geleitete prospektive randomisierte Studie 1984 begonnen. Nach den Ausführungen anläßlich des letzten Review-Meetings der W.H.O.-Melanom-Gruppe in Belgrad im Juni 1989 befanden sich 452 Patienten in der Studie. Mittlerweile sind über 600 Patienten eingebracht. Um eine Aussage über den Effekt der optionalen elektiven Lymphknotendissektion zusätzlich zur Perfusion machen zu können, wurde eine Patientenzahl von 1000 berechnet. Bis dahin soll die Studie durchgeführt werden.

Obwohl es bisher keine klar ausgearbeitete Indikation mit sicherem Stellenwert bezüglich der prophylaktischen Extremitätenperfusion gibt, mag es durchaus Patientengruppen geben, die dennoch von dieser Behandlung profitieren. Diesbezüglich halten wir die Weiterführung der Studie für außerordentlich wichtig.

Therapeutische Extremitätenperfusion

Lokoregionäre Rezidive wie Lokalrezidive, Intransitmetastasen oder regionäre Lymphknotenmetastasen werden als gesicherte Indikation für die isolierte hypertherme Perfusion angesehen. Es handelt sich hierbei um ein sehr heterogenes Patientenkollektiv mit unterschiedlichsten Ausmaßmöglichkeiten von Tumormanifestationen bzw. deren Kombinationen (Krementz et al. 1988). Es erscheint daher sinnvoll, dieses Kollektiv in 3 Gruppen zusammenzufassen: in isolierte regionale Metastasen, isolierte Lymphknotenmetastasen und in die Patientengruppe mit weit fortgeschrittenem regionalen Befall, bei der sowohl regionäre als auch Lymphknotenmetastasen vorliegen. Nach Angaben vom Krementz belaufen sich die 5-Jahres-Überlebensraten innerhalb der einzelnen Gruppen zwischen 29 und 52% (Krementz 1987). Betrachten wir unser eigenes Krankengut, so finden sich innerhalb dieser 3 Patientengruppen ähnliche Ergebnisse. Bemerkenswert ist jedoch eine deutliche Verbesserung der 5-Jahres-Überlebensraten der Patienten mit isolierten Satelliten- und Intransitmetastasen ohne regionären Lymphknotenbefall von 55% (Abb. 2). Die kompletten Remissionsraten werden zwischen 7 und 81% beschrieben (Kroon et al. 1988). In unserem Krankengut beläuft sich die komplete Ansprechrate auf 49% mit einer Dauerremission im follow-up von 29%.

Die alterskorrigierte 10-Jahres-Überlebensrate aller therapeutisch perfundierten Patienten beträgt in unserem Krankengut 48%. Im historischen Vergleich läßt sich ein hoch signifikanter Unterschied zu der nicht perfundierten Patientengruppe mit einer

Überlebensraten nach hyperthermer Extremitätenperfusion bei regional metastasierenden malignen Melanomen

Erlangen 1975 - 1986 / 31.12.1987 n = 123
(alterskorrigiert, actuarial method ± 2 S. E.)

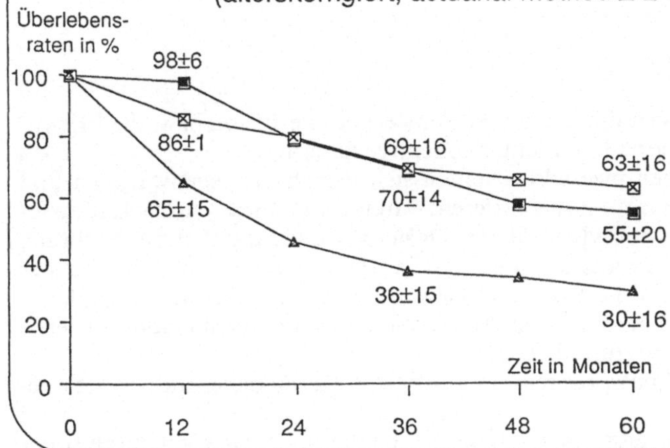

- Lokalrezidive und/oder Satellitenmetastasen und/oder Intransitmetastasen n = 33
- Lymphknotenmetastasen n = 48
- Lokalrezidive und/oder Satelliten- und/oder Intransitmetastasen <u>und</u> Lymphknotenmetastasen n = 42

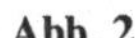
Abb. 2

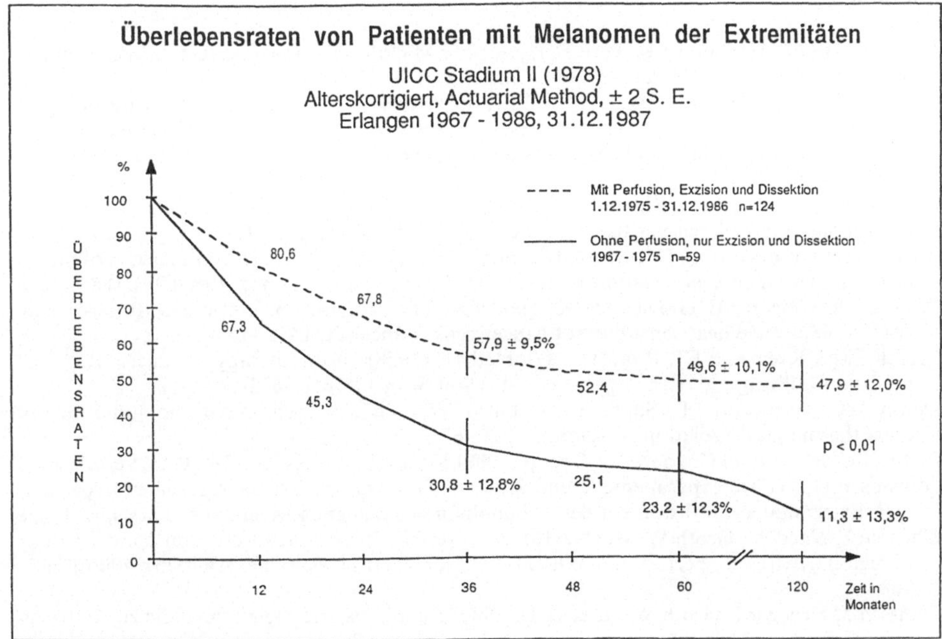

Abb. 3

10-Jahres-Überlebensrate von 11% feststellen (Abb. 3). Bemerkenswert ist eine klinische Erscheinungsfreiheit nach dem 4. Jahr aller therapeutisch perfundierten Patienten von 46%. 69% von den bisher verstorbenen Patienten nach therapeutischer Perfusion waren an der behandelten Gliedmaße tumorfrei (Göhl 1989).

Zusammenfassend sehen wir anhand dieser Ergebnisse die isolierte hypertherme Perfusion als Therapieverfahren der Wahl bei klinisch manifesten regionären Absiedelungen beim malignen Melanom.

Perspektiven

Klinische Studien sind notwendig, um den Stellenwert der Perfusion bzw. die Effektivität dieser Therapie für spezielle Patientenkollektive zu eruieren.

Zur Optimierung des Therapieeffektes sollten sich jedoch die gegenwärtigen und zukünftigen Forschungen darauf konzentrieren, durch exakte Analyse des Einflusses entscheidender Parameter, wie Zytostatikum, Dosierung und Applikation, Flußrate, Perfusatzusammensetzung, Perfusionsdauer sowie Temperaturverlauf, anhand der Kinetik des Zytostatikums im Perfusat und Gewebe die Optimalbedingungen dieser Behandlung mit dem damit verbundenen Maximaleffekt unter Vermeidung systemischer Nebenwirkungen herauszufinden.

Erste Ergebnisse anhand entsprechend modifizierter Tiermodelle sind vielversprechend.

So hoffen wir, daß viele jetzt noch offene Probleme und Fragen innerhalb der nächsten 10 Jahre beantwortet werden können.

Literatur

Aigner K, Hild P, Henneking K, Paul E, Hundeiker M (1983) Regional perfusion with cis-platinum and dacarbazine. Recent Results Cancer Res 86:239–245

Aigner KR, Jungbluth A, Link KH, Walther H, Mueller H, Schwemmle K, Ringenberg T, Boerger G, Ruppel R, Illig L et al. (1984) Die isolierte hypertherme Extremitätenperfusion mit Vindesin, Dacarbazin und Cis-Platin bei der Behandlung maligner Melanome. Onkologie 7(6):348–353

Benckhuijsen C, Varossieau FJ, Hart AA, Wieberdink J, Noordhoek J (1986) Pharmacokinetics of melphalan in isolated perfusion of the limbs. J Pharmacol Exp Ther 237(2):583–588

Briele HA, Djuric M, Jung DT, Mortell T, Patel MK, Das Gupta TK (1985) Pharmacokinetics of melphalan in clinical isolation perfusion of the extremities. Cancer Res 45(4):1885–1889

Cavaliere R, Ciogatto E, Giovanella BC, Heidelberger C, Johnson B, Moricca G, Rossi-Fanelli A (1967) Selective heat sensitivity of cancer cells. Cancer 20:1351–1381

Creech OJ jr, Krementz ET, Ryan RF, Winblad JN (1958) Chemotherapy of cancer: Regional perfusion utilizing an extracorporal circuit. Ann Surg 148:616–632

Dewey WC, Hopwood LE, Saparto SA et al. (1977) Cellular responses to combinations of hyperthermia and radiation. Radiology 123:463

E.O.R.T.C. Melanoma Cooperative Group (1989) Meeting-minutes 20.–21.10.89 Verona/Italy

Ghussen F (1981) Tierexperimentelle und klinische Untersuchungen zur regionalen hyperthermen Extremitäten-Perfusion bei der Behandlung des malignen Melanoms. Thesis, Cologne

Ghussen F, Nagel K, Groth W, Mueller JM, Stuutzer H (1984) A prospective randomized study of regional extremity perfusion in patients with malignant melanoma. Ann Surg 200(6):764–768

Ghussen F, Krueger I, Groth W, Stuetzer H (1986) Randomisierte Melanomstudie zur Extremitätenperfusion. Behandlungsergebnisse 2½ Jahre nach vorzeitigem Abbruch. Chirurg 57(10):619–623

Göhl J, Hohenberger W, Keßler Ch (1989) Die isolierte hypertherme Extremitätenperfusion bei regional metastasierenden malignen Melanomen. Tagung Int. College of Surgeons – Deutsche Sektion – Gießen 1./2. 9. 1989

Hohenberger W (1990) Isolation Perfusion for Malignant Melanomas: Established Facts and Parameters to Be Clarified. In: Jakesz R, Rainer H (eds) Melanoma. Springer, Berlin Heidelberg, 182–187

Krementz ET, Knudson L (1961) The effect of increased oxygen tension on the tumoricidal effect of nitrogen mustard. Surgery 50:266–271

Krementz ET, Ryan RF, Carter RD, Sutherland CM, Reed RJ (1988) Hypertherme regionäre Perfusion beim Melanom der Extremitäten. In: Balch CM, Milton GW, Shaw HM, Soong S (Hrsg) Hautmelanome. Springer, Berlin Heidelberg New York London Tokyo

Kroon BB (1988) Regional isolation perfusion in melanoma of the limbs; accomplishment, unsolved problems, future. Eur J Surg Oncol 14(2):101–110

Lejeune FJ, Deloof T, Ewalenko P, Fruhling J, Jabri M, Mathieu M, Nogaret JM, Verhest A (1983) Objective regression of unexcised melanoma in-transit metastases after hyperthermic isolation perfusion of the limbs with melphalan. Recent Results Cancer Res 86:268–276

Lejeune FJ, Ghanem GE (1987) A simple and accurate new method for cytostatics dosimetry in isolation perfusion of the limbs based on exchangeable blood volume determination. Cancer Res 47(2):639–643

Loos U, Musch E, Rauschecker H, Willenbreck C, Göhl J, Hohenberger W (1988) Melphalan kinetics in hyperthermic limb perfusion therapy of melanoma. Blut 57:175–284

Martijn H, Oldhoff J, Schraffordt Koops H (1982) Hyperthermic regional perfusion with melphalan and actinomycin D in the treatment of locally metastasized malignant melanomas of the extremities. J Surg Oncol 20:9–13

Martijn H, Schraffordt Koops H, Milton GW, Nap M, Oosterhuis JW, Shaw HM, Oldhoff J (1986) Comparison of two methods of treating primary malignant melanomas Clark IV and V, thickness 1,5 mm and greater, localized on the extremities. Wide surgical excision with and without adjuvant regional perfusion. Cancer 57(10):1923–1930

McBride CM, McMurtery MJ, Copeland EM, Hickey RC (1978) Regional chemotherapy by isolation perfusion. In: Murphy GP (ed) International Advances in Surgical Oncology, Vol 1. Liss, New York, p 1

Muchmore JH, Carter RD, Krementz ET (1985) Regional perfusion for malignant melanoma and soft tissue sarcoma: a review. Cancer Invest 3(2):129–143

Nagel K, Ghussen F, Krüger J, Isselhard W (1987) Miniature equipment for the perfusion of rat limbs. Res Exp Med 187:1–8

Schraffordt Koops HS, Oldhoff J (1983) Hyperthermic regional perfusion in high-risk stage-I malignant melanomas of the extremities. Recent Results Cancer Res 86:223–228

Schraffordt Koops H, Oldhoff J, Oosterhuis JW, Beekhuis H (1987) Isolated regional perfusion in malignant melanoma of the extremities. World J Surg 11(4):527–533

Stehlin JS jr, Giovanella BC, Ipolyi PD, Muena LR, Anderson RF (1975) Results of hyperthermic perfusion for melanoma of the extremities. Surg Gynecol Obstet 14:339–348

Tonak J, Hohenberger W, Weidner F, Göhl J (1983) Hyperthermic perfusion in malignant melanoma: 5-year-results. Recent Results Cancer Res 86:229–238

Tonak J, Hohenberger W, Göhl J (1984) Die isolierte hypertherme Extremitätenperfusion bei malignen Melanomen und Weichgewebssarkomen. Chirurg 55(8):499–504

West KW, Weber TR, Grosfeld JL (1980) Synergistic effects of hyperthermia, papaverine, and chemotherapy in murine neuroblastoma. J Pediatr Surg 6:913–916

Wieberdink J, Benckhuijsen C, Braat RP, Van Slooten EA, Olthuis GAA (1982) Dosimetry in isolation perfusion of the limbs by assessment of perfused tissue volume and grading of toxic reactions. Eur J Cancer Clin Oncol 18:905–910

Langzeitergebnisse nach 538 isolierten hyperthermen Extremitätenperfusionen beim malignen Melanom

K. Henneking, J. Binder, Th. Zimmermann, R. Holzheimer

An einem malignen Melanom der Haut erkranken in der Bundesrepublik Deutschland ungefähr 8 bis 12 von 100000 Einwohnern jährlich. Allein von 1970 bis 1984 hat sich die Zahl der Neuerkrankungsrate fast verfünffacht [7].

Trotz der Aktivitäten zur Melanomfrüherfassung ist die Zahl der Level V-Melanome bisher unverändert geblieben [7]. Noch immer sterben in der Bundesrepublik Deutschland jährlich 1500 Patienten an einem malignen Melanom.

Vor diesem Hintergrund nimmt die Diskussion über die Wertigkeit der isolierten Extremitätenperfusion als Therapie bei verschiedenen Melanomstadien einen breiten Raum ein.

Vor der Darstellung der Ergebnisse der Extremitätenperfusion müssen einige Bemerkungen zu den verschiedenen Stadieneinteilungen der Erkrankung gemacht werden. Vorweg gesagt, die Einteilung in low risk-, medium risk- und high risk-Melanome klingt zwar sehr eindrucksvoll und ist leicht zu merken, sollte aber wegen mangelnder Vergleichbarkeit mit der Literatur nur noch ergänzend verwendet werden.

Das noch weit verbreitete alte klinische Dreistadiensystem berücksichtigt nicht die Tumordicke, so kommt es, daß sich zirka 85% aller Patienten im klinischen Stadium I befinden. Die gleichen Nachteile beinhaltet ein Staging nach der sogenannten M.D. Anderson-Klassifikation. Auch hier fallen die meisten Patienten in das Stadium I, und die für die Prognose durchaus wichtige Eindringtiefe des Tumors entfällt, wie später anhand unseres Patientengutes noch gezeigt wird.

Seit der Einigung der UICC und der AJCC 1986 über das Staging beim malignen Melanom liegt weltweit eine einheitliche Definition nach dem TNM-System vor [4]. Dieses System beruht auf der histologischen Beurteilung der Tiefeninvasion und der maximalen Dicke des Tumors. Für künftige Untersuchungen sollte das Staging nach diesen Prinzipien erfolgen.

Vom Oktober 1979 bis September 1989 wurden an unserer Klinik 538 isolierte hypertherme Extremitätenperfusionen bei 451 Patienten zur Behandlung des malignen Melanoms durchgeführt. Bei 81 Patienten mit regionalen Metastasen zum Zeitpunkt der Erstperfusion wurde die Indikation zur Zweitperfusion gestellt. In 11 Fällen haben wir wegen eines Rezidives die Drittperfusion angeschlossen (Tabelle 1).

Die Indikation zur adjuvanten Extremitätenperfusion stellen wir grundsätzlich bei Tumoren ab Tumordicke 1,5 mm oder Level IV sowie bei Rezidivtumoren. Handelt es sich um Intransit- und/oder regionale Lymphknotenmetastasen, so stellt die Perfusion eine Amputationsalternative dar. Neben der iliakalen Perfusion erfolgt in jedem Fall eine parailiakale Dissektion sowie eine inguinale Lymphknotendissektion.

Die Altersverteilung unseres Krankengutes zeigt einen deutlichen Gipfel zwischen dem 51. und 60. Lebensjahr, bei einem Durchschnittsalter von 49,4 Jahren. Immerhin erfolgte die Perfusionsbehandlung bei 12 Patienten nach Abschluß des 70. Lebensjahres. Die Geschlechtsverteilung in unserem Krankengut zeigt mit 73% ein deutliches

Zentrum für Chirurgie der Justus-Liebig-Universität Gießen

Tabelle 1. Hypertherme Extremitätenperfusion in der Behandlung des malignen Melanoms

Oktober 1979 – September 1989	
Patientenzahl:	451
Durchgeführte Perfusionen:	538
Erstperfusionen:	446
Zweitperfusionen:	81
Drittperfusionen:	11

Überwiegen der Frauen, was auch dem holländischen Perfusionskrankengut von Schraffordt Koops entspricht [2]. Bei dem Vergleich der Tumorlokalisation zwischen Frauen und Männern imponiert die bevorzugte Lokalisation der Melanome am Unterschenkel bei Frauen, was die Vermutung von Jung [5] unterstützt, daß die Lokalisation sowie die Inzidenz der Melanome vom Ausmaß und der Häufigkeit der Sonnenlichtexposition abhängt.

Ein Ziel unserer Arbeitsgruppe war der Einsatz neuer eventuell wirksamerer Zytostatika in der Perfusionsbehandlung. Bei den Erstperfusionen wurden im wesentlichen neben dem schon bewährten Melphalan Platinex als Monosubstanz eingesetzt. Weiterhin wurden die Kombinationen von Melphalan mit Aktinomycin, Cisplatin und Vindesin sowie die Dreierkombination aus Cisplatin, DTIC und Vindesin verwandt. Seit den letzten 4 Jahren erfolgt die Erstperfusion mit einer Kombination aus Platinex und Melphalan. Die Chemotherapeutika werden pro Liter perfundierte Extremität dosiert, wobei die Messung der Extremitätenvolumen in speziell konstruierten Überlaufgefäßen erfolgt. Für die letztgenannte Kombination dosieren wir mit ca. 15 mg Platinex und 7 mg Melphalan pro Liter Extremität.

Wegen im Tierversuch nachgewiesener Neurotoxizität bei Einsatz von Platinex darf eine Muskeltemperatur von 40 °C nicht überschritten werden. Daher wird die Perfusion mit einer sogenannten milden Hyperthermie bei 39,5 °C durchgeführt.

Die Auswertung der Überlebensraten getrennt nach Zytostatikakombinationen läßt keine signifikanten Unterschiede erkennen, wobei jedoch die Kombination von Cisplatin und Melphalan eine tendenzmäßige Verlängerung der nach Kaplan-Meier berechneten Überlebenskurve erkennen läßt (Abb. 1).

Am häufigsten findet sich in unserem Krankengut das superfiziell spreitende Melanom mit ca. 45%, gefolgt vom nodulären und dem akrolentiginösen Melanom. Geschlechtsunterschiede lassen sich bei der histologischen Verteilung nicht finden.

Die für die Prognose so wichtige Schichtdickenmessung nach Breslow zeigt, daß sich die meisten unserer Patienten in der pathologischen Klasse pT3 des TNM-Systems befinden. Auffallend ist die höhere Schichtdicke der Melanome im männlichen Krankengut, was, wie später dargestellt, auch für die Überlebenszeit von Bedeutung ist und damit den höheren prognostischen Wert der Schichtdickenmessung gegenüber dem Clark-Level herausstellt.

Die Gegenüberstellung der M.D. Anderson-Stadieneinteilung unseres Krankengutes mit der neuen UICC-Stadieneinteilung läßt deutlich eine bessere Verteilung der Patienten nach den UICC-Regeln erkennen. Dieses System trennt die Patienten mit einem lokalisierten Melanom nach histologischen Kriterien in zwei Gruppen und so wird eine gleichmäßige Verteilung entsprechend dem Metastasierungsrisiko erreicht.

Für die Ermittlung der Überlebenskurven standen die Daten von 414 Erstperfusionen zur Verfügung. Die Fünfjahresüberlebensrate unseres Perfusionskrankengutes beträgt 62%. Nach vier weiteren Jahren liegt die Überlebensrate bei 57%. Aufgetrennt

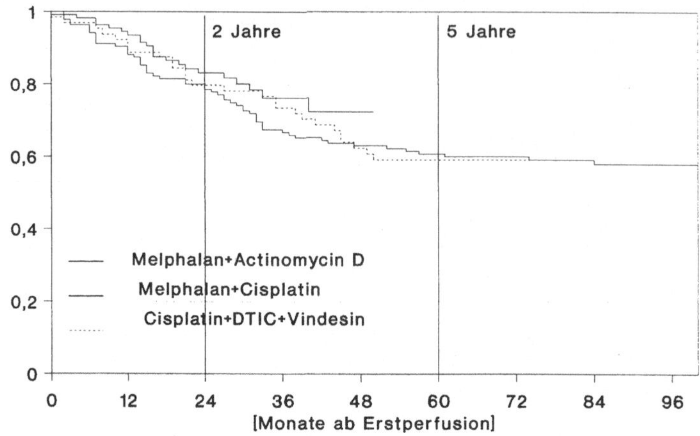

Abb. 1. Überlebensraten getrennt nach Zytostatikakombination

nach Geschlecht läßt sich die um ca. 20% schlechtere Überlebensrate der Männer erkennen. Ein wesentlicher Grund für die schlechtere Prognose der Männer sind die höheren Schichtdicken der exzidierten Melanome, wie die multivariate Analyse zeigt.

Trennt man die Überlebenskurven nach Tumortypen auf, so zeigt sich, daß das SSM eine deutlich bessere Prognose hat als das noduläre oder akrolentiginöse Melanom. Dieser Unterschied besteht auch in der Multivarianzanalyse, so daß die divergierenden Überlebensraten nicht nur in den verschiedenen Schichtdicken, sondern in den unterschiedlichen Tumorwachstumsformen begründet sind.

Abschließend stellen wir die Fünfjahresüberlebensraten unseres Krankengutes einmal nach dem TNM-System und einmal nach dem M.D. Anderson-Schema vor (Tabelle 2).

Bei einem Vergleich unserer Perfusionsergebnisse mit der Literatur lassen sich im Anderson-Stadium I keine Unterschiede feststellen. Die unterschiedlichen Überlebensraten in den anderen Tumorstadien fallen teilweise auch nur sehr gering aus und lassen sich durch die unterschiedlichen Fallzahlen erklären.

Für das Anderson-Stadium I muß allerdings erwähnt werden, daß in diesem Tumorstadium von der holländischen Arbeitsgruppe in einer Vergleichsstudie [2] kein Vorteil zwischen perfundierten und nicht perfundierten Patienten gesehen wird.

Die Ergebnisse dieser holländischen Studie stehen konträr zu der vieldiskutierten prospektiven Studie von Ghussen [3].

Veronesi et al. [8] berichteten von 267 Patienten mit Extremitätenmelanom im M.D.A.-Stadium I, die an einer prospektiven klinischen Studie des WHO Collaborating Centers for the Evaluation of Methods of Diagnosis and Treatment of Melanoma teilnahmen. Die Behandlung für diese Patientengruppe bestand in einer weiten Exzision plus Dissektion der regionären Lymphknoten. Die beobachtete Fünfjahresüberlebensrate betrug insgesamt 75%.

Cumberlin [1] faßte die Ergebnisse von acht Studien im Zeitraum von 1964 bis 1982 zusammen, in denen über insgesamt 1527 Patienten mit Extremitätenmelanom im M.D.A.-Stadium I ohne adjuvante Perfusionsbehandlung berichtet wurde. Die errechnete mittlere Fünfjahresüberlebensrate war für diese Patienten 76% (Tabelle 3).

Tabelle 2. Fünfjahresüberlebensraten. Hypertherme Extremitätenperfusion 1979–89

MDA-Stadium I	MDA-Stadium II	MDA-Stadium III	MDA-Stadium IV
89% (n=203)	54% (n=26)	41% (n=138)	18% (n=38)
		IIIA: 38% (n=50)	
		IIIB: 55% (n=55)	
		IIIAB: 21% (n=23)	

Fünfjahresüberlebensraten. Hypertherme Extremitätenperfusion 1979–89

TNM-Stadium I	TNM-Stadium II	TNM-Stadium III	TNM-Stadium IV
91% (n=15)	92% (n=142)	50% (n=205)	18% (n=38)

Tabelle 3. Melanombehandlung im M.D.A.-Stadium I. Fünfjahresüberlebensraten im Vergleich

Weite Exzision ±PLND	Weite Exzision+PLND+Perfusion
Cumberlin (1985) 76% (n=1527)	Krementz (1987) 87% (n=381)
Veronesi (1982) 75% (n=267)	Gießen (1990) 89% (n=203)

Eine endgültige Antwort, ob im Anderson-Stadium I perfundiert werden sollte, kann wahrscheinlich erst nach Abschluß der WHO-Studie gegeben werden.

Die Betrachtung der Überlebensraten zeigen insgesamt die besondere Bedeutung einer Früherkennung dieses Tumortyps, denn mit dem Einsatz der therapeutischen Maßnahmen ist unter Einschluß des TNM-Stadiums II eine über 90%ige Fünfjahresüberlebensrate zu erzielen.

Literatur

1. Cumberlin R, De Moss E, Lassus M, Friedman M (1985) Isolation perfusion for malignant melanoma of the extremity: A review. J Clin Oncol 3:1022–1031
2. Franklin HR, Schraffordt Koops H, Oldhoff J et al. (1988) To perfuse or not to perfuse? A retrospective study to evaluate the effect of adjuvant isolated regional perfusion in patients with stage I extremity melanoma with a thickness ≧1,5 mm. J Clin Oncol 6:701–708
3. Ghussen F, Krüger I, Growth W, Stützer H (1988) The role of regional hyperthermic cytostatic perfusion in the treatment of extremity melanoma. Cancer 61:654–659
4. Hermanek P, Sobin LH (eds) (1987) TNM classification of malignant tumours. 4. fully revised edition. International Union Against Cancer Geneva
5. Jung EO (1982) Licht und Hautkrebse: Sitzungsbericht der Heidelberger Akademie der Wissenschaften. Springer, New York
6. Krementz ET (1986) Regional Perfusion. Current Sophistication, What Next? Cancer 57:416–432
7. Paul E, Rauh M (1989) Melanom-Epidemiologie in Mittelhessen – Trend-Entwicklungen und deren mögliche Ursachen. Vortrag zum Symposium „Malignes Melanom" der Deutschen Dermatologischen Gesellschaft Berlin
8. Veronesi U, Adamus J, Bandiera DC et al. (1982) Delayed regional lymph node dissection in stage I melanoma of the skin of the lower extremity. Cancer 49:2420–2430

Lactatanstieg nach hyperthermer Extremitätenperfusion – ein Maß für die intraoperative Muskelalteration

G. Omlor, K.W. Ecker, G. Groß, J. Becker, R. Hülsewede

Einleitung

Die isolierte hypertherme Zytostaticaperfusion ist die Therapie der Wahl bei Extremitätenmelanomen im Stadium III und IV [1]. Trotz infolge verbesserter Technik heute geringer Komplikationsraten werden lokale Muskelnekrosen nach Extremitätenperfusionen immer wieder beobachtet [3]. Diese können in seltenen Fällen so extrem sein, daß sie die Amputation der betroffenen Extremität erforderlich machen. Neben unerwünschten Zytostaticanebenwirkungen kommen vor allem Überhitzungen in der Muskulatur während der Hyperthermiephase ursächlich in Betracht. So konnte im Tierexperiment am Kaninchen nachgewiesen werden, daß es bereits bei einer alleinigen hyperthermen Perfusion bei 43,5 °C auch ohne Zytostaticagabe zu einer Schädigung der Muskulatur kommt. Folge ist eine Lactatacidose in der Muskelzelle [2]. Wir haben deshalb bei Patienten mit malignen Melanomen der unteren Extremitäten perioperativ die Lactatspiegel im Blut gemessen, um Hinweise auf eventuelle Muskelschädigungen zu erhalten.

Material und Methode

In der Zeit vom 1. 3. 89 bis zum 1. 4. 90 wurden insgesamt 10 Patienten mit malignen Melanomen der unteren Extremitäten untersucht. Die Perfusion wurde wie beschrieben [3] über einen retroperitonealen Zugang nach Rob mit 1 mg Alkeran/kg Körpergewicht aufgeteilt in 4 Einzeldosen und einer Perfusattemperatur von 42 °C durchgeführt. Die im m. quadriceps und im m. gastrocnemius gemessenen maximalen Gewebstemperaturen lagen zwischen 39,5 und 41,3 °C. Die Proben zur Lactatmessung (2,7 ml arterielles Blut) wurden 24 Stunden präoperativ, 30 Minuten nach Perfusionsbeginn, 60 Minuten nach Perfusionsbeginn, am 1. postoperativen Tag, am 4. postoperativen Tag und am 10. postoperativen Tag entnommen. Zusätzlich wurde bei allen Patienten am Ende der Perfusion eine Probe aus dem ausgewaschenen Blut der Extremität entnommen. Die Proben wurden 10 Minuten bei 8000 Umdrehungen zentrifugiert und der Lactatgehalt im Überstand anschließend gemessen (TDXREA Lactatessay).

Ergebnisse

Die Mittelwerte der gemessenen Lactatspiegel waren 30 Minuten nach Perfusionsbeginn erhöht und normalisierten sich nach dem ersten postoperativen Tag (Abb. 1). Die

---

Abt. für Allgemein-, Abdominal- und Gefäßchirurgie der Universitätskliniken des Saarlandes, Homburg/Saar

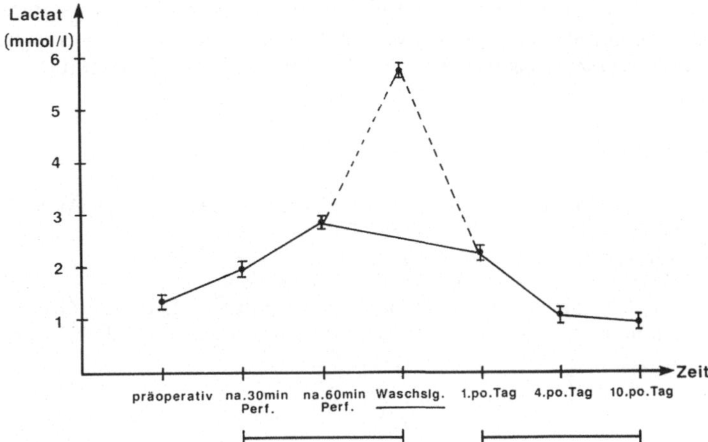

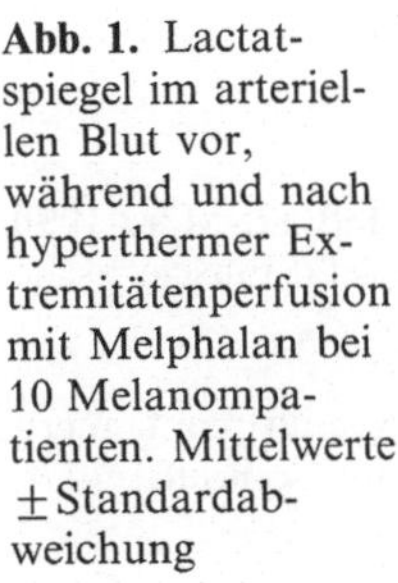
Abb. 1. Lactatspiegel im arteriellen Blut vor, während und nach hyperthermer Extremitätenperfusion mit Melphalan bei 10 Melanompatienten. Mittelwerte ± Standardabweichung

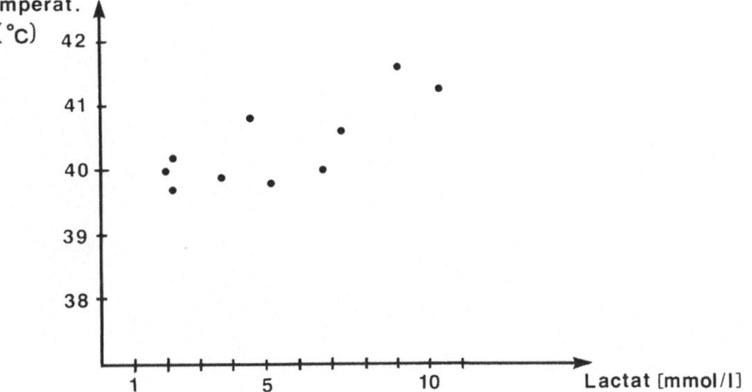

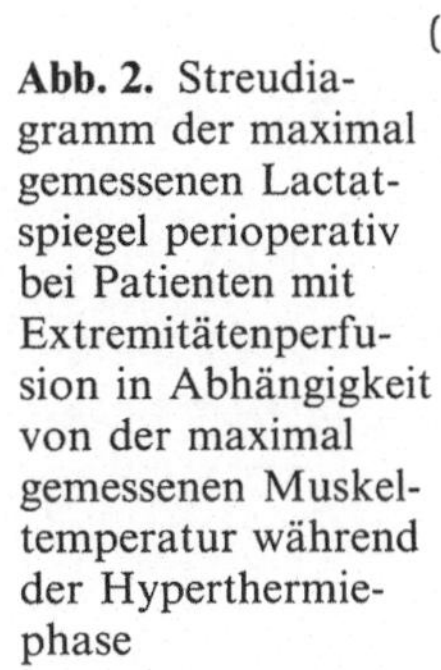
Abb. 2. Streudiagramm der maximal gemessenen Lactatspiegel perioperativ bei Patienten mit Extremitätenperfusion in Abhängigkeit von der maximal gemessenen Muskeltemperatur während der Hyperthermiephase

höchsten Werte wurden am Perfusionsende im ausgewaschenen Blut der perfundierten Extremität gemessen. Bei allen Patienten waren die beobachteten Lactatspiegelerhöhungen bis zum 10. postoperativen Tag reversibel. Alle Patienten mit einer maximalen Muskeltemperatur von mehr als 40,5 °C zeigten Erhöhungen der Lactatspiegel über das Doppelte des Normalwertes. Demgegenüber waren nur bei 2 der 6 Patienten mit einer maximalen Muskeltemperatur von weniger als 40,5 °C geringe Lactaterhöhungen meßbar (Abb. 2).

Diskussion und Schlußfolgerungen

Während hyperthermer Zytostaticaperfusion der Extremitäten ist mit zunehmender Temperatur gehäuft mit Muskelalterationen zu rechnen. Bei einer Temperatur von mehr als 40,5 °C in der Muskulatur tritt wie die vorliegende Studie zeigt bei allen Patienten eine Lactatacidose auf. Bei hyperthermen Perfusionszeiten von weniger als 90 Minuten ist diese Lactatacidose innerhalb der ersten 10 Tage postoperativ reversibel. Dementsprechend traten im postoperativen Verlauf bei keinem der untersuchten

Patienten Muskelnekrosen auf. Verlängerungen der Perfusionszeiten oder Erhöhungen der Gewebstemperaturen über 40,5 °C erhöhen unseres Erachtens das Risiko irreversibler Muskelschäden in der perfundierten Extremität.

Literatur

1. Braun-Falco O (1990) Das maligne Melanom der Haut. Dt Ärzteblatt Heft 12, März 1990
2. Ghussen F, Isselhard W (1984) The limit of hyperthermic strain on skeletal muscle tissue during regional perfusion. Res Exp 184:115–123
3. Krementz ET (1986) Regional perfusion. Cancer 57:416–432
4. Lund N, Sjöberg F, Guldbrand H, Walfridsson H, Edwall G (1984) A multipoint micro antimony ph electrode for tissue surface measurements. Intern J Clin Monit Comput 1:147–153

Vermeidung systemischer Komplikationen der isolierten Cytostatikaperfusion der Extremitäten durch Leckkontrolle mittels 111-Indium markierter Erythrocyten

M. Manner, Th. Hupp, C. Kettelhack, H. Sinn*, P. Schlag

Einleitung

Die isolierte, hypertherme Extremitätenperfusion mit Cytostatika ist ein etabliertes Verfahren zur Behandlung von high risk-Melanomen und locoregionären Melanomrezidiven im Extremitätenbereich [6, 10].

Die Wirksamkeit der Behandlung beruht auf einer sehr hohen Cytostatikadosierung in der tumorbefallenen Extremität. Ein Hauptproblem der Perfusionsbehandlung ist die vollständige Trennung des Körper- vom Extremitätenkreislauf und deren sorgfältige, möglichst kontinuierliche Überwachung, um ein Übertreten des Cytostatikums in den Stammkreislauf rechtzeitig zu erkennen und mittels Neuplazierung des Tourniquets zu korrigieren und somit systemische Nebenwirkungen zu vermeiden.

Zur Leckkontrolle werden Farbstoffe [2], radioaktiv markiertes Humanalbumin [9], und 99m-Technetium- bzw. 51-Chrom-markierte Erythrozyten [3, 5] angegeben. Schwächen der genannten Verfahren, wie unexakte und diskontinuierliche Leckmessung sowie hohe Strahlenbelastung veranlaßten uns, eine besser geeignete Methode der Leckkontrolle zu entwickeln. 111-Indium-markierte autologe Erythrozyten [8] erfüllen die Forderungen an eine gute Leckkontrolle optimal; das Prinzip der Methode und die Ergebnisse bei fast 100 Perfusionen sollen daher im folgenden dargestellt werden.

Material und Methode

I. 111-Indium-markierte Erythrozyten

Die physikalische Halbwertszeit dieses Strahlers beträgt 2,8 Tage. Bei dem Kernzerfall werden zwei Gammaquanten mit 247 KEV (100%) und 172 KEV (93%) emittiert, was bei gleich eingesetzten Aktivitätsmessungen mit NaJ-Detektoren etwa 20mal höhere Zählraten als beim 51-Chrom gewährleistet. Die biologische Halbwertszeit der markierten Erythrozyten beträgt im Mittel 7,0 Tage [8]. Die markierten Erythrozyten bleiben streng intravasal und verbleiben auch bei einem eventuellen Übertritt in den Stammkreislauf im Blutpool.

II. Patientengut

Von 1982 bis 1989 wurden insgesamt 95 Patienten wegen Melanomen an den Extremitäten behandelt. Darunter waren 81 Beinperfusionen und 14 Armperfusionen. Die

---

Sektion Chirurgische Onkologie der Chirurgischen Universitätsklinik Heidelberg

* Institut für Radiologie und Pathophysiologie am Deutschen Krebsforschungszentrum Heidelberg

Indikation zur Extremitätenperfusion wurde bei 52 Patienten mit einem „high risk“-Melanom (Clark's Level IV und V) als adjuvante Therapie und 43 Patienten mit lokoregionären Melanomrezidiven (Stadium II und III a/b der MD-Anderson-Klassifikation) als therapeutische Maßnahme gestellt. Die Altersverteilung reichte von 16 bis 70 Jahren.

Alle Operationen wurden in Vollnarkose durchgeführt. Die Beinperfusion erfolgte über die Iliacalgefäße (retroperitonealer Zugang). Für die Armperfusion wählten wir den infraclaviculären Zugang und kanülierten die Subclaviagefäße [7]. Nach Herstellen des extrakorporalen Kreislaufes mit einer Kinder-Herz-Lungenmaschine wurde der Extremitätenkreislauf mit einem Tourniquet vom Stammkreislauf getrennt. Nach Stabilisierung des Kreislaufs (konstanter Blutspiegel im Oxigenator) wurden 111-Indium-markierte autologe Erythrozyten mit einer Aktivität von 18,5 MBqu in einem Volumen von 2 ml in den Oxigenator der Herz-Lungenmaschine eingegeben. Während der gesamten Perfusionszeit wurde die Radioaktivität mittels zweier Detektoren (2-Sondenmeßplatz: Nukleopan, Firma Siemens) über der perfundierten Extremität und über dem Herzen kontinuierlich gemessen und analog aufgezeichnet. Als Cytostatikum verwendeten wir bei der adjuvanten Melanomtherapie Melphalan, bei der Behandlung des Melanomrezidivs therapierten wir in der Regel in Kombination mit Cisplatin (0,8–1,4 mg/kg Körpergewicht). Die Perfusattemperatur bei Zugabe des Cytostatikums betrug 39°–40 °C, die Perfusionsdauer betrug eine Stunde.

Ergebnisse

I. Leckkontrolle:

Die kontinuierliche Messung der Gammastrahlung über dem Extremitäten- und Körperkreislauf hatte eine sofortige Korrektur des Tourniquets zur Folge, wenn mehr als 0,3% (55 KBqu) pro Minute der Gesamtaktivität (18,5 MBqu) in den Stammkreislauf übergingen (Abb. 1). Bei 32% der Patienten konnten wir so frühzeitig das Tourniquet korrigieren und damit die Perfusionsbedingungen wesentlich verbessern. Bei 85% der Patienten trat während der gesamten Perfusionsbehandlung weniger als 5% des Volumens aus dem Extremitätenkreislauf in den Stammkreislauf über. Bei 6 Patienten (6%) haben wir wegen einer Übergangsrate von mehr als 5% in 10 min die Behandlung abgebrochen. Davon war bei 4 Patienten primär keine ausreichende Leckkontrolle zu erzielen, so daß kein Cytostatikum appliziert wurde, bei 2 Patienten wurde die Cytostatikaperfusion vorzeitig abgebrochen (nach 30 bzw. 40 Minuten), da ein zunehmender Volumenübertritt in den Stammkreislauf zu verzeichnen war (Tabelle 1).

II. Komplikationen

Alle Patienten wurden im Hinblick auf lokale und systemische Komplikationen untersucht. Die lokalen Komplikationen zeigten bei der Mehrzahl der Patienten (62%) ein Ödem und eine Hautrötung, bei 16% fand sich eine schwere Hautreaktion mit Blasenbildung und reversiblen neurologischen Ausfällen.

Schwerwiegende systemische Nebenwirkungen waren bei keinem unserer Patienten zu beobachten; ebensowenig waren cytostatikabedingte gastrointestinale Nebenwirkungen zu verzeichnen. Eine Leukopenie unter 4000×10^9/l oder Thrombozytopenie unter $100\,000 \times 10^9$/l wurde nicht beobachtet. Perfusionsbedingte Todesfälle waren in unserem Krankengut nicht zu beklagen.

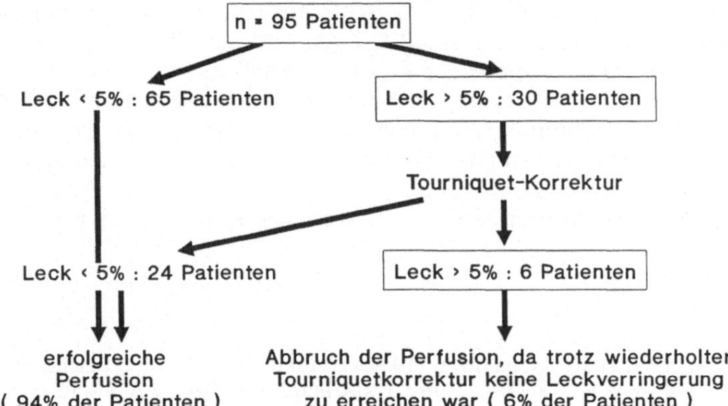

Abb. 1. Leckerkennung in der Frühphase der Perfusion (10 min)

Tabelle 1. Leckvolumen während der gesamten Perfusionszeit

n=95, 1982–1989	
0– 5%	81 Patienten (85%)
5–10%	5 Patienten (5%)
10–20%	3 Patienten (3%)
über 20%	6 Patienten (6%)

Diskussion

Die Extremitätenperfusion, die 1958 durch Creech und Krementz [1] erstmals klinisch eingeführt wurde, ermöglicht die Gabe sehr hoher Cytostatikadosen isoliert in die erkrankte Extremität durch Anwendung eines extrakorporalen Kreislaufs. Ohne Zweifel hat die Extremitätenperfusion bei der Therapie des Melanomrezidivs und bei Satellitosis bzw. Intransit-Metastasierung einen festen Platz im Behandlungsregime [5, 6] und erspart dem Patienten die Gliedmaßenamputation, während der Wert der adjuvanten Therapie nach wie vor kontrovers diskutiert wird.

Je mehr die Perfusionsbehandlung zur klinischen Routine wird, desto mehr muß nach der Sicherheit der Behandlung gefragt werden. Neben den meist unvermeidlichen lokalen Nebenwirkungen im Bereich der perfundierten Extremität sind vor allem die systemischen Komplikationen durch Übertritt von Cytostatika in den Körperkreislauf gravierende Nachteile der Therapie. Todesfälle durch Agranulozytose bzw. schwere Leukopenien, die nach 5–10% der Eingriffe beschrieben werden [4, 5] können nur durch eine zuverlässige Kontrolle des Lecks vermieden werden. Bei der Anwendung von 111-Indium-markierten autologen Erythrozyten im Rahmen der Extremitätenperfusion bestätigten sich die optimalen Eigenschaften des Markers für die Perfusionstherapie (kontinuierlichen Überwachung mit einer pharmakologisch stabilen Substanz, die streng intravasal verbleibt, günstige Zerfallseigenschaften besitzt und hohe Zählraten bei niedriger Strahlenbelastung ermöglicht). Der extrakorporale Kreislauf war vor Zugabe des Cytostatikums exakt auf Dichtigkeit zu testen, ein während der Perfusion auftretendes Leck konnte innerhalb kürzester Zeit erkannt werden. Das Ausmaß des Übertritts aus dem Extremitätenkreislauf in den Körperkreislauf war sofort zu quantifizieren und deshalb entsprechend zu behandeln. Die entscheidenden Vorteile der Methode bestehen in der sehr hohen Genauigkeit sowie sofortigen Verfügbarkeit der Daten, wodurch die eindeutige Überlegenheit gegenüber Farbstoffverdünnungsmethoden oder radioaktiv markiertem Humanalbumin als Marker zur Leckkontrolle belegt wird. Bei allgemein zu akzeptierender und vergleichbarer lokaler Nebenwirkungsrate blieben systemische Nebenwirkungen durch das beschriebene Verfahren der Leckkontrolle in unserem Krankengut gänzlich aus.

Literatur

1. Creech O Jr, Krementz E (1966) Techniques of regional perfusion. Surgery 60:938–947
2. Ghussen F, Nagel K, Sturz J, Isselhard WA (1982) A modified dye dilution method to estimate leakage during regional isolated perfusion of the extremity. Res Exp Med (Berl) 180:179–183
3. Hafström L, Jönsson PE (1979) Regional perfusion with anticancer drugs for treatment of malignant tumors In: Petersson HJ (ed) Tumor Blood Circulation. CRC Press [Florida]: 217–222
4. Krementz ET, Ryan R (1972) Chemotherapy of melanoma of the extremities by perfusion: forteen years clinical experience. Ann Surg 175:900–917
5. Krige JEJ, King HS, Strover RM (1988) Prophylactic hyperthermic limb perfusion in stage I melanoma. Eur J Surg Oncol 14:321–326
6. Lejeune FJ, Deloof T, Ewalenko P, Fruhling J, Jabri M, Mathieu M, Nogaret JM, Verhest A (1983) Objective regression of unexcised melanoma in-transit metastases after hyperthermic isolation perfusion of the limbs with melphalan. Rec Res Cancer 86:268–276
7. Manner M, Göhring U, Schlag P (1988) Operationstechnische Vereinfachung der Venenkanulierung bei der isolierten Cytostatikaperfusion der oberen Extremität. Chirurg 59:41–42
8. Sinn H, Georgi P, Clorius W, Maier-Borst W (1974) Die Markierung von Erythrozyten mit radioaktiven Indiumisotopen. Nucl Med XIII:180–185
9. Stehlin JS, Clark RL, White EC, Hearly J, Dewey WC, Beerstecker S (1960) The leakage factor in regional perfusion with chemotherapeutic agents. Arch Surg 80:934
10. Tonak J, Hohenberger W, Weidner F, Göhl H (1983) Hyperthermic perfusion in malignant melanomas: 5-years results. Rec Res Cancer Res 86:229–238

Isolierte Mehrfachperfusion der Extremitäten am Hund – Eine experimentelle Studie

U. Krause, M. Beyer, Th. Hartwig, G. Galati

1. Einleitung

Die isolierte hypertherme Extremitätenperfusion (IHP) ist eine etablierte Methode zur adjuvanten oder therapeutischen Behandlung maligner Melanome und Weichteilsarkome der Extremitäten [1, 2, 5]. Eine wesentliche methodische Einschränkung der Wirksamkeit liegt in ihrer Begrenzung auf ein oder zwei Anwendungen [4].

Ziel der vorliegenden Studie war deshalb, einen wiederverwendbaren Gefäßzugang für die Extremitätenperfusion zu schaffen und gleichzeitig eine ausreichende Isolierung des Extremitätenkreislaufs zur Durchführung der Perfusionstherapie.

2. Methodik

Operationstechnik: Bei 17 Versuchstieren (Bastardhunde, 23–30 kg KG) wurden von 1/87–12/89 20 arteriovenöse Fisteln mittels 6-mm-PTFE-Prothesen* in der iliakalen Position angelegt. Hierzu wurden die Beckengefäße freigelegt, die Kollateralgefäße am proximalen Oberschenkel bis zur Aortenbifurkation wurden unterbunden (bis auf die V. iliaca interna). Oberhalb des Leistenbandes wurde eine PTFE-Prothese (6 mm Durchmesser) als Schlinge zwischen Arterie und Vene mit zentral gerichtetem Blutstrom implantiert.

Nach Einheilen des Implantates wurde in einer zweiten (ggf. mehrfachen) Operation die Kunststoffprothese an ihrem Scheitelpunkt freigelegt und durchtrennt. Über den arteriellen und venösen Schenkel wurden mit handelsüblichen Ballonkathetern die Femoralgefäße kanüliert und mittels des Ballons abgedichtet (Abb. 1). Mit dieser Kanülierungstechnik wurde die isolierte hypertherme Perfusion entsprechend der üblichen Standardtechnik durchgeführt. Wir verwendeten Membranoxygenatoren der Fa. Polystan, als Perfusat Dextranlösung, als Zytostatikum Melphalan in einer Dosierung von 1,0 mg/kg KG. Die Perfusattemperatur betrug 42–42,5 °C. Zur Isolierung des Extremitätenkreislaufs wurde von außen ein Tourniquet angelegt. Bei Operationsende und nach Dekanülierung wurden die Prothesenschenkel wiedervereinigt und der Blutstrom der arteriovenösen Fistel freigegeben.

Die isolierte Perfusionen wurden – unter Berücksichtigung lokaler Toxizität – in 6wöchigen Abständen wiederholt.

Abteilung für Allgemeine Chirurgie Universitätsklinikum Essen

* Gore-Tex®

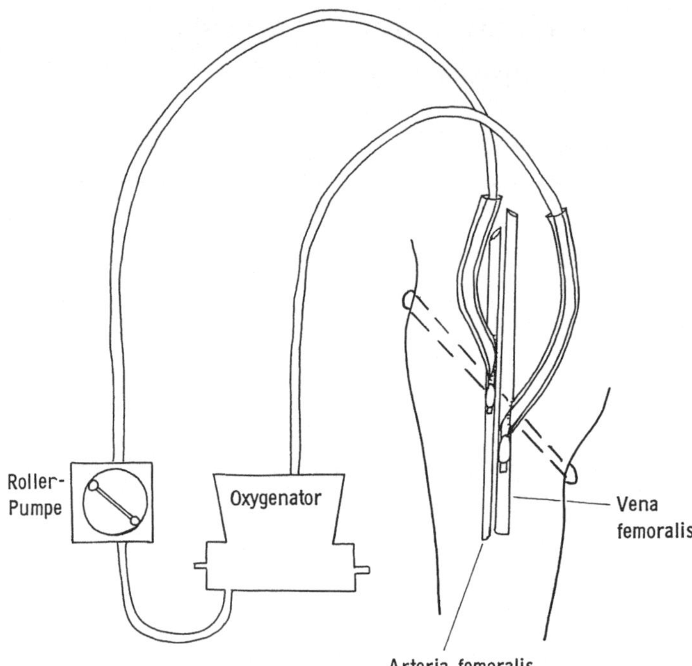

Abb. 1. Schema des Isolierten Extremitätenperfusionskreislaufs mittels PTFE-Prothese beim Hund

3. Ergebnisse

3.1 Funktion der arteriovenösen Fisteln

Die mittlere Funktionsdauer der AV-Fisteln betrug 5 Monate (Bereich: 1–13 Monate). Insgesamt wurden über 17 primär brauchbare Implantate 42 isolierte Perfusionen durchgeführt. Die mittlere Perfusionszahl pro Extremität beträgt somit 2,6, die Maximalzahl 6. Bei acht Versuchstieren konnten drei oder mehr Perfusionen konsekutiv durchgeführt werden.

3.2 Ergebnisse der isolierten Perfusionen

42 isolierte Perfusionen waren auswertbar. Die wesentlichen Ergebnisse sind in Tabelle 1 zusammengefaßt. Die Veränderungen an der Extremität betrafen fleckförmige Alopezie, Verlust der Krallen und der Lederhaut am Fußballen. Diese waren bis auf

Tabelle 1. Ergebnisse

Extremitätenperfusion n = 42	
Anzahl Perf./Extremität:	2,6 (Mittelwert)
Mittl. max. Gewebetemperatur (Oberschenkel)	39,9 °C
Leck z. Systemischer Zirkulation (% Perfusat), Mittelwert:	31%
Systemische Toxizität (Myelosuppr., Leukopenie, < 5000):	27/42 (= 64%)
Lokale Toxizität (Alopezie, tox. Dermatitis):	14/42 (n = 33%)

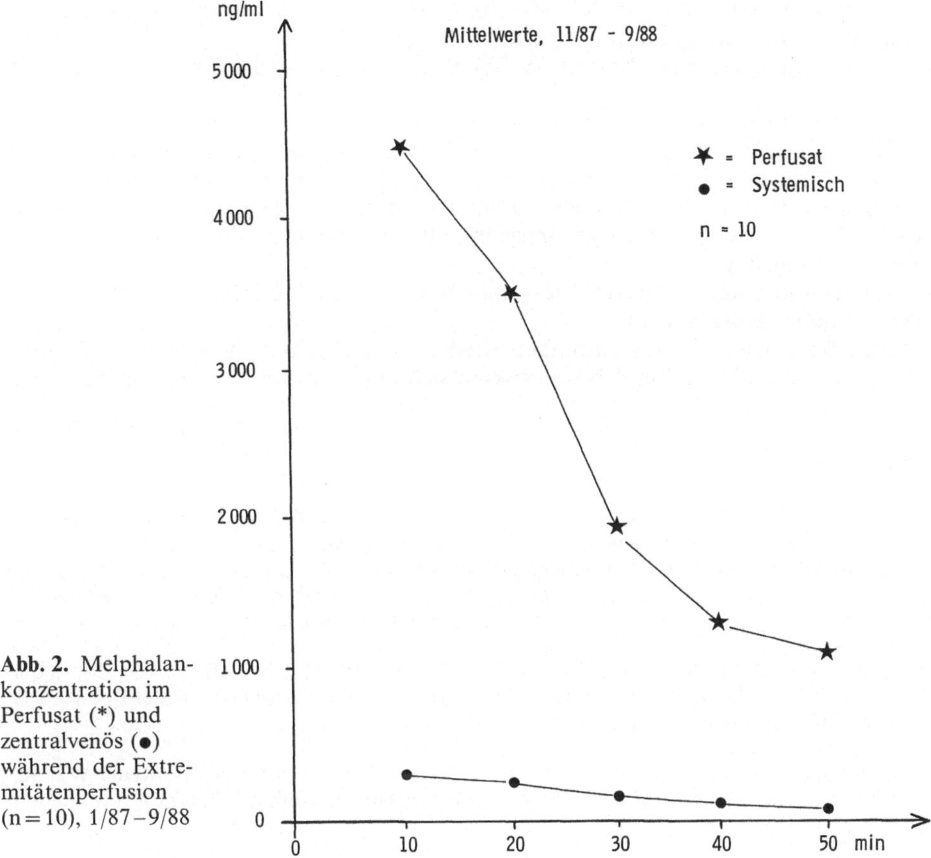

Abb. 2. Melphalankonzentration im Perfusat (*) und zentralvenös (•) während der Extremitätenperfusion (n = 10), 1/87–9/88

Pigmentverschiebungen und protrahierte Alopezie reversibel. Funktionelle Ausfälle traten nicht auf, keine Extremität mußte amputiert werden. Ein postperfusionelles Ödem trat regelmäßig auf und wurde nicht als Komplikation gewertet.

3.3 Pharmakokinetik

Bei 10 Versuchstieren wurden unter Perfusionsbedingungen die Plasmaspiegel von Melphalan im Extremitäten- und im Körperkreislauf mittels HPLC bestimmt. Die Konzentrationskurve ist in Abb. 2 wiedergegeben. Die Spitzenkonzentration (gemessen 10 min nach arterieller Injektion des Zytostatikums) lag 7–8mal höher als die gleichzeitig gemessene systemische Konzentration.

4. Diskussion

Der Gebrauch einer Kunststoffgefäßprothese in Form einer AV-Fistel in der Inguinalregion wurde von Lange et al. angegeben, um eine extern induzierte Ganzkörperhyperthermie bei inkurablen Krebspatienten durchzuführen [6]. Für die isolierte Extremitätenperfusion bedeutet ein Kunststoffimplantat als wiederverwendbarer Gefäßzugang in der Beckenregion eine operationstechnische Neuerung. Die hämodynamischen Konsequenzen eines großen AV-Shunts an der proximalen Extremität bestehen in einem Anstieg des venösen Widerstands in der Peripherie [3]. Diese unerwünschte Wirkung war bei unseren Versuchtstieren tolerabel.

Das mittlere von uns gemessene Leck des Perfusionskreislaufs zum Systemkreislauf war mit 31% hoch. Für die klinische Anwendung der isolierten hyperthermen Extremitätenperfusion gelten 20% Leck als Grenzwert. Für die gleichzeitig von uns beobachtete hohe Rate von Myelosuppression (64% der Versuche) bietet das Shuntvolumen die Erklärung.

Dennoch konnten wir durch Messung der Spiegel nachweisen, daß eine regionale Zytostatikawirkung besteht.

Die lokal toxischen Auswirkungen wiederholter Perfusionen waren im Rahmen unserer Studie tolerabel und beschränkten sich auf Haut und Hautanhanggebilde.

Literatur

1. Creech O, Krementz ET, Ryan RF, Reemtsma K, Winblad JN (1959) Experiences with isolation-perfusion technics in the treatment of cancer. Ann Surg 5:726–639
2. Ghussen F, Nagel K, Groth W, Müller JM, Stutzer H (1984) A prospective randomized study of regional extremity perfusion in patients with malignant melanoma. Ann Surg 200:764–768
3. Holman E (1940) Clinical and experimental observations on arteriovenous fistulae. Ann Surg 112:840–878
4. Karakousis CP, Rao U, Holtermann OA, Kanter PM, Holyoke ED (1979) Tourniquet infusion chemotherapy in extremities with malignant lesions. Surg Gyn Obstet 149:481–490
5. Krementz ET (1986) Regional perfusion. Current sophistication, what next? Cancer 57:416–432
6. Lange J, Zänker S, Siewert JR, Eisler K, Landauer B, Kolb E, Blümel G, Remy W (1983) Extrakorporal induzierte Ganzkörperhyperthermie bei konventionell inkurablen Malignompatienten. DMW 108:504–509

Immuntherapie beim malignen Melanom

H. Pehamberger

1. Zusammenfassung

Das Melanom scheint bester Kandidat für eine *Immuntherapie* zu sein, da eine ganze Reihe von Faktoren existieren, die einen Einfluß des „Immunsystems" auf Entstehung, Wachstum und Verlauf des Melanoms wahrscheinlich machen. Das Ziel einer Immuntherapie ist es, die durch melanomspezifische Antigene induzierte oder generell herabgesetzte Immunantwort zu steigern. Im Prinzip werden zwei Applikationsformen verwendet: eine *lokale* und die *systemische Immuntherapie*, wobei letztere als adjuvante oder therapeutische Form eingesetzt wird.

Bei der *lokalen Form* handelt es sich um eine Behandlungsmodalität für in erster Linie Hautmetastasen. Neben dem lokalen tumoreliminierenden Effekt wird aber gleichzeitig auch die systemische Induktion einer tumorspezifischen Immunität gefördert und die Behandlung wirkt im Sinne der Immunprophylaxe einer weiteren Tumorzelldisseminierung entgegen. Die häufig angewandten lokalen Immuntherapeutika sind das primäre Tumor-Antigen, DNCB, verschiedene bakterielle (BCG) und virale Antigene sowie neuerdings auch Interferon. Die *systemische adjuvante Immuntherapie* hat zum Ziel, nach operativ erreichter klinischer Tumorfreiheit weiteres Tumorwachstum aufzuhalten. Die am häufigsten verwendeten Substanzen sind BCG, Corynebakterium parvum, Transfer-Faktor oder Levamisole sowie ebenfalls Interferon.

Obwohl generell die Immuntherapie beim Melanom die in sie gesetzten Hoffnungen nach den ursprünglich euphorischen Berichten über die Wirkung von BCG nicht voll erfüllen konnte, bietet sie im Einzelfall zweifelsfrei eine zusätzliche therapeutische Hilfsmaßnahme in der Tumorabwehr.

2. Einleitung

Eine ganze Reihe von Faktoren oder klinischen Phänomenen sprechen für einen Einfluß des „Immunsystems" auf Entstehung, Wachstum und Verlauf des malignen Melanoms. Bereits gegen die normale Vorläuferzellen, den Melanozyten, existieren Autoantikörper, die bei Vitiligo oder Halo-Nävi zur Destruktion von Melanozyten führen können. Die Anwesenheit von immunologischen Effektorzellen, wie aktivierte Lymphozyten oder Makrophagen in und um Primärtumore oder Metastasen, langsames horizontales Wachstum von Melanomen über Jahre mit anschließendem plötzlichen Übergang in die vertikale Phase, Spontanremission von Teilen oder des gesamten primären Melanoms (Spontanremission etablierter Melanome in 0,5%, Teilremission in 20%) sowie das Auftreten von Metastasen bei unbekanntem Primum (3–5%) oder das Auftreten von Metastasen Jahre nach der Exzision des Primär-

I. Universitäts-Hautklinik Wien

tumors sind überzeugende Beispiele und Hinweise dafür, daß immunologische Vorgänge bei der Melanomerkrankung eine wichtige Rolle spielen und offensichtlich körpereigene immunologische (?) Mechanismen das Wachstum von (Mikro-) Metastasen Jahre bis Jahrzehnte lang aufhalten können. Ziel der Immuntherapie ist es, offenbar bestehende immunologische Abwehrmechanismen zu aktivieren oder zu unterstützen.

3. Immuntherapie

Im Prinzip werden folgende Formen der Immuntherapie unterschieden:

1 a) aktiv	2 a) spezifisch	3 a) lokal	4 a) adjuvant
b) passiv	b) unspezifisch	b) systemisch	b) Metastasenbehandlung

Die *aktive spezifische Immuntherapie* des Melanoms kann mittels autologer oder allogener Melanomzellen oder Melanomzellextrakten durch wiederholte Injektionen mit oder ohne Adjuvans durchgeführt werden. Zur derartigen Vaccinitation werden, wobei neben oben erwähnten Tumorzellextrakten auch Gemische aus (pocken-)virusinfizierten allogenen Melanomzellen verwendet.

Die *passive spezifische Immuntherapie* erfolgt mittels spezifischen, gegen Melanomzellen gerichteten (monoklonalen-) Antikörpern bzw. mittels durch Melanomzellen sensibilisierten Effektorzellen (zytotoxische T-Killerzellen).

Die *aktive unspezifische Immuntherapie* ist die direkte Stimulation einer Immunantwort, wobei eine generalisierte Aktivierung des lymphozytären Systems zu einer unspezifischen Abwehr von Tumorzellen führen soll. Dies wurde mit der oralen, parenteralen oder intraläsionalen Applikation verschiedener Antigene versucht, wie z. B. Mikroorganismen, bakteriellen Antigenen (BCG, Corynebakterium parvum) oder Vaccinevirus.

Im Gegensatz dazu wird unter der *passiven unspezifischen Immuntherapie* der Versuch verstanden, mit der Übertragung spezifischer Komponenten des Immunsystems entweder direkt die Proliferation der Tumorzellen zu hemmen (monoklonale Antikörper, Alpha und Gamma Interferon) bzw. deren Abbau zu fördern (Interferone, Transferfaktor, Interleukin usw.) oder schließlich die Hemmung von Abwehrreaktionen des Wirts durch „blockierende Antikörper", zirkulierende Immunkomplexe und „abgeschilferte" Antigene zu beseitigen (Plasmapherese, Plasmaimmunabsorption mit Staphylokokkenprotein A).

Bei der *lokalen Immuntherapie* handelt es sich in erster Linie um eine Behandlungsmodalität für Hautmetastasen. Neben dem lokalen tumoreliminierenden Effekt wird gleichzeitig die systemische Induktion einer tumorspezifischen Immunität gefördert und die Behandlung wirkt auch – im Sinne einer systemischen Immuntherapie – einer weiteren Tumorzelldissiminierung entgegen. Die häufig angewendeten lokalen Immuntherapeutika sind das primäre Tumorantigen, Thymusfaktor, DNCB, verschiedene bakterielle (BCG) und virale Antigene sowie neuerdings auch Interferon.

Die *adjuvante systemische Immuntherapie* hat zum Ziel, nach operativ erreichter klinischer Tumorfreiheit weiteres Tumorwachstum aufzuhalten. Eingesetzt werden BCG, Corynebakterium parvum, virale Lysate von Melanomzellen, irradiierte oder Neuraminidase-behandelte Melanomzellen, gereinigtes Melanomantigen, Laevamisol, Transferfaktor, Interleukine, Interferone oder andere biologic response modifiers. Hervorgehoben aus dieser inkompletten Liste der verwendeten Substanzen seien zwei gut dokumentierte, prospektiv randomisierte Studien, die BCG bzw. Corynebakterium parvum zum Einsatz brachten und in denen keine signifikante Verlängerung des rezidivfreien Intervalls und/oder Überlebenschance erreicht werden konnte. Die adjuvante systemische Therapie ist zweifelsohne die am häufigsten verwendete Therapieform.

Zur *Metastasenbehandlung* wurden letztlich alle bisher genannten Immuntherapeutika, insbesondere in ihren initialen Entwicklungsstadien mit mehr oder weniger erfolgreichen Ansprechraten eingesetzt. Hervorgehoben seien der üblicherweise gute therapeutische Erfolg einer systemischen Interferontherapie bei kutanen Metastasen sowie die Möglichkeit der Destruktion kutaner Metastasen durch lokal applizierte Immuntherapeutika. Weiters hervorgehoben seien neue Therapieformen, wie die Behandlung mit monoklonalen Antikörpern, biological response modifiers (IL2) sowie zellulären Effektormechanismen (natural killer-(NK)-cells, lymphokine activated killer cells (LAK), tumor infiltrating lymphocytes (TIL)).

4. Schlußfolgerung

Obwohl generell die Immuntherapie beim Melanom die in sie gesetzten Hoffnungen nach den ursprünglich euphorischen Berichten über die Wirkung von BCG nicht voll erfüllt und großangelegte randomisierte Studien keinen sicheren therapeutischen Effekt nachweisen konnten, bietet sie im Einzelfall zweifelsfrei eine zusätzliche therapeutische Hilfsmaßnahme in der Tumorabwehr. Die Zukunft wird zeigen, ob Interferonen und Interleukinen sowie biological response modifiers ein Platz in der Immuntherapie des Melanoms zukommen wird. Eine weitere Hoffnung besteht in dem vermehrten Einsatz melanomspezifischer, monoklonaler Antikörper, die entweder selbst zytotoxisch oder über die Aktivierung von Komplement- bzw. durch Ankoppelung zytotoxischer Chemotherapeutika spezifisch Melanomzellen zerstören sollen und letztlich könnten melanomspezifische, in vitro gezüchtete zytotoxische T-Lymphozyten gemeinsam mit Interleukin 2 als Therapeutikum Bedeutung erlangen, wie auch gentechnische Methoden zum Einsatz kommen werden.

Literatur

1. Balch CM, Hersey P (1985) Current status of adjuvant therapy. In: Balch CM, Milton GW, Shaw HM, Soong S (eds) Cutaneous melanoma. Clinical management and treatment results worldwide. Lippincott, Philadelphia, pp 197–218
2. Bystryn JC (1985) Immunology and immunotherapy of human malignant melanoma. Dermatol Clin 3:327–334
3. Ferrone S (1990) Human melanoma from basic research to clinical applications. Springer, Berlin Heidelberg New York
4. Ho VC, Sober AJ (1990) Therapy for cutaneous melanoma: An update. J Am Acad Dermatol 22:159–176
5. Kleeberg UR, Voigt H (1986) Experimentelle Therapieansätze. In: Voigt H, Kleeberg UR (Hrsg) Malignes Melanom. Springer, Berlin Heidelberg New York Tokyo, pp 127–172
6. Natali PG, Fawwaz R, Ruiter DJ, Bigotti A, Kageshita T, Temponi M, Ferrone S (1989) Immunodiagnostic and immunotherapeutic applications of anti human melanoma associated antigen monoclonal antibodies. In: Conti CJ et al. (eds) Skin Tumors: Experimental and Clinical Aspects. Raven, New York, pp 133–163

Aktive spezifische Immuntherapie (ASI) bei malignem Melanom-Stadium II und IV

M. Manasterski [1], P. Schlag [1], W. Liebrich [1], V. Schirrmacher [2], W. Tilgen [3]

Im ESb-Maus Lymphommodell wurden die Tiere nach Resektion des Primärtumors mit ihren autologen, mit Newcastle Diseasevirus (NDV) veränderten Tumorzellen immunisiert. Dies führte zu einer Verhinderung der metastatischen Streuung in mehr als 50% der so behandelten Tiere [1, 2]. Der antimetastatische Effekt der Therapie wird auf die Stimulation von spezifischen, mit dem postulierten, tumorassoziierten Antigen (TAA) reagierenden cytotoxischen T-Lymphozyten zurückgeführt [3–5].

Seit zwei Jahren arbeiten wir an der Übertragung dieses Therapiemodells für die Behandlung von Patienten mit colorektalem Karzinom oder metastasierendem, malignem Melanom. In einer ersten Phase unserer Arbeit etablierten wir ein Protokoll zur Herstellung einer Einzelzellsuspension aus soliden Tumoren [6], modifizierten mit NDV und bestimmten eine optimale Dosis an Tumorzellen und NDV für die Behandlung von Patienten [7].

Wir berichten jetzt über die Ergebnisse nach der standardisierten Behandlung von 12 Patienten mit malignen Melanomen der Stadien II–IV.

Patienten, Material und Methoden

Es wurden 12 Patienten mit Metastasen eines malignen Melanoms (Stadium IV, n = 4; Stadium II, n = 8) behandelt. Bei 4 Patienten erfolgte eine palliative Resektion, bei 8 Patienten eine potentiell kurative Resektion der Metastasen. Von diesen erlitten zwei Patienten ein ebenfalls potentiell kurativ resezierbares Rezidiv und wurden einem zweiten Behandlungszyklus unterzogen. Das Alter lag zwischen 29 und 72 Jahren mit einem medianen Alter von 53 Jahren.

Tumordissoziation

Die resezierten Metastasen wurden mechanisch und enzymatisch (0,14% Kollagenase Typ I, 0,1% DNase Typ I) dissoziiert. Nach Bestrahlung mit 200 Gy wurden 10^7 Zellen mit 32 hämagglutinierenden Einheiten (HAU) NDV für 30 min bei 37 °C inkubiert und bis zur Applikation in flüssigem Stickstoff gelagert.

Behandlungsschema

2–4 Wochen nach der Operation wurde mit der standardisierten Behandlung (Tabelle 1) begonnen. Es wurden Vaccinierungen mit NDV-modifizierten, avitalen, autologen

[1] Chirurgische Universitätsklinik Heidelberg
[2] Institut für Immunologie und Genetik, DKFZ
[3] Hautklinik der Universität Heidelberg

Tabelle 1. Impfschema

Behandlung (10–14 Tage Intervall)	1	2	3	4	5	6 (3 Monate Intervall)
10^7 TU-Zellen + 32 HU NDV	*	*	*	*		*
10^7 TU-Zellen ohne NDV	*				*	*
Kontrollen	*				*	*

Tumorzellen (10^7 + 32 hämagglutinierende Einheiten NDV, intracutan, wechselseitig Innenseite Unterarm beidseits) postoperativ viermal jeweils im Abstand von 10–14 Tagen durchgeführt. 24 Stunden nach der Injektion wurde die delayed type hypersensitivity (DTH-) Reaktion an Hand der entstandenen Hautinduration in mm gemessen. Zum Nachweis einer spezifisch gegen die Tumorzellen gerichteten Immunität wurde zu Beginn und nach Abschluß der Vaccinierung die DTH-Reaktion gegen die Tumorzellen alleine geprüft. Bei 7 Patienten mit genügendem Tumormaterial erfolgte 3 Monate später eine Boosterung.

Um den T-Zell Status der Patienten zu testen, wurde zusätzlich die DTH-Reaktion gegenüber folgenden Antigenen bestimmt: Tetanus, Diphtherie, Streptococcus, Tuberkulin, Candida, Trichophyton und Proteus (Multitest Merieux, Institut Merieux, Lyon [8]).

Ergebnisse

Im Durchschnitt konnten $1{,}3 \times 10^8$ Tumorzellen mit einer durchschnittlichen Vitalität von 65% isoliert werden. Die Behandlung wurde sehr gut vertragen, gelegentlich wurde über Müdigkeit und leichten Temperaturanstieg, häufiger über Juckreiz und Überwärmung an der Injektionsstelle geklagt.

Drei der palliativ resezierten Patienten sowie alle 8 potentiell kurativ resezierten Patienten zeigten eine Steigerung der DTH-Reaktion gegenüber den nicht modifizierten Tumorzellen um mindestens 4 mm zum Zeitpunkt der fünften Behandlung. Sechs der sieben Patienten, die eine Booster-Behandlung nach drei Monaten erhielten, zeigten weiterhin eine um mindestens 4 mm größere DTH-Reaktion gegenüber den Tumorzellen als zu Beginn der Behandlung. Bei sechs Patienten konnte der Verlauf der DTH-Reaktion gegenüber den Tumorzellen mit der DTH-Reaktion gegenüber dem NDV alleine verglichen werden. Es zeigte sich keine Korrelation. Dagegen konnte gegenüber den modifizierten und nicht-modifizierten Tumorzellen eine gleichsinnige Veränderung der DTH-Reaktion beobachtet werden.

Zwischen der DTH-Reaktionsänderung gegenüber den Tumorzellen und den Testantigenen des Multtest Merieux sowie der Vitalität der verimpften Tumorzellen bestand kein Zusammenhang.

Diskussion

Adjuvante Therapiekonzepte sollen eine Tumorprogression nach Entfernung aller nachweisbaren Tumoranteile verhindern helfen, indem sie Rezidiven vorbeugen oder nicht nachweisbare Mikrometastasen zerstören. Einen solchen Ansatz stellt die aktive spezifische Immuntherapie dar, die die Applikation von heterologem oder autologem

Tumormaterial beinhaltet und im Patienten eine spezifische, über das T-Zellsystem oder das B-Zellsystem vermittelte Immunantwort hervorrufen soll. Die Präparationen, die zur Immunisierung verwendet werden, umfassen definierte Antigenpräparationen von heterologem Tumormaterial [9], autologe Tumorzelllysate [10] wie auch polymerisierte Extrakte aus autologem Tumorgewebe [11]. Ungeachtet der Unterschiede in der Herstellungsweise soll der allen Impfpräparationen gemeinsame entscheidende Bestandteil – entsprechend der gemeinsamen Grundhypothese – ein potentiell vorhandenes tumorassoziiertes Antigen (TAA) sein.

Ein möglicher Fortschritt auf dem Gebiet der Tumorzellvaccine könnte sich durch die Verwendung von intakten, aber dennoch mit Viren modifizierten Tumorzellen ergeben, wie im ESb Tiermodell gezeigt.

Das hypothetische Wirkprinzip dieses Modells basiert auf der Annahme, daß am Ort der Vaccineapplikation das potentiell auf den Tumorzellen vorhandene, möglicherweise individualspezifische TAA im Zusammenhang mit dem Major Histokompatibility Complex (MHC) mit präexistenten, cytotoxischen T-Precursorzellen reagiert. Der an die Tumorzelle gebundene NDV führt zu einer lokalen, unspezifischen Entzündungsreaktion, die von der Freisetzung verschiedener Lymphokine wie Tumornekrosefaktor α (TNF α), Interferon α, β (INF α, β), Interleukin 1,2 (IL-1,2) aus Makrophagen (MΦ) oder Natural Killer-cells (NK) begleitet ist. Diese können die Rekrutierung und Aktivierung von spezifisch gegen TAA gerichteten cytotoxischen T-Zellen begünstigen. Bei ihrer Rezirkulation durch den Körper sollen dann diese spezifischen, cytotoxischen T-Lymphozyten mit möglicherweise vorhandenen Tumorzellen von Mikrometastasen reagieren und diese zerstören [12].

Für eine erfolgreiche Übertragung in das Humansystem konnte eine Tumoreinzelzellsuspension mit an der Zellmembran gebundenem NDV hergestellt werden. Die Behandlung der Patienten mit malignem Melanom mit einer solchen Präparation wurde mit nur wenigen Begleitreaktionen gut toleriert. 91% der Patienten zeigten eine Steigerung der DTH-Reaktion gegenüber den modifizierten und nicht modifizierten Tumorzellen. Bei sechs von sieben Patienten war diese auch drei Monate nach der Immunisierung, zum Zeitpunkt der Boosterinjektion, nachweisbar. Der Vergleich dieser gesteigerten Reaktion gegenüber den Tumorzellen erbrachte keine Korrelation zur DTH-Reaktion gegenüber NDV oder einem Set an verschiedenen Antigenen (Merieux) was die Vermutung einer spezifischen Sensibilisierung der Patienten gegen ihre Tumorzellen nahelegt. Ebenfalls konnte keine Korrelation zwischen der Vitalität der Zellpräparation und der Induzierbarkeit der DTH-Reaktion gefunden werden. Interessanterweise zeigten sowohl palliativ wie auch kurativ resezierte Patienten eine gleich gute Induzierbarkeit der DTH-Reaktion gegen die Tumorzellen, was auf eine trotz vorhandener Tumorlast unbeeinträchtigte zelluläre Immunantwort am Ort der Vaccineapplikation bei den palliativ operierten Patienten schließen läßt.

Inwieweit diese Hautreaktionen eine effektive systemische antitumorale Immunität widerspiegeln, muß abgewartet werden.

Literatur

1. Schirrmacher V, Ahlert T, Heicappell R, Appelhans B, v. Hoegen P (1986) Successful application of non-oncogenic viruses for antimetastatic cancer immunotherapy. Cancer Rev 1986:19
2. Heicappel R, Schirrmacher V, v. Hoegen P, Ahlert T, Appelhans B (1986) Prevention of metastatic spread by postoperative immunotherapy with virally modified autologous tumor cells. I. Parameters for optimal therapeutic effects. Int J Cancer 37:569

3. Schirrmacher V, Heicappell R (1987) Prevention of metastatic spread by postoperative immunotherapy with virally modified autologous tumor cells: II Establishment of specific anti-tumor immunity. Clin Exp Metastasis 5:147
4. Zangmeister U, Thiede K, Schirrmacher V (1989) Recruitment and activation of tumor specific immune t cells in situ: functional studies using a sponge matrix model. Int J Cancer 28:22
5. v. Hoegen P, Eber E, Schirrmacher V (1988) Modification of tumor cells by a low dose of Newcastle Disease Virus: I. Augmention of the tumor specific T cell response in the absence of an antiviral response. Eur J Immunol 18:1159
6. Kemmner W, Schlag P, Brossmer R (1986) A rapid and simple procedure for dissociation of tumor tissue from human colon. J Cancer Res Clin Oncol 113:400
7. Lehner B, Liebrich W, Möller P, Schirrmacher V, Schlag P (1988) Active specific immunotherapy in colorectal cancer with autologous tumor cells and NDV – which dose is the best? (Abstr) Clin Exp Met 6 (Suppl.):83
8. Burdick JF, Wells SA, Herbermann RB (1975) Immunologic evaluation of patients with cancer in delayed hypersensitivity reactions. Surg Gynecol Obstet 141:779
9. Bystryn JC, Oratz R, Harris MN, Roses DF, Golomb FM, Speyer JL (1988) Immunogenicity of a polyvalent melanoma antigen vaccine in humans. Cancer 61:1065
10. Cassel WA, Murray DR, Phillips HS (1983) A phase II study on the postsurgical management of stage II malignant melanoma with a Newcastle disease virus oncolystate. Cancer 52:856
11. Tallberg T, Tylkä H (1986) Specific active immunotherapy in advanced renal cell carcinoma: A clinical longterm follow-up study. World J Urol 3:234
12. Schirrmacher V, Hoegen P v, Schlag P, Liebrich W, Lehner B, Schumacher K, Ahlert T, Bastert G (1989) Active specific immunotherapy with autologus tumor cell vaccines modified by Newcastle Disease Virus: Experimental and clinical studies. In: Schirrmacher V, Schwartz-Albiez R (Eds) Cancer Metastasis. Springer, Berlin Heidelberg

Neue Ansätze in der Immuntherapie mit Immunmodulatoren bei Patienten mit metastasierendem Melanom

W. Tilgen [1], U. Keilholz [2], H. Welters [1], B. Brado [2], R. Metz [1], P. Schlag [3], U. Mende [4], D. Petzoldt [1]

Zusammenfassung

Neue Behandlungskonzepte des metastasierenden Melanoms stellen die kombinierte systemische oder regionale Immuntherapie mit Interferon (IFN) und Interleukin (IL 2) und mit Interleukin 2 und Lymphokin-aktivierten Killerzellen (LAK) dar. Es wird über die in verschiedenen Phase 1 und Phase 2 Studien mit diesen Therapieansätzen erzielten Ergebnisse berichtet.

Einleitung und Problemstellung

Immunologische Faktoren spielen eine wichtige Rolle in der Pathogenese maligner Melanome. Klinische und feingewebliche Zeichen einer Tumorabwehr sind u. a. Spontanregressionen von Primärtumoren und Metastasen sowie peri- und intratumorale Infiltrate mononukleärer Zellen und Makrophagen. Körpereigene Immunmechanismen scheinen in der Lage zu sein, über Jahre das Wachstum von Mikrometastasen aufzuhalten. Es hat daher in allen Stadien des Melanomwachstums nicht an Versuchen gefehlt, den Tumorverlauf mit Hilfe verschiedener Formen einer Immuntherapie zu beeinflussen.

Nach einer Periode der Favorisierung einer Zytostatikatherapie gewinnt in den letzten Jahren das alte Therapiekonzept der Induzierung körpereigener Abwehrmechanismen für die Entwicklung neuer, möglicherweise kurativer Therapieansätze wieder an Bedeutung.

Immunmodulatorisch wirksame Substanzen sind unterschiedlichster „biologischer" Herkunft: Komplexe biologische Substanzen wie BCG, autologe/allogene Tumorzellvakzinen, definierte Pharmaka wie Levamisol, Zytokine wie Interferone, Interleukine und der Tumornekrosefaktor bis hin zu monoklonalen Antikörpern.

Sie können präferentiell eine direkte Wirkung auf die Tumorzelle ausüben, wie der Tumornekrosefaktor oder eine Aktivierung des Immunsystems bewirken wie BCG, oder auch beide Wirkmechanismen in Gang setzen wie Interferon und monoklonale Antikörper (Tabelle 1). Hochaktive, körpereigene Proteine, die Zytokine, sind von besonderem Interesse.

---

[1] Universitäts-Hautklinik, [2] Medizinische Universitätsklinik und Poliklinik, [3] Chirurgische Universitätsklinik, [4] Radiologische Universitätsklinik, Heidelberg.
Die Untersuchungen wurden unterstützt durch das Tumorzentrum Heidelberg/Mannheim

Tabelle 1. Immunmodulatorisch wirksame Prinzipien beim malignen Melanom

Direkte Wirkung auf die Tumorzelle	*Immunstimulation in vivo/in vitro*
DNCB	BCG
Tumornekrosefaktor	Corynebacterium parvum
Interferon	DNCB
Lymphokin-aktivierte Killerzellen	Thymushormone
Tumor-infiltrierende Lymphocyten	Levamisol
Monoklonale Antikörper	Tumorzellvakzinen
	Interferon
	Interleukin 2
	Monoklonale Antikörper

Therapiestudien

Kombinierte Therapie mit rekombinantem Interferon α (rIFN α) und rekombinantem Interleukin 2 (rIL 2)

Als es gelang IFN und IL 2 mit Hilfe der Gentechnologie in größeren Mengen verfügbar zu machen, konnten die in vitro und im Mausmodell nachgewiesenen biologischen Wirkungen beider Zytokine (Aktivierung von Makrophagen, Granulocyten, natürlichen Killerzellen und zytotoxischen T-Zellen) in klinischen Therapiestudien überprüft werden. Die Ansprechraten zeigen je nach verwendetem IFN, je nach Verabreichungsform und Dosis sowie Metastasenlokalisation und Vorbehandlung objektive Remissionen in 10%–20% der Fälle. Bei einer Kombinationstherapie mit Zytostatika werden Gesamtansprechraten von 0–36% beschrieben. In ersten Therapiestudien mit einer IL 2-Monotherapie werden Remissionsraten von 24% angegeben, bei Kombination mit Zytostatika oder weiteren Zytokinen konnte die Wirkung noch verbessert werden.

Nach den aus der Literatur bekannten Daten lag es nahe, die höhere Wirksamkeit einer Kombinationstherapie von rIFN α und rIL 2 nachzuweisen.

Als Therapieschema wurde eine jeweils 1wöchige Behandlung mit IFN s.c. (rIFNα_{2b} [Essex] 10×10^6 E/m^2) und IL 2 (rIL 2 [Cetus] 3×10^6 E/m^2) als 24stündige Dauerinfusion gewählt mit einer Unterbrechung von 2 Tagen und Wiederholung des Zyklus nach 2 Wochen. Bisher wurden 12 Patienten behandelt. Die Metastasen waren in der Lunge, der Leber, den Lymphknoten, dem Skelettsystem und in der Haut lokalisiert. Ausschlußkriterium waren Hirnmetastasen.

Es konnten bei 3 Patienten partielle Remissionen bis zu mehr als 10 Monaten ($\geq 50\%$ Reduktion aller meßbaren Tumorparameter) (Abb. 1 a, b) und bei 2 Patienten ein unterschiedliches Ansprechen der Metastasen je nach Tumorlokalisation erzielt werden. Bei 5 Patienten war das Tumorleiden weiter progredient, 2 sind noch nicht auswertbar.

Die prinzipielle Chance dieses Therapiekonzeptes spiegelt sich in in vitro Daten wider. Wir konnten zeigen, daß durch IFN α und in noch höherem Maße durch IL 2 die lytische Aktivität mononukleärer Zellen aus dem peripheren Blut gesteigert werden kann. Schon während des ersten Therapiezyklus kam es zu einem eindeutigen, wenn auch unterschiedlich stark ausgeprägten Anstieg der zytotoxischen Aktivität (ZTA) gegenüber allen getesteten Melanomzellinien und Lymphomlinien. Auch im therapiefreien Intervall lag die ZTA deutlich über den zu Beginn der Therapie gemes-

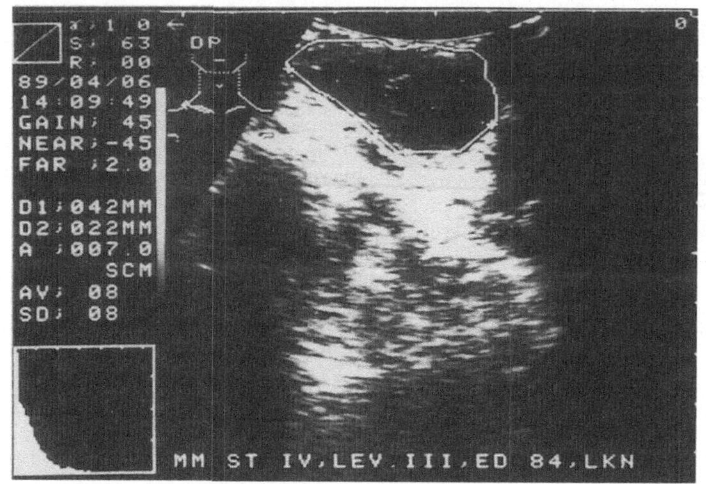

a

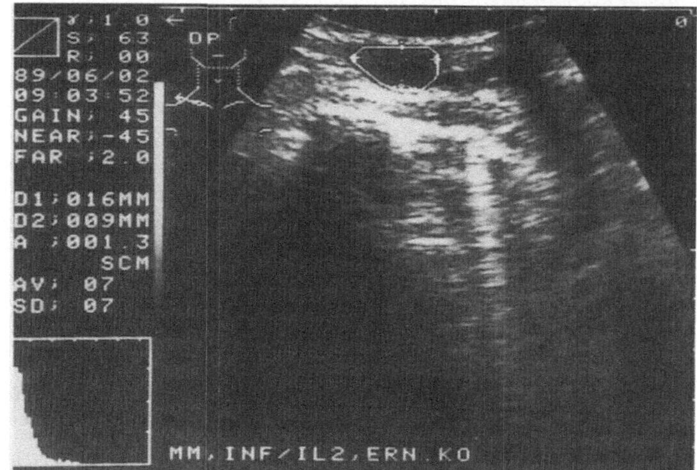

b

Abb. 1. Lymphknotensonogramm a) vor und b) nach systemischer Therapie mit rIFNα und rIL 2: Rückbildung großer echoarmer Lymphknotenmetastasen

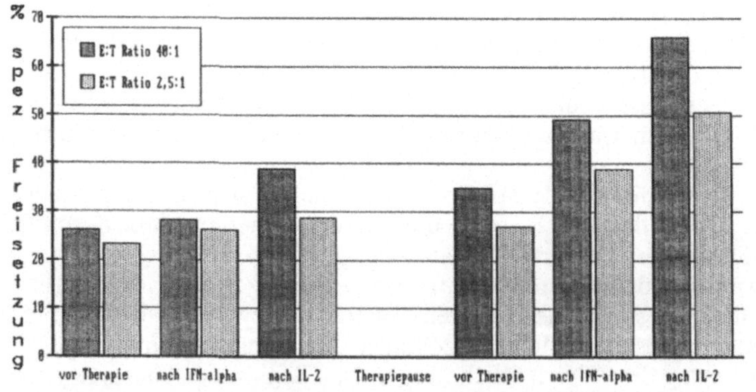

Abb. 2. Graphische Darstellung der zytotoxischen Aktivität mononukleärer Zellen aus dem peripheren Blut (PMC) gegen die Melanomzellinie SK-MEL-28 unter systemischer Therapie mit rIFNα und rIL 2. E = Effektorzellen, T = Tumorzellen (n = 10)

senen Werten. Im Verlauf der weiteren Behandlungszyklen konnte die ZTA gegenüber einzelnen Zellinien bis auf 70% spezifische ^{3}H-Thymidin Freisetzung gesteigert werden (Abb. 2).

Adoptive systemische Immuntherapie mit natürlichem Interleukin 2 (nIL 2) und Lymphokin-aktivierten Killerzellen (LAK)

In einer Phase 1 Studie wurde der Effekt einer adoptiven Immuntherapie mit natürlichem Interleukin 2 (nIL 2, Deutsches Rotes Kreuz) und LAK-Zellen bei 6 Patienten überprüft. Metastasenlokalisationen waren die Lunge, die Leber und Lymphknoten. Dieses Therapiekonzept beruht auf dem Nachweis, daß nach Inkubation mononukleärer Zellen aus dem peripheren Blut mit IL 2 bestimmte Lymphocytensubpopulationen zu Lymphokin-aktivierten Killerzellen stimuliert werden. Diese sind in der Lage, sowohl Tumorzellen in vitro als auch frisches Tumorgewebe direkt zu lysieren. Aus Ergebnissen von Tierversuchen entstand das Konzept, welches die Wirksamkeit von IL 2 und LAK-Zellen gemeinsam zu nutzen sucht. Der Erfolg dieses Therapieansatzes ist von zahlreichen Faktoren abhängig, insbesondere von der Stimulierbarkeit des Immunsystems durch IL 2 und von der vorgegebenen Tumormasse.

Das Therapieschema beinhaltet eine dreitägige systemische Gabe von IL 2 in steigender Dosierung (nIL 2 [DRK], $1-3 \times 10^6/m^2$), Leukapheresen zur Gewinnung peripherer Leukocyten an den 4 darauffolgenden Tagen, Inkubation dieser Leukocyten in vitro mit IL 2, Reinfusion der so induzierten LAK-Zellen an weiteren 2 Tagen. Die Reinfusion erfolgt zusammen mit IL 2, um eine möglichst langanhaltende optimale Stimulation zytotoxischer Zellen zu gewährleisten.

Unsere ersten Erfahrungen mit dieser Therapieform sind nicht ermutigend. Bei keinem der 6 Patienten konnte eine Tumorregression erzielt werden. Eine Erklärung hierfür kann darin liegen, daß alle Patienten chemotherapeutisch vorbehandelt waren. Wir konnten zeigen, daß eine auch lange zurückliegende Chemotherapie neben einer Reduktion der Zahl auch zu einer stark eingeschränkten Stimulierbarkeit peripherer Leukocyten durch IL 2 führt.

Adoptive regionale Immuntherapie mit nIL 2 und LAK-Zellen

Einen weiteren Schritt auf dem Weg zur Optimierung einer Immuntherapie stellt die möglichst unmittelbare Applikation aktivierter, immunkompetenter Zellen an den Zielort dar. Zur Therapie von isolierten Leber- und Milzmetastasen wurde von uns ein neues regionales Therapiekonzept entwickelt und erprobt. Zunächst werden Katheter in die Arteria lienalis und Vena portae eingelegt. Sodann wird IL 2 in die Milz infundiert; es folgen Leukapheresen. Die hierbei gewonnenen Lymphocyten werden in vitro mit IL 2 zu LAK-Zellen aktiviert. Diese LAK-Zellen werden in die Vena portae reinfundiert, gleichzeitig erfolgt eine erneute IL 2-Infusion in die Milz.

Bisher wurden 5 Patienten behandelt. Bei einem Patienten mit multiplen bis zu 4,8 cm im Durchmesser messenden Lebermetastasen konnte innerhalb von 6 Wochen eine Tumorreduktion um 90% erzielt werden. Der Patient überlebt jetzt seit 14 Monaten und ist tumorfrei (Abb. 3a, b). Bei einem weiteren Patienten konnte eine zuvor progrediente Lebermetastase für bislang 9 Monate stabilisiert werden.

Die Nebenwirkungen von IL 2 und LAK-Zellen sind wie die Wirkung dosisabhängig. Sie sind wie bei allen potenten immunstimulatorisch wirksamen Proteinen gekennzeichnet durch Fieber, Schüttelfrost, Gliederschmerzen und ein generalisiertes Flush-artiges Erythem. Hinzu kommt eine durch IL 2 hervorgerufene renale Minderperfusion und das sogenannte capillary leak syndrome, das zu einer Flüssigkeitsreten-

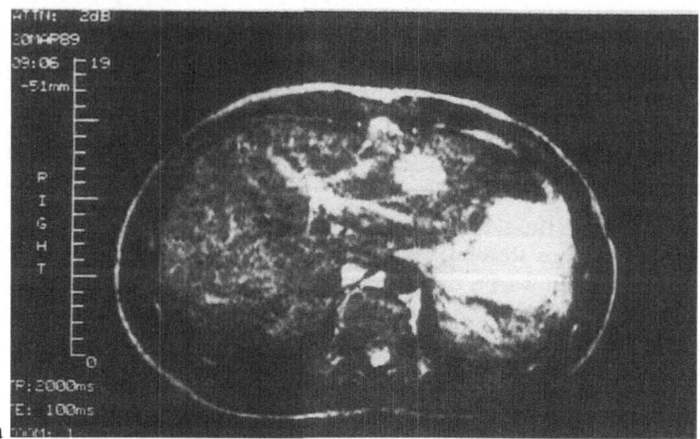

a

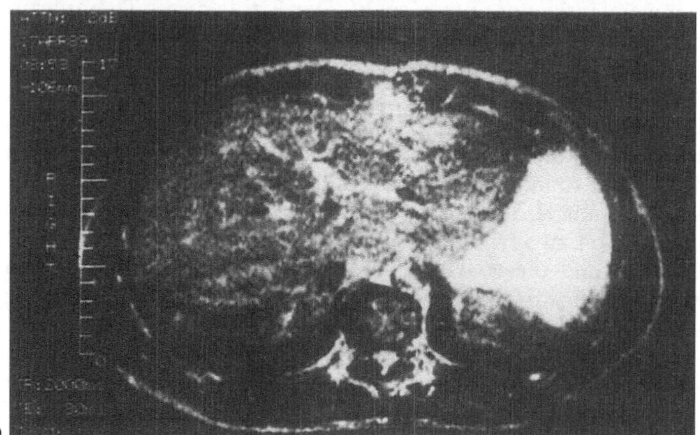

b

Abb. 3. Kernspintomogramm der Leber a) vor und b) nach regionaler Immuntherapie mit IL 2 und LAK-Zellen: Rückbildung einer großen Lebermetastase

tion in den viszeralen Organen mit Gewichtszunahme und Hypotonie führt. Vor allem betroffen ist die Lunge, mit der möglichen Folge eines Lungenödems im Extremfall. Bei Unterbrechung der IL 2 Infusion sind alle Nebenwirkungen innerhalb von Stunden reversibel. Eine Cortisongabe, die jedoch jegliche therapeutische Wirkung aufhebt, kann als ultima ratio die Nebenwirkungen noch schneller beseitigen.

Schlußbetrachtungen und Perspektiven

Der vorliegende Bericht faßt unsere vorläufigen Ergebnisse mit der Immuntherapie maligner Melanome auf der Basis verschiedener immunologischer Prinzipien zusammen.

Zytokine haben als körpereigene Stoffe eine sehr hohe spezifische Aktivität. Der Wirkungsmechanismus der einzelnen Zytokine greift an verschiedenen Zellpopulationen an und beeinflußt unterschiedliche physiologische Abläufe. Die Tumortoxizität in vivo beruht auf dem Zusammenspiel der verschiedenen biologischen Wirkungen der Immunmodulatoren.

Die Toxizität einer solchen Behandlung ist dosisabhängig. Experimentelle Untersuchungen, aber auch erste klinische Beobachtungen sprechen für synergistische Effekte der Immunmodulatoren. Alle Zytokine sind in der Tumortherapie nur in Dosen wirksam, die zum Teil erhebliche Nebenwirkungen bedingen. Neben den allgemeinen Symptomen ist das sogenannte capillary leak syndrome, welches durch Flüssigkeitsretention in den viszeralen Organen gekennzeichnet ist, häufig dosislimitierend für IL 2.

Unsere Erfahrungen haben gezeigt, daß mit der Kombination immunmodulatorisch wirksamer Substanzen Tumorremissionen bei Patienten mit metastasierenden Melanomen erreicht werden können. Es steht zu erwarten, daß bei nicht zytostatisch vorbehandelten Patienten und vor allem bei Patienten mit kleinerer Tumormasse bessere Ergebnisse erzielbar sind.

Im Vordergrund weiterer Studien wird der Versuch stehen, die Toxizität der Zytokine durch Modifizierung des Applikationsmodus zu verringern. Ein weiterer Schwerpunkt wird die Erforschung der synergistischen Wirkung verschiedener Zytokine oder der kombinierten Anwendung von Zytokinen und Zytostatika sein. Schließlich bedarf es nach den unterschiedlichen Therapieergebnissen bei Tumoren unterschiedlicher Histogenese einer genaueren Definition des Indikationsspektrums der verschiedenen Zytokine.

Literatur

Keilholz U, Welters H, Dummer R, Tilgen W, Hunstein W (1988) Ein neuer Weg in der Behandlung metastasierender Melanome: Adoptive Immuntherapie mit Lymphokin-aktivierten Killerzellen und Interleukin 2. Hautarzt 39:378–381

Kleeberg UR, Voigt H (1986) Experimentelle Therapieansätze. In: Voigt H, Kleeberg HR (Hrsg) Malignes Melanom, Springer, Berlin Heidelberg New York Tokyo, S 127–171

Macher E (1986) Malignes Melanom und Immunabwehr. Schrift. Marchionini-Stiftg. 11:21–42

Rosenberg SA (1989) Clinical immunotherapy studies in the Surgery Branch of the U.S. National Cancer Institute: brief review. Cancer Treatm Rev [Suppl. A] 16:115–121

Smith KA (1990) Interleukin 2: ein Hormon im Immunsystem. Spektrum der Wissenschaft, Mai, Heft 5, 72–82

Tilgen W, Keilholz U, Schlag P, Welters H, Brado B, Manasterski M, Mende U, Petzoldt D (1991) Perspektiven neuer immunologischer Therapieansätze beim metastasierten Melanom und Überlegungen zur adjuvanten aktiven spezifischen Immuntherapie (ASI). In: Meigel W, Schwenzer G, Lengen W (Hrsg) Fortschritte der operativen Dermatologie, Bd. 6, Diesbach, Berlin (in Druck)

Tilgen W, Keilholz U, Strauss LG, Welters H, Brado B, Zierott U, Helus F, Mende U, Petzoldt D (1991) Neueste Konzepte in der Diagnostik und Therapie des malignen Melanoms. Hautarzt (in Druck)

Voigt H (1988) Interferone in der Behandlung des malignen Melanoms. In: Kreidler J, Hündgen M (Hrsg) Aktuelle Dermatologie 6. Regionale Tumortherapie mit Interferonen, Zuckschwerdt, München Bern Wien San Francisco, S 35–46

Interferonbehandlung des metastasierenden Melanoms

H. Hausmaninger

Zusammenfassung

Bei Früherfassung von Melanomen im Frühstadium ist – abhängig von der Tumordicke (1 mm bzw. 1–3 mm) mit einer Heilungsrate von 70–90% zu rechnen. Überschreitet die Tumordicke allerdings 3 mm, kommt es in 40–50% der Fälle zu einem Tumorrezidiv und einer hohen Rate an Fernmetastasen [1]. Nach wie vor sind die palliativen Behandlungsergebnisse rezidivierender bzw. metastasierender Melanome unbefriedigend [2].

Durch eine zytostatische Monochemotherapie lassen sich Remissionsraten von 15–20% erreichen, wobei DTIC als bestuntersuchte Einzelsubstanz als Standard gelten kann [2–5]. Objektive Tumorrückbildungen wurden vorwiegend bei Weichteilmanifestationen und Lungenmetastasen beobachtet, das Ansprechen viszeraler Manifestationen liegt meist unter 10% [6]. Ein Überlebensgewinn durch die Chemotherapie gilt bisher als nicht erwiesen, das mittlere Überleben beträgt 4–6 Monate [1].

Kombinationen mehrerer Einzelsubstanzen – vor allem DTIC in Kombination mit Nitrosoharnstoffderivaten oder Cis-Platinum ergeben zwar ein verbessertes Ansprechen gegenüber DTIC allein [7–9], der schlüssige Beweis eines therapeutischen Gewinnes gegenüber einer Monotherapie steht jedoch noch aus.

Als Alternative zur Chemotherapie wurden in den letzten Jahren zahlreiche „biologic response modifiers“ (BRM) entwickelt und mehrere Substanzen erwiesen sich beim metastasierenden Melanom als wirksam. Vor allem Interferone und Interleukin-2 [22, 23] sowie Tumornekrosefaktor [24] zeigten reproduzierbare Aktivität. Unter den Interferonen entwickelte sich rekombinantes α-Interferon als Referenzsubstanz mit Remissionsraten zwischen 10 und 25% [10–12], die mitunter jedoch jahrelang anhalten können [25]. Rekombinantes β- und γ-Interferon wurden ebenso geprüft, erwiesen sich jedoch als nicht überlegen gegenüber α-Interferon [13, 14]. Erste Untersuchungen mit α-Interferon wurden vorerst mit ultrahohen Dosen durchgeführt. An der Mayo-Klinik [10, 16] wurden 2 verschiedene α-Interferon-Dosierungen geprüft, wobei sich 15 Mill. E./m^2 3 × wöchentlich gegeben als nicht wirksamer zeigten als 12 Mill. E./m^2 3 × wöchentlich, bei allerdings beträchtlich differierender Toxizität. Auch Legha u. Ma. [15] fanden durch niedrigere Interferon-Dosierung (18 Mill. E. 3 × wöchentlich) keine entscheidende Wirkungseinbuße und für 80% der Patienten war die Behandlung tolerabel. Neuere Berichte beziehen sich auf Dosierungen zwischen 5 und 10 Mill. E./m^2 3 × wöchentl. bei erhaltener Tumoraktivität [1]. Eine Unterschreitung dieses Dosislevels kompromittiert offensichtlich die Behandlungsergebnisse, andererseits steigt bei Dosiseskalation die Toxizität ohne therapeutischen Gewinn, so daß die mittelhoch dosierte Interferontherapie außerhalb klinischer Stu-

---

Onkologische Ambulanz der Landeskrankenanstalten Salzburg

dien empfohlen wird [1]. Hinsichtlich des Verabreichungsmodus wird die tägliche oder 3 × wöchentliche Verabreichung einer wöchentlichen Gabe oder der Wiederholung von 5-Tage-Kursen alle 3 Wochen vorgezogen [17, 18]. Die Ansprechrate ist höher bei Weichteilrezidiven, Remissionen wurden jedoch auch bei Lungen- und Lebermetastasen beobachtet. Eine vorangegangene Chemotherapie scheint die Ergebnisse der Interferonbehandlung nicht zu verschlechtern [1].

Durch Kombination von DTIC mit Zytostatica ist möglicherweise eine Verbesserung der Remissionsraten möglich [19]. Die Vermutung, durch zusätzliche Gabe von Cimetitin die Wirksamkeit von Interferon zu steigern [20], konnte jedoch nicht bestätigt werden [21].

Eigene Erfahrungen

Patienten und Methodik

Innerhalb der letzten 5 Jahre wurden von unserer Institution 23 Patienten wegen eines metastasierenden Melanoms in palliativer Zielsetzung mit rekombinantem α-2-Interferon behandelt (18 Patienten mit α2b-, 5 Patienten mit α2c-Interferon). Die Patientencharakteristika sind aus der Tabelle 1 zu entnehmen. Als Ausschlußgrund für eine Interferontherapie wurde von uns eine cerebrale oder Skelett-Metastasierung, schlechter Allgemeinzustand mit einem voraussichtlichen Überleben unter 3 Monaten, schwere Leber- oder Nierenfunktionsstörungen, Herzinsuffizienz und fehlendes Einverständnis des informierten Patienten angesehen. Die Behandlung wurde grundsätzlich mit täglichen Interferongaben über 28 Tage begonnen, anschließend auf einen 3 × wöchentlichen Applikationsmodus übergegangen. Die Dosierung wurde der jeweiligen Ausgangslage des Patienten (Alter, Allgemeinzustand, Tumormasse, Begleiterkrankungen, psychische Situation) und der Toxizität angepaßt, so daß die Therapie nur in 2 Fällen wegen Weigerung der Patienten abgebrochen werden mußte. Die durchschnittliche Initialdosis betrug 3–20 Mill. E/die, im Durchschnitt 7,6 Mill. E/die.

Tabelle 1. Patientencharakteristika

Pat. (n)	23
Alter (Jahre) median	57
(range)	(28–78)
Männer	13
Frauen	10
Freies Intervall (Mo.) median	16
Vorbehandlung:	
Chir.	16
Radiotherapie	1
DTIC	2
Metastasenlokalisation:	
Weichteile	19
Hepatal	3
Pulmonal	2
Andere (pleural, pericardial, peritoneal, Magen)	4

Toxizität

Die während der Behandlung registrierten Nebenwirkungen sind in Tabelle 2 aufgelistet. Wie erwartet, reagierten fast alle Patienten mit Fieber und/oder Schüttelfrost und vor allem am Anfang der Therapie mit Müdigkeit und Abgeschlagenheit. Im weiteren Verlauf waren die Nebenwirkungen stark mitigiert, es wurden weder lebensbedrohliche Organfunktionsstörungen noch schwere Infekte beobachtet.

Ergebnisse

20 Patienten waren für die Beurteilung des Therapieerfolges auswertbar (Tabelle 3). 5 Patienten (25%) erreichten eine komplette oder partielle Tumorrückbildung, bei 9 weiteren Patienten wurde ein no change registriert, so daß in 70% eine Remission oder zumindest Stabilisierung der Erkrankung erzielt werden konnte (s. Tabelle 4). Bei

Tabelle 2. Nebenwirkungen

Fieber, Schüttelfrost	21
Müdigkeit, Abgeschlagenheit	18
Gliederschmerzen	6
Nausea	4
Alopezie	2
Leukopenie	
WHO-Gr. 1	4
Gr. 2	5
Gr. 3	2
Gewichtsverlust >2 kg	8

Tabelle 3. Auswertbare Patienten

Pat. gesamt (n)	23
Für Response auswertbar	20
Therapieabbruch	2
Für Auswertung zur früh	1
Für Toxizität auswertbar	23

Tabelle 4. Therapieerfolg

Für Response ev.	20
CR	3
PR	2
NC	9
CR+PR+NC	14
P	6

Tabelle 5. Response, abhängig von Geschlecht, Metastasenlokalisation und Dosierung

	CR+PR	+NC
Männer (n=10)	2	8
Frauen (n=10)	3	6
Weichteile (n=15)	5	11
Viszeral (n= 5)	0	3
>5 Mill.E/die (n=12)	3	8
<5 Mill.E/die (n= 8)	2	6

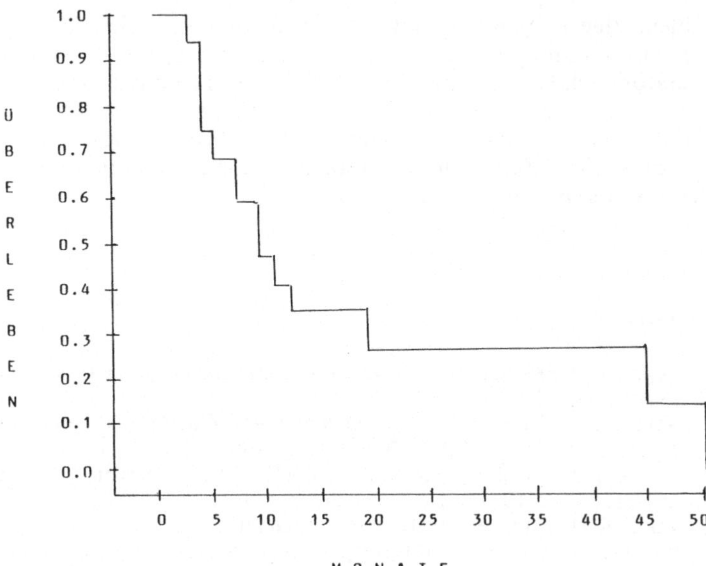

Abb. 1

einer Analyse für ein Ansprechen günstiger prognostischer Faktoren (s. Tabelle 5) zeigte sich keine Abhängigkeit vom Geschlecht und dem Erreichen einer täglichen Minimaldosierung von 5 Mill. E., alle Ansprecher hatten jedoch Weichteilmanifestationen als dominanten Metastasierungstyp. Im Falle einer viszeralen Aussaat konnte keine objektive Tumorrückbildung erzielt werden. Die medianen Remissionsdauern betragen +1, +7, 18, +19 und 31 Monate. Das nach Kaplan Mayer geschätzte mediane Überleben beträgt 9 Monate (s. Abb. 1).

Diskussion

Obwohl die systemische Palliativtherapie beim metastasierenden Melanom nach wie vor unbefriedigend ist, konnten in den letzten Jahren die Behandlungsmöglichkeiten doch beträchtlich erweitert werden. Mit einer etablierten Monochemotherapie mit DTIC werden in etwa 20% der Fälle objektive Tumorrückbildungen erzielt. Eine Anhebung der Remissionsrate scheint durch eine Kombinationschemotherapie (±DTIC) möglich, wobei jedoch die beträchtliche Steigerung der Toxizität gegen einen möglichen therapeutischen Benefit abzuwägen ist. Neuere Modalitäten in der Behandlung des metastasierenden Melanoms betreffen Immunmodulatoren wie Interferon, Tumornekrosefaktor und Interleukin-2 mit oder ohne gleichzeitige Chemotherapie.

Im Rahmen einer Phase 2-Studie an 23 Patienten mit fortgeschrittenem Melanom wurde unsererseits die Toxizität und Ansprechrate unter einer Behandlung mit rekombinantem α2-Interferon ermittelt. Auf Grund der von uns gewählten Interferondosis war die Nebenwirkungsrate vertretbar und beschränkte sich vorwiegend auf Schüttelfrost und Fieber, das jedoch bei Fortführung der Behandlung sinkende Tendenz zeigte, so daß die Therapie für 90% der Patienten akzeptabel erschien. Die von uns beobachtete Remissionsrate von 25% entspricht den in der Literatur mitgeteilten

Zahlen. Eine Behandlung mit Interferon sollte vor allem Patienten in gutem Allgemeinzustand und mit Weichteilmanifestationen angeboten werden, wenngleich in der Literatur auch Remissionen bei Leber- und Lungenmetastasen beschrieben sind. Eine Aussage über die optimale tägliche Dosierung scheint verfrüht, dürfte jedoch aufgrund unserer Ergebnisse zwischen 5 und 10 Mill. Einheiten/die liegen. Inwieweit die Behandlungsergebnisse durch zusätzliche Chemotherapie verbessert werden können, bleibt weiteren Untersuchungen vorbehalten.

Literatur

1. Legha SS (1989) Current therapy for malignant melanoma. Sem in Oncol, Vol 16, No 1, Suppl 1:34–44
2. Wagner DE, Ramirez G, Weiss AJ et al. (1971) Combination phase I–II study of imidazole carboxamide (NCS 45388). Oncology 26:310–316
3. Nathanson L, Wolter J, Horton J et al. (1971) Characteristics of prognosis and response to an imidazole carboxamide in malignant melanoma. Clin Pharmacol Ther 12:955–962
4. Luce JK (1972) Chemotherapy of malignant melanoma. Cancer 30:1604–1615
5. Comis RL, Carter SK (1974) Integration of chemotherapy into combined modality therapy of solid tumors: Malignant melanoma. Cancer Treat Rev 1:285–304
6. Einhorn LH, Burgess MA, Vallejos C et al. (1974) Prognostic correlations and response to treatment in advanced metastatic malignant melanoma. Cancer Res 34:1995–2004
7. Costanza ME, Nathanson L, Lenhard R et al. (1979) Therapy of malignant melanoma with an imidazole carboxamide and bischlorethyl nitrosurea. Cancer 30:1457–1461
8. Hill GJ II, Metter GE, Krementz et al. (1979) DTIC and combination therapy for melanoma. Escalating schedules of DTIC with BCNU, CCNU and Vincristine. Cancer Treat Rep 63:1989–1992
9. Cohen SM, Ohnuma T, Ambinder EP et al. (1985) Lomustine, bleomycin, and cisplatin in patients with metastatic malignant melanoma. Cancer Treat Rep 70:688–689
10. Creagan ET, Ahmann DL, Green SJ et al. (1984) Phase II study of recombinant leucocyte A interferon (r IFNα A) in disseminated malignant melanoma. Cancer 54:2844–2849
11. Derval T, Palangie T, Joure M et al. (1986) Clinical phase II trial of recombinant DNA interferon (interferon alfa-2b) in patients with metastatic malignant melanoma. Cancer 58:215–218
12. Hersey P, Hasic E, MacDonald M et al. (1985) Effects of recombinant leukocyte interferon (rIFN-αA) on tumour growth and immune responses in patients with metastatic melanoma. Br J Cancer 51:815–826
13. Rosso R, Nobile MT, Sertoli MR et al. (1985) Antitumoral activity of human fibroblast interferon administered intranodularly. Oncology 42:86–88
14. Haase KD, Lange OF, Scheef W et al. (1987) Interferon-α treatment of metastasized malignant melanoma. Anticancer Res 7:335–336
15. Legha SS, Papodopoulos NEJ, Player C et al. (1987) Clinical evaluation of recombinant interferon alfa-2A (Referon R-A) in metastatic melanoma using two different schedules. J Clin Oncol 5:1240–1246
16. Creagan ET, Ahmann DL, Green SJ et al. (1984) Phase II study of low dose recombinant leucocyte A interferon in disseminated malignant melanoma. J Clin Oncol 2:1002–1005
17. Hawkins MJ, McCuna CS, Speyer JL et al. (1984) Recombinant alpha 2 interferon (IFN-α2) (SCH 30500) in patients with metastatic malignant melanoma (MMM): An ECOG pilot study. Proc Am Soc Clin Oncol 3: abstract 51
18. Goldberg RM, Ayoob M, Silgals R et al. (1985) Phase II trial of lymphoblastoid interferon in metastatic malignant melanoma. Cancer Treat Rep 69:813–816
19. McLeod GRC, Thomson DB, Hersey P et al. (1987) Recombinant interferon alfa-2a in advanced malignant melanoma: A phase I–II study in combination with DTIC. Int J Cancer 1:31–35

20. Pehamberger H, Steiner A, Wolff K et al. (1986) Recombinant leucocyte α-interferon and cimetidine treatment in disseminated melanoma. Eur J Cancer Clin Oncol 22:1407–1411
21. Mughal TI, Robinson WA, Thomas MR et al. (1988) Role of recombinant interferon alpha-2 and cimetidine in patients with advanced malignant melanoma. J Cancer Res Clin Oncol 114:108–109
22. Mitchell MS, Kempf RA, Hazel W et al. (1988) Effectiveness and tolerability of low-dose cyclophosphamide and low-dose intravenous interleukin-2 in disseminated melanoma. J Clin Oncol 6:409–424
23. Rosenberg SA, Lotze MT, Mule JJ (1988) New approaches to the immunotherapy of cancer using interleukin-2. Ann Intern Med 108:853–864
24. McIntosh JK, Mule JJ, Merino MJ et al. (1988) Synergistic antitumor effects of immunotherapy with recombinant interleukin-2 and recombinant tumor necrosis factor-α. Cancer Res 48:4011–4017
25. Creagan ET, Ahmann DL, Frytak S et al. (1986) Recombinant leukocyte A interferon (rIFN-αA) in the treatment of disseminated malignant melanoma. Cancer 58:2576–2578

Chemotherapie des malignen Melanoms

E.-M. Kokoschka

Die Inzidenz des malignen Melanoms der Haut ist weltweit konstant im Zunehmen begriffen. Verursachend scheinen vor allem veränderte Lebensgewohnheiten, wie vermehrte Sonnenexposition von hellhäutigen Individuen, aber auch andere exogene Faktoren wie z. B. Luftverschmutzung, steigender Konsum von Drogen, Medikamenten, Externa sowie genetischen Faktoren zu sein [4].

In einer Periode von nur 10 Jahren (von 1975 bis 1985) hat sich in der weißen Bevölkerung das Melanomlebensrisiko verdoppelt. Zur Zeit liegt die Tumorinzidenz in den Vereinigten Staaten bei 1 von 25000 Einwohnern, wobei die Trendtendenz weiterhin stark steigend ist. Mit ähnlichen Verhältnissen ist man auch in Mitteleuropa konfrontiert [3].

Hautkarzinome repräsentieren circa 30% der Gesamtzahl aller Krebsfälle bei Kaukasieren, wobei das maligne Melanom 5% aller bösartigen Hauttumoren repräsentiert.

Durch groß angelegte Aufklärungskampagnen konnte zwar die Mortalität des Tumors infolge einer verbesserten Früherkennung gesenkt werden, weiterhin sind aber 75% aller Todesfälle in der Dermatologie auf diese Tumorart zurückzuführen. Die relative Mortalitätsrate der Erkrankung liegt derzeit bei 22,5%. Entsprechend internationaler statistischer Analysen wird derzeit die mittlere 5 Jahres-Überlebenszeit von Patienten mit klinischen Stadium I mit 69%, im klinischen Stadium II jedoch nurmehr mit 36% angegeben. Sind bereits Fernmetastasen aufgetreten, kann nur mit einer Überlebenszeit von 6 Monaten gerechnet werden [1, 7, 15].

Es gilt daher möglichst frühzeitig Vorformen oder bereits manifest ausgebildete primäre Melanome der Haut zu erkennen, histologisch zu beurteilen und einer chirurgischen Therapie zuzuführen. Das Ziel jeder therapeutischen Melanombehandlung ist die möglichst restlose Entfernung von Mikro- und Makrometastasen durch operative und in der Folge chemotherapeutische Maßnahmen.

Bei High-Risk Patienten mit operierten Stadium I und II (UICC-Klassifikation 1978) wird die Chemotherapie als adjuvante Maßnahme vorgenommen. Die Indikation zur palliativ therapeutischen Chemotherapie bei fortgeschrittener Tumorerkrankung im Stadium III–IV ergibt sich aus einer sehr niedrigen Überlebenschance, sowie aus der individuellen Gesamtsituation für den einzelnen Patienten, welche das Alter, den Karnofsky-Index (Lebensqualität), die Aggressivität des nachvollziehbaren Krankheitsverlaufes, sowie Abwehrkraft des Patienten berücksichtigt.

Generell werden chemotherapeutische Behandlungsmethoden beim malignen Melanom folgenden Indikationszielen zugeordnet:

A. Adjuvante Chemotherapie:
Bei High Risk-Prognose, das heißt in Fällen, bei denen eine hohe Wahrscheinlichkeit auf Mikrometastasierung trotz erfolgreicher Operation besteht.

Das therapeutische Ziel ist die Verlängerung des rezidivfreien Intervalles.

II. Univ. Hautklinik Wien, Universität Wien

B. Palliative Chemotherapie:
In jenen Fällen, bei denen die Tumormasse durch operative oder andere therapeutische Maßnahmen nicht vollständig entfernt werden konnte.

Bei der palliativen Chemotherapie wird die maximale Verkleinerung der Tumormasse bis zur kompletten Rückbildung oder eine Stabilisierung des Tumorwachstums für einen möglichst langen Zeitraum angestrebt. Neben einer Tumorzellreduktion muß aber auch eine, wenn auch oft nur kurzanhaltende verbesserte Lebensqualität des Patienten in sehr fortgeschrittenen Stadien ermöglicht werden.

Bezogen auf die zytostatischen Agenzien wird die Chemotherapie beim malignen Melanom einer monotherapeutischen Behandlung, polychemotherapeutischen Kombinations-Schemata oder Kombinationen von Zytostatika mit verschiedenen Immun-Modulatoren zugeordnet.

Monochemotherapie beim malignen Melanom

Die in der onkologischen Literatur der vergangenen Jahre erbrachten Ergebnisse einer Monochemotherapie beim metastasierenden Melanom sind in Tabelle 1 dargestellt.

Unter Berücksichtigung der häufigsten zytostatischen Substanzen ist das Dacarbazin das bisher am meisten eingesetzte Chemotherapeutikum, welches mit einer Overall Response Rate (ORR) von circa 25% auch relativ gute klinische Ergebnisse bei diesem Tumor erbrachte [2, 13, 20].

Die häufigsten polychemotherapeutischen Schemata sind Ergänzungen zu diesem Medikament mit dem Ziel, die Dosis sowie die Nebenwirkungen dieser Substanzen zu reduzieren.

Tabelle 1. Systemische Chemotherapie des malignen Melanoms – Ergebnisse der Monotherapie

Substanz	ORR %[a]	*Substanz*	ORR %[a]
Dacarbazin (DTIC)	23,4	Ifosfamid (IFO)	13,5
Thio-TEPA	20,8[c]	Chlorozotocin (CZT)	12,5
Melphalan (L-PAM)	20,0[b]	Cyclophosphamid (CTX)	12,5[b]
5-Azacytidin (5-ACD)	18,8[c]	Vinblastin (VLB)	12,1
TEPA	18,8[c]	CCNU	11,1
Dibromodulcitol (DBD)	18,6[b]	PALA	11,1[b]
BCNU	17,1	Cytosin-Arabinosid (ARA-C)	11,1[b]
Pimozid (PIM)	16,0[b]	Vincristin (VCR)	11,0[b]
Cisplatin	15,8	Streptozotocin (SZT)	10,5[c]
Methotrexat (MTX)	15,4[c]	Procarbazin (PBZ)	10,0[b]
Methyl-CCNU (meCCNU)	15,2	Chlorambucil (CLB)	9,1[c]
Vindesin (VDS)	14,9	Medroxyprogesteronacetat (MPA)	8,7[c]
TMCA	14,4	Megestrolacetat (MGA)	8,7[c]
Mitomycin-C (MMC)	13,8	Diemthylstilböstrol (DMSE)	8,3[c]
Methotrexat-HD (MTX)	13,7	Hydroxyurea (HU)	8,1

[a] ORR = Overall Response Rate = kumulative Gesamtansprechrate
[b] ORR = weniger als 50 Patienten in kontrollierten Studien dokumentiert
[c] ORR = weniger als 25 Patienten in kontrollierten Studien dokumentiert
Lit.: Voigt H, Kleeberg UR (Hrsg.) Malignes Melanom, Springer, Berlin, N.Y., 1986 [20]

In der praktischen klinischen Anwendung hat sich jedoch gezeigt, daß die Dacarbazin-Monotherapie oftmals weit unter den angegebenen Remissionsraten von 25% bleibt und einen deutlichen Unterschied in der Wirksamkeit auf verschiedene Metastasierungsmuster bei stark weiblicher Geschlechtsgebundenheit aufweist [5, 6].

Als „potencially useful" werden zytostatische Substanzen mit einer primären Ansprechrate für das maligne Melanom zwischen 10 und 20% bezeichnet. Hierzu gehören vor allem die liquorgängigen Nitroso-Harnstoffderivate BCNU, CCNU und Methyl-CCNU, die Vinca-Alkaloide (Vindesin, Vinblastin) sowie eine Gruppe unterschiedlicher Substanzen mit antineoplastischer Aktivität gegenüber Melanomzellen wie Platinabkömmlinge (Cisplatin, Paraplatin), Ifosfamid, Dibromodulcitol, Procarbazin.

Bei stark schwankenden Behandlungsergebnissen sind bei einigen Substanzen die Folge von nicht randomisierten Patientengruppierungen oder von Einzelfallberichten, so daß der vergleichende Einsatz in reproduzierbaren Phase III-Studien fehlt. Insgesamt muß aber vermerkt werden, daß im Vergleich zu den chemotherapeutischen Behandlungsmöglichkeiten anderer solider Tumoren und deren Metastasen eine relativ enttäuschende niedrige Effizienz der gebräuchlichen Zytostatika als Monotherapie beim malignen Melanom zu verzeichnen ist.

Polychemotherapie-Kombinationen (Tabelle 2)

Es besteht weiterhin die Möglichkeit, Zytostatika im Rahmen eines Kombinationstherapie-Schemas im Sinne eines additiven oder synergistischen Effektes nutzbar zu machen. Die Indikation zur Polychemotherapie besteht fast ausschließlich bei Patienten mit metastasiertem malignen Melanom, deren Tumormasse nicht durch operative oder strahlentherapeutische Maßnahmen vollständig eliminiert werden konnte. Es handelt sich daher in der Regel nicht um eine rein kurative Therapiemaßnahme, sondern es ist zumeist nur eine palliative Lebensverlängerung zu erzielen (wobei das oberste Ziel jeder therapeutischen Maßnahme die vollständige Eliminierung des Tumorleidens natürlich immer primär ins Auge gefaßt werden muß). Wegen der Gefahr einer Zytostatikaresistenzentwicklung sind polychemotherapeutische Maßnahmen als adjuvante Therapieform nicht anzuraten. Insgesamt liegt der Anteil an Patienten mit Vollremissionen bei nur circa 5%, die Overall Response Rate (ORR) hingegen bei 30–35%. Eine sehr hohe ORR ist jedoch zumeist bei „limited disease" im klinischen Stadium IV zu beobachten, werden diese Studienresultate mit einem hohen Anteil von Respondern genau analysiert, so zeigt sich, daß bevorzugt Patienten mit Metastasen im Bereiche der Haut, der Weichteile, Lymphknoten sowie Pulmonalmetastasen günstiger abschneiden als Patienten mit sogenannten „extensive disease". Die letztgenannte Tumorausbreitungsform entspricht einer Metastasierung in 3 oder mehr Organe, sowie eine viszerale Metastasierung in Leber, Skelett und Gehirn, bzw. einer Generalisation. Hirnmetastasen stellen ein zentrales, kritisches Behandlungsproblem beim metastasierenden Melanom dar. Nach dem Lungen- und Mammakarzinom ist das Melanom der dritthäufigste Tumor, welcher in das Gehirn metastasiert. Verschiedene klinische Melanomstudien haben gezeigt, daß in 12–20% das Gehirn das erste Organ einer Fernabsiedelung ist, wobei entsprechend der Obduktionsbefunde bei mehr als 40% der an Melanom Verstorbenen Hirnmetastasen festgestellt werden konnten [9]. Chemotherapeutische Maßnahmen ohne vorangehende neurochirurgische Intervention bringen bei Hirnmetastasierung zumeist kaum Aussicht auf länger anhaltende Remissionen. Zumindest sind positive Berichte in der Literatur von kasuistischer Qualität. Möglicherweise kann in Zukunft bei bestimmten topographischen

Tabelle 2. Systematische Chemotherapie des malignen Melanoms

Kombination	Erstautor	ORR (%)
Cisplatin + Vinblastin + Bleomycin	Nathanson	47,0
Cisplatin + Vinblastin + PALA	Voigt	42,9
Cisplatin + Ifosfamid	Becher	40,0
Bleomycin + Vincristin + CCNU + Dacarbazin	Seigler	40,0
Cisplatin + Dacarbazin	Karakousis	42,5
	Friedman	33,0
	Ahmann	10,0
Dacarbazin + Vincristin + BCNU	Cohen	42,5
	Carmo-Pereira	35,0
	Beretta	27,0
	Kleeberg	25,0
	Carter	23,1
	McKelvey	23,0
	Bellet	22,7
Dacarbazin + BCNU + Actinomycin-D	Berretta	31,0
Dacarbazin + BCNU + Hydroxyurea + Vincristin	Constanzi	30,0
Dacarbazin + meCCNU + Vincristin	Einhorn	30,0
Dacarbazin + meCCNU	Ahmann	28,6
BCNU + Hydroxyurea + Dacarbazin	Constanzi	27,0
	Carter	12,5
Cisplatin + Vindesin + Dacarbazin	Kleeberg	26,0
Dacarbazin + Actinomycin-D	Samson	23,0
Dacarbazin + Vindesin	Retsas	22,7
Cisplatin + Vindesin	Mulder	21,3

Lit.: Voigt H, Kleeberg UR (Hrsg.) Malignes Melanom, Springer, Berlin, N.Y. 1986 [20]

Varianten durch ein „Combined-Modality-Treatment", z. B. kombinierte Chemo-Radiotherapie, unter Ausnützung der strahlensensibilisierenden Eigenschaften von z. B. Platinderivaten oder durch eine pharmakologische Öffnung der Blut-Hirn-Schranke der therapeutische Erfolg im Vergleich zu jeder derzeit bestehenden chemotherapeutischen Variation verbessert werden.

Hochdosierte Polychemotherapie bei gleichzeitiger autologer Knochenmarks-Transplantation

Das Prinzip dieser Behandlung liegt darin begründet, daß im Anschluß an eine Knochenmarksentnahme eine extrem hochdosierte Chemotherapie mit z. B. Cyclophosphamid, Cisplatin und BCNU über mehrere Tage durchgeführt und danach wieder das gesunde Knochenmark dem Patienten retransplantiert werden kann. Ziel ist die Schonung des hämatopoetischen Apparates unter Anwendung möglichst hoher Zytostatikadosen. Bisher sind nur wenige Melanompatienten mit dieser Technik behandelt worden; die Ansprechrate war in vielen Einzelstudien, die seit 1983 durchgeführt wurden, relativ hoch. Gleichzeitig wurden aber schwere Nebenwirkungen und Todesfälle in Folge dieser Therapiemaßnahmen beschrieben (Tabelle 3).

Tabelle 3. Hochdosierte Polychemotherapie mit autologer Knochenmarkstransplantation

Therapieprinzip (n = 17, Shea et al. 1988)		
Tag 1:	Knochenmarksentnehme	
Tag 2–5:	Chemotherapie	
	Cyclophosphamid	5625 mg/m²
	Cisplatin	165 mg/m²
	BCNU	600 mg/m²
Tag 8:	Knochenmarksreinfusion	

- möglicherweise Verbesserung der Ansprechrate, Untersuchung größerer Kollektive steht noch aus.
- Erhebliche Vermehrung toxischer Nebenwirkungen mit therapiebedingten Todesfällen (Blutungen in ZNS, Lunge und GI-Trakt, Infektionen)

Lit.: Orfanos CE, Garbe C (Hrsg.) Das maligne Melanom der Haut, W. Zuckerschwerdt, München, Bern, 1990 [17]

Kombination von Zytostatika mit Zytokinen

Von Israel [8] wurde erstmals hingewiesen und später auch durch einige klinische Studien fundiert, daß die zusätzliche Gabe eines Immunadjuvans die Erfolge einer zytostatischen Therapie bei soliden Tumoren wesentlich verbessern kann [9, 16]. Von diesen Immunochemotherapie-Schemata kann erwartet werden, daß trotz einer Dosisreduzierung des Zytostatikums eine verbesserte Wirksamkeit auf den Tumor erfolgen kann, wobei Nebenwirkungen reduziert werden. Aufgrund des derzeitigen Erfahrungsstandes müssen noch weitreichende Untersuchungen bezüglich der günstigsten Erkrankungsphase, sowie der zeitlichen Abfolge bzw. Dosisbeziehung von Zytostatikum und Immunmodulatoren gemacht werden.

Während der letzten Jahre wurde eine große Anzahl biologischer Substanzen charakterisiert und teilweise synthetisiert, von denen einige auch eine signifikante Aktivität in der Behandlung von Hautmelanomen zu besitzen scheinen. Zu den wichtigsten biologischen Faktoren mit reproduzierbarer therapeutischer Wirksamkeit beim malignen Melanom gehören die verschiedenen Interferone (IFNα, IFNβ, IFNγ), Interleukin 2 (IL_2), Tumor Necrose Factor (TNF) und Colony Stimulating Factor (CSF).

Durch rekombinante Techniken können diese biologischen Wirkstoffe in vitro synthetisiert und auch in großem Umfang als pharmazeutische Spezialitäten angeboten werden.

Die Rolle der Interferone in der Behandlung des malignen Melanoms wurde in den letzten Jahren vor allem an fortgeschrittenen Tumoren mit einem multiplen Fernmetastasenmuster studiert.

Der Wirkungsmechanismus der Interferone berücksichtigt eine direkte Zytotoxizität auf die Tumorzellen, eine Modulation der Wirtsabwehrmechanismen und andere noch nicht vollständig geklärte zytostatische Mechanismen. In klinischer Anwendung sind Kombinationen von IFNα2 mit DTIC [14, 17, 18], IFNα2 und Vindesin [17], Paraplatin und IFNα2b [10, 12], Cis-Platin und IFN [11, 12]. Die ersten relativ günstig zu beurteilenden Ergebnisse müssen jedoch aufgrund viel höherer Fallzahlen relativiert werden.

IL-2 ist ein Wachstumsfaktor für T-Lymphozyten, der eine signifikante Aktivität gegen Melanomzellen sowohl in der Zellkultur, im Tiermodell als auch in klinischen Studien an metastasierten Melanomen gezeigt hat. In den ersten klinischen Studien wurde IL-2 als Monotherapie angewendet. In nachfolgenden Untersuchungen wurde IL-2 gemeinsam mit autologen, in vitro mit IL-2 expandierten Lymphozyten (LAK-Zellen) + Cyclophosphamid infundiert. Diese Modalität hat zwar gute reproduzierbare Ergebnisse gebracht, jedoch sind die toxischen Nebenwirkungen dieser Therapie so gravierend, daß die Durchführung dieser Behandlungsform nur an speziellen Tumorzentren mit Intensivstation-Überwachung möglich ist.

Schlußfolgerungen

Die Indikation zur Chemotherapie des malignen Melanoms ist entsprechend dem Verhalten bei hochmalignen soliden Tumoren immer prognose-orientiert. Im klinischen Stadium I wird derzeit in der Regel ein großzügiges chirurgisches Vorgehen für den Primärtumor als alleinige Therapie genügend sein. Bei Patienten mit High Risk-Tumoren, vorzüglich bei Männern mit sehr großer Primärtumorausbreitung (über 3 mm Tumordicke, >Level IV) in ungünstiger Lokalisation (z. B. bei primären viszeralen Melanom) sollte eine individualisierte adjuvante Therapie durchgeführt werden. Im klinischen Stadium II sowie Stadium III erbringt die adjuvante Chemotherapie nach vorangehender Operation eine verbesserte Prognoserate für ein verlängertes Rezidivintervall. Im Stadium IV ist eine Polychemotherapie mit dem Ziel der palliativen Lebensverlängerung bzw. in Einzelfällen auch zur pallativen Lebensverbesserung indiziert. Eine High dose-Chemotherapie in Zusammenhang mit Knochenmarkstransplantationen sind derzeit klinisch noch als experimentelle Maßnahme anzusehen, deren Wert noch offensteht. Eine isolierte Leber- und Extremitätenperfusion kann bei speziell gelagerten klinischen Tumorfällen eingesetzt werden, ist aber nur an dafür eingerichteten onkologischen Zentren durchführbar.

Die Perspektiven zur Chemotherapie bei malignen Melanomen scheinen derzeit in der Kombination von Zytostatika mit verschiedenen Zytokinen zu liegen. Sowohl der Applikationsmodus als auch die Wahl der Kombinationsschemata müssen aber in Zukunft noch genauen klinischen Prüfungen unterworfen werden.

Durch die Chemotherapie ist ein entscheidender Durchbruch bei der Beherrschung des metastasierenden malignen Melanoms bisher noch nicht gelungen. Trotzdem darf nicht übersehen werden, daß durch diese Therapieform die Überlebenschancen von individuellen Patienten deutlich gebessert werden konnten.

Literatur

1. Balch CM, Soong SJ, Shaw MM (1988) Vergleich der weltweit erworbenen Melanomdaten. In: Balch CM et al. (eds) Hautmelanome, Diagnose, Therapie und weltweite Ergebnisse. Springer, Berlin Heidelberg New York Tokyo, pp 455–464
2. Garbe C, Bertz J, Orfanos CE (1986a) Malignes Melanom: Zunahme von Inzidenz und Mortalität in der Bundesrepublik Deutschland. Z Hautkr 61:1751–1764
3. Garbe C, Guenther-Eyman C, Stadler R, Orfanos CE (1987) Das maligne Melanom im deutschsprachigen Raum in den 80er Jahren. Hautarzt 38:639–644
4. Greene MH, Bale SJ (1986) Genetic aspects of cutaneous malignant melanoma. In: Gallagher RP (ed) Epidemiology of malignant melanoma. Springer, Berlin Heidelberg New York, pp 144–153
5. Hill GJ, Krementz ET (1980) Duration of remission following complete response (CR) to chemotherapy for metastatic melanoma. Proc AACR 21:188
6. Hill GJ, Krementz ET, Hill HZ (1984) Dimethyl triazeno imidazole carboxamide – combination therapy for melanoma IV. Late results after complete response chemotherapy (Central Oncology Group Protocols 7130, 7131, and 7131 A) 53:1299–1305

7. Hill GJ, Hill H, Blumenreich M (1988) Treatment of melanoma. In: Schwartz RA (ed) Skin cancer, recognition and management. Springer, Berlin Heidelberg New York Tokyo, pp 390–417
8. Israel L, Edelstein RA, Depierre A, Dimitrov N (1975) Daily intravenous infusions of corynebacterium in twenty patients with disseminated cancer: a preliminary report of clinical and biological findings. J Nat Cancer Inst 55(1):29–33
9. Kokoschka EM, Luger Th, Micksche M (1978) Immuno-Chemotherapie bei Patienten mit disseminiert metastasierendem Melanom Stadium III. Randomisierte Studie mit Methyl-CCNU versus C. parvum plus Methyl-CCNU. Onkologie 1:98–103
10. Kokoschka EM, Loicht U, Micksche M (1990) Kombinationstherapie von Carboplatin und IFNα2b (Intron A®) bei Patienten mit fortgeschrittenem Melanom. Phase II-Studie (in press)
11. Kokoschka EM, Pohl-Markl H (1990) IFN-gamma + Cis-Platinum in patients with malignant melanoma. Preliminary results of a phase I-study
12. Kokoschka EM, Trautinger F (1986) Moderne Therapiemöglichkeiten für das maligne Melanom der Haut. Therapiewoche Österreich 5:394–405
13. Kühböck J, Pehamberger H, Mach K, Diem E, Kokoschka EM, Pötzi P (1978) Klinische Erfahrungen mit DTIC beim metastasierenden Melanom. Wien Klin Wochenschr 90(24): 856–858
14. McLeod GRC, Thomson DB, Hersey P (1987) Recombinant IFα2a in advanced malignant melanoma. A phase I–II study in combination with DTIC. Int J Cancer 1:31–35
15. Meyskens FL jr, Berdeaux DH, Parks B, Tong T, Loescher L, Moon TE (1988) Cutaneous malignant melanoma. I. Natural history and prognostic factors influencing survival in patients with stage I disease. Cancer 62:1207–1214
16. Nathanson L, Cunningham T, Kuperminc M (1979) Combination chemoimmunotherapy of malignant melanomas. Proc. AACR & ADCO 20:314
17. Orfanos CE, Garbe C, Karg Ch (1990) Chemotherapie des malignen Melanoms. In: Orfanos CE, Garbe C (Hrsg) Das maligne Melanom der Haut. Zuckschwerdt, München Bern Wien San Francisco, S 222–231
18. Stadler R, Bratzke B, Orfanos CE (1987) Therapeutischer Einsatz von Interferon bei metastasierendem malignen Melanom, disseminiertem Kaposi-Sarkom und schwerem Morbus Behçet. Hautarzt 38:453–460
19. Von Heyden HW (1986) Melanome und Hirnmetastasen. In: Voigt H, Kleeberg UR (Hrsg) Malignes Melanom. Springer, Berlin Heidelberg New York Tokyo
20. Voigt H, Kleeberg UR (1986) Systemische Chemotherapie maligner Melanome. In: Voigt H, Kleeberg UR (Hrsg) Malignes Melanom. Springer, Berlin Heidelberg New York Tokyo, S 235–298

Radiotherapie beim malignen Melanom

W. Rhomberg

In der ärztlichen Fortbildung stößt man immer wieder auf Äußerungen, wonach die Strahlentherapie beim malignen Melanom keine Bedeutung habe. Von einer generellen Strahlenresistenz der malignen Melanome kann nicht gesprochen werden. Es gibt eine Reihe unterschiedlicher Krankheitssituationen, in welchen die Strahlentherapie ihren besonderen Stellenwert hat. Dabei soll die Priorität eines radikalen chirurgischen Eingriffs keineswegs in Frage gestellt werden, denn die Chirurgie ist nicht nur wegen ihrer verläßlichen Tumorentfernung unverzichtbar, sondern auch insofern, als sie uns heute wertvolle Informationen bezüglich der prognostisch wichtigen Parameter von Histologie, Tumordicke und Infiltrationstiefe liefert.

Allgemeine Aspekte der Melanombestrahlung

In den letzten Jahren wurde der Strahlenbehandlung des Melanoms erneut Interesse entgegengebracht – als wiederentdeckt wurde, daß höhere Einzeldosen in vielen Fällen Melanomherde zum Verschwinden bringen. Diese Erfahrungen der 70er-Jahre sind mit den Namen Habermalz und Fischer in den USA, sowie Overgaard in Dänemark verknüpft worden [11, 23, 33–35]. Medizingeschichtlich ist dies aber keine Neuheit, haben doch schon 1926 Miescher [31] und später vor allem die Heidelberger Strahlenklinik [20, 43, 50] über diese Phänomene berichtet und ausgezeichnete Resultate vorlegen können. Strahlenbiologische Versuche an Zellkulturen stehen mit diesen klinischen Erfahrungen im Einklang [12, 25, 48]. Unabhängig von der jeweiligen Melanomform steht fest, daß Einzeldosen über 400 cGy (400 rad), ein- bis zweimal pro Woche gegeben, im Vergleich zur konventionellen Fraktionierung von 200 cGy fünfmal wöchentlich in 50 bis 70% der Fälle zu einer vollständigen, bleibenden Rückbildung der bestrahlten Melanomherde führen [7, 11, 19, 21, 28, 33–35, 46]. Es gilt die Regel, daß vollständige Remissionen um so häufiger und nachhaltiger sind, je kleiner die Tumormasse ist. Komplette Remissionen und kleine Tumorvolumina korrelieren wiederum signifikant mit der Häufigkeit eines Langzeitüberlebens [7]. Man sollte wissen, daß im Einzelfall aber auch Herde bei einer Größe von 20 bis 30 cm einer totalen Remission fähig sind [39]. Klinisch limitierende Probleme ergeben sich jedoch, wenn hohe Einzeldosen an großen Bestrahlungsvolumina im Abdomen, Thorax oder Gehirn appliziert werden sollen.

Es hat nicht an Bemühungen gefehlt, die Strahlenempfindlichkeit des Melanoms durch kombinierte Therapieverfahren oder neue Strahlenqualitäten zu verbessern. Ob die berichteten Effekte mit schnellen Neutronen [49] wirklich besser als die Ergebnisse mit einer konventionellen Photonentherapie sind, bleibt offen und durch kontrollierte Studien zu überprüfen. Protonen, deren Erzeugung an aufwendige Apparaturen gebunden sind, haben sich insbesondere beim Chorioidea-Melanom bewährt [47]. Ein theoretisch vielversprechender Therapieansatz kommt bei der sogenannten Neutroneneinfang-Therapie zum Tragen. In Melanomen angereicherte, organische Bor-Verbindungen nehmen selektiv langsame thermische Neutronen auf und erlauben so eine gezielte Tumorzerstörung unter maximaler Schonung der Normalgewebe. Diese Therapie befindet sich noch im Experimentalstadium. Die gleichzeitige Anwendung von DTIC [13], hyperbarem Sauerstoff [44] oder radiosensibilisierenden Substanzen [6] erbrachten in Pilotstudien noch keine grundlegende Änderung der Situation. Die Hyperthermie eignet sich bei den meist oberflächlich gelegenen Tumoren besonders gut zum Experiment. Die Überwärmung allein bringt in der Regel keine Rückbildung von Melanomherden mit sich, in Verbindung mit hohen Einzeldosen wurden eindrückliche Raten an kompletten lokalen Remissionen (75–78%) berichtet [10, 22].

Die endolymphatische Radionuklidtherapie bei Melanomen der unteren Extremitäten hat wohl aus Erwägungen des Strahlenschutzes keine weite Verbreitung gefunden. Dieser Therapieansatz wäre im Stadium I der Erkrankung interessant, handelt es sich doch um eine alternative Methode zur prophylaktischen Leisten-Lymphknoten-Dissektion – mit einer vergleichsweise geringen Rate an Nebenwirkungen und Komplikationen [1, 8, 41].

Hauptproblem bleibt, daß die Strahlentherapie – wie die Chirurgie – eine lokale Maßnahme darstellt und die Ausbreitung von Metastasen nicht verhindern kann. Daher wäre die Anwendung experimentell erprobter, antimetastatischer – also gegen den Metastasierungsprozeß selbst gerichteter – Substanzen ein vielversprechender und wünschenswerter Therapieansatz.

Arten der Tumorregression bei Melanomen

Melanome können auf eine Strahlenbehandlung unterschiedlich reagieren. Im Einzelfall kann die Reaktionsform zur Zeit noch nicht sicher vorhergesagt werden. Wir unterscheiden:

1. Komplette Remission mit bleibender lokaler Rückbildung
2. Partielle Remission mit fibrösem Umbau, bleibende lokale Tumorkontrolle wahrscheinlich
3. Partielle Remission mit Wiederwachsen des Tumors nach Monaten
4. Unveränderte Tumoren mit oder ohne fibrösen Umbau
5. Progression unter Therapie (selten)

Unter kompletter Remission ist ein vollständiges Verschwinden aller sicht- und tastbaren Tumorzeichen im bestrahlten Feld zu verstehen (Abb. 1a und 1b). Im Zweifelsfall ist zur Sicherung einer kompletten Remission eine Probeexcision zu fordern. Eine wenig beachtete und klinisch leider nicht hoch im Kurs stehende Reaktion ist der fibröse Umbau eines Tumors (Abb. 2a bis 2c). Der Vorgang am Tumor ist mit einem Wespennest mit und ohne Wespen zu vergleichen: Vor und nach der Radiotherapie ist die äußere Form des Tumors gleichgeblieben, nur fehlen nach der Bestrahlung die Tumorzellen und es bleibt ein schalenförmiges fibröses Gerüst mit und ohne Pigmentimbibition übrig. Diese Reaktionsform sehen wir in der Ära der Computertomographie häufiger, sie wird zu unrecht als eine Form der Strahlenresistenz verkannt.

Es gibt auch komplette Remissionen, die den Kliniker insofern irritieren, als Pigmentreste in der Haut zurückbleiben, welche erst nach Monaten verschwinden. In Einzelfällen kann die Entwicklung einer Remission nach einer Bestrahlung mehrere Monate bis zu 2 Jahre in Anspruch nehmen [14–16].

Ein Weiterwachsen eines primären Melanoms oder einer Metastase während der Radiotherapie ist ein seltenes Ereignis, das in der Regel nur bei sehr großen und anaplastischen Tumoren gesehen wird.

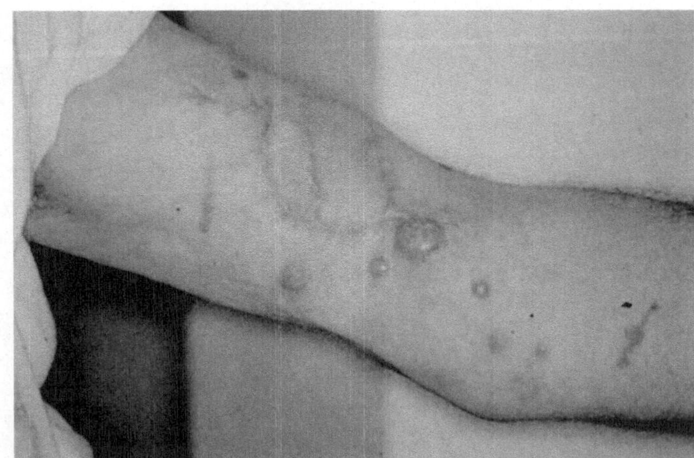

Abb. 1a. Multiple lokoregionäre Rezidive eines operierten amelanotischen Melanoms

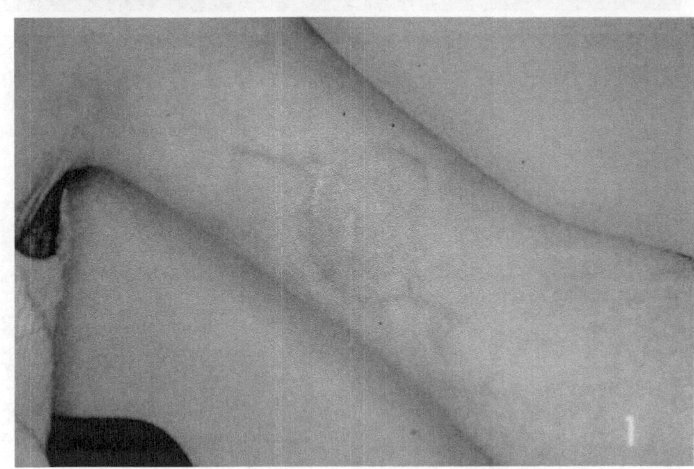

Abb. 1b. Komplette Remission nach 30 Gy mit 6 MeV Elektronen und Razoxan per os

Spezielle Melanomformen

Lentigo-maligna und Lentigo-maligna-Melanom

Nicht nur von Autoren des Royal Marsden Hospitals in London wird die Radiotherapie der Lentigo-maligna als Therapie der Wahl angesehen [12]. Einige Erfahrungen liegen auch am Princess-Margaret-Hospital in Toronto vor [3, 14]. Von 23 Patienten mit einer Lentigo-maligna konnten 18 unter konventioneller Radiotherapie lokal kontrolliert werden, 2 rezidivierten und wurden mit einer weiteren Therapie geheilt, für 3 war die Auswertung noch zu früh. Bei 28 Patienten mit einem manifesten Lentigo-maligna-Melanom wurden durch eine Radiotherapie 23 lokal saniert, 2 rezidivierten und wurden mit einer Zweittherapie erfolgreich behandelt, bei weiteren 3 Patienten war die Beobachtungszeit wiederum zu kurz. Bemerkenswert ist die lange Latenz von median 7 Monaten, welche in dieser Studie bis zum Eintreten einer kompletten Remission beobachtet wurde. In Deutschland hat Schuermann schon

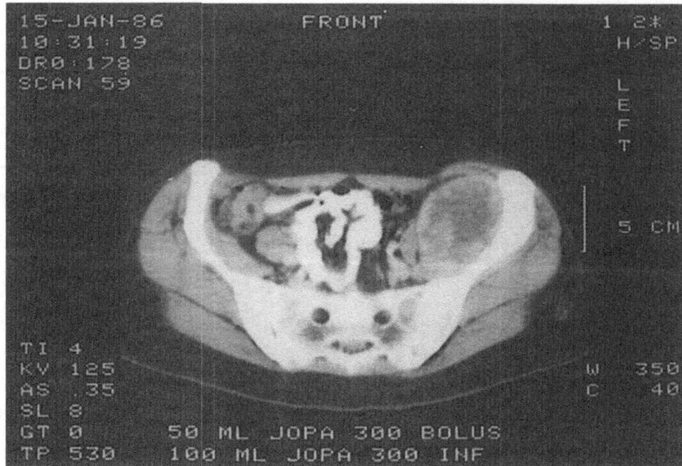

Abb. 2a. Metastase eines Melanoms in der Fossa iliaca

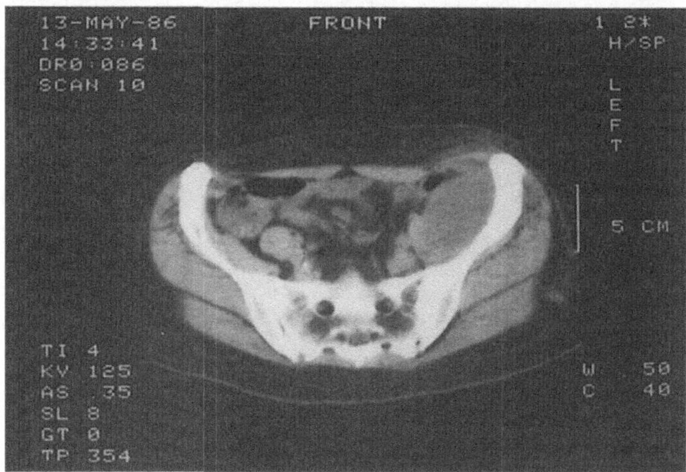

Abb. 2b. Teilweise Verkleinerung des Herdes nach Telecobaltbestrahlung (52 Gy). Computertomographisch deutliche Anhebung der Gewebsdichte

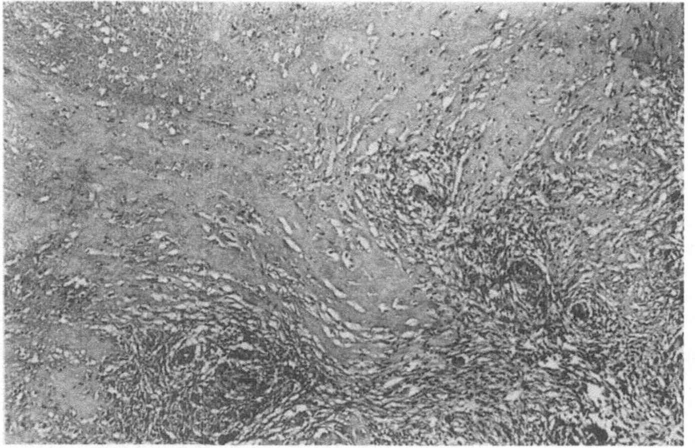

Abb. 2c. Nachfolgende Operation der Metastase: Histologisch noch stellenweise pyknotische Tumorzellreste, es dominieren Fibrose, Hyalinose und Nekrose (Pathol. Institut des LKH Feldkirch, Prof. Dr. G. Breitfellner, Befund OA Dr. Dirschmid)

1963 festgestellt, daß die auf dem Boden einer melanotischen Präkanzerose entstandenen Melanome strahlenempfindlicher als Melanome anderer Genese sind [42]. Die rundzellige Variante des Lentigo-maligna-Melanoms scheint besonders strahlensensibel zu sein [20]. Da diese Melanomform häufig bei älteren Leuten im Gesichtsbereich auftritt und die Tendenz dieser Geschwülste zur Fernmetastasierung mit etwa 10% eher gering ist, kann hier die Strahlentherapie durchaus als Primärtherapie angewandt werden [12]. Bezüglich einer besseren Prognose des Lentigo-maligna-Melanoms gibt es aber auch negative Meinungen [24].

Oberflächlich wachsendes Melanom („Superficial spreading Melanom")

Es handelt sich um ein invasives Melanom mit zusätzlich intraepidermaler, oberflächlicher Ausbreitung. Zu dieser Melanomform existieren im Schrifttum keine speziellen Angaben bezüglich der Strahlenempfindlichkeit. Es gelten daher die schon erwähnten allgemeinen Gesichtspunkte der Melanombestrahlung.

Das noduläre Melanom

Diese Melanomform wächst ohne intradermale Komponente rasch in die Tiefe und neigt entsprechend häufiger zur hämatogenen Aussaat. Johanson und Mitarbeiter [19] bestrahlten 54 Patienten mit nodulären Melanomen mit wenigen hohen Einzeldosen. Unter 22 Patienten mit mikroskopischen Tumorresten nach der Operation blieben 18 (82%) ohne Lokalrezidiv, unter 9 Patienten mit makroskopischen Tumorresten waren es noch 7 (78%). In dieser Studie erhielten 23 Patienten auch Bestrahlungen wegen eines Melanomrezidivs: 9 (39%) zeigten eine komplette Remission des Tumors im bestrahlten Gebiet und 3 lebten krankheitsfrei bis zu 56 Monate nach der Bestrahlung. Die Komplikationsrate lag bei 5%, die mittlere Beobachtungszeit betrug 4 Jahre. Auch hier wurde festgestellt: Je geringer die Tumormasse, desto besser das Ansprechen auf die Radiotherapie.

Melanome der Schleimhaut

Das Wissen um die verschiedenen Entitäten der Schleimhautmelanome ist begrenzt, da es sich um seltene Krankheiten handelt. Im allgemeinen ist die Prognose ungünstiger als die der Hautmelanome, da diese Tumoren in der Regel später erkannt werden.

Im *HNO-Bereich* kommen Melanome mit stark unterschiedlicher Prognose vor. Eine ungünstige Lokalisation scheint die *Nasenschleimhaut* zu sein. Immerhin beträgt dort die Chance, mit einer alleinigen Strahlentherapie eine permanente lokale Tumorkontrolle zu erzielen, 50% [13]. Einzeldosen über 400 cGy führen auch hier zu wesentlich besseren Ergebnissen als die konventionelle Fraktionierung mit 200 cGy. Aber auch mit einer konventionellen Fraktionierung sahen Parsons u. Million [37] in zwei von zwei bestrahlten Fällen eine komplette Remission, wie auch Ghamrawi et al. [9] bei vier von vier bestrahlten Primärtumoren. Von einer Strahlenresistenz kann bei dieser Geschwulstlokalisation somit nicht gesprochen werden.

Eine widersprüchliche Literatur existiert bezüglich der Therapie der Melanome der *Mundhöhle*. Da die chirurgischen Ergebnisse allein enttäuschen, wird von einzelnen Autoren eine primäre Radiotherapie gefordert [13]. Eine letztgültige Beurteilung des Problems ist noch nicht möglich, zur Zeit sind die optimalsten Ergebnisse wohl mit einer Kombination von Chirurgie und Strahlentherapie zu erreichen [32, 36].

Eine Sonderstellung nehmen die *konjunktivalen* Melanome ein, welche sehr strahlensensibel sind und mit ausgefeilten Kontakttherapien (z. B. mit Ruthenium-106-

Schalen) oder Weichstrahltechniken bis auf wenige Ausnahmen kurabel sind [12, 45]. Es kommt hier aber sehr auf eine gute Technik an [45], da eine gefährliche Nähe zu Nebenwirkungen im Sinne von Katarakten, Glaukom oder Hornhautschäden besteht [26]. Epibulbäre Melanome anderer Lokalisation (z. B. Augenlid) wiederum erfordern ein kombiniertes, interdisziplinäres Vorgehen.

Beim Melanom der *Rektumschleimhaut* gibt es eine beschränkte kasuistische Literatur zur Strahlensensibilität. Der Radiotherapie scheint hier eine rein palliative Rolle zuzukommen [13, 43]. Erfahrungen mit einer intracavitären oder interstitiellen Zusatztherapie fehlen unseres Wissens.

Vaginale Melanome haben demgegenüber eine bessere Prognose, auch wenn sie ausschließlich und primär bestrahlt werden. Vaginale Melanome sind auch einer intracavitären Therapie zugänglich, was die kurativen Chancen offensichtlich erhöht.

Melanome der Chorioidea

Die Sensibilität bei einer primären Bestrahlung der Chorioidea-Melanome mit klassischen Methoden wird in der Literatur unterschiedlich beurteilt. Generell werden Dosen unter 5000 rad als wenig wirksam erachtet. Davidorf [4] betont, daß die Sensibilität dieser Tumoren mit ihrer Größe korreliert und Tumoren über 12 mm Durchmesser und 3 mm Dicke relativ wenig Chance auf eine komplette Remission hätten. Bei Tumorgrößen unter 1 cm bringt eine sorgfältige Technik, z. B. eine Kontaktbehandlung mit Ruthenium-106-Schalen, gute Heilungschancen mit sich [29]. Primäre Bestrahlungen von Chorioidea-Melanomen mit sehr hohen perkutanen Einzeldosen sind in der uns zugänglichen Literatur nicht beschrieben worden.

Eindeutige Spitzenergebnisse scheinen mit der Anwendung neuer Strahlenqualitäten (schwere Teilchen) möglich zu sein [2, 40, 47]. Mit dem Protonenstrahl am Harward-Cyclotron wird eine lokale Kontrollrate von 96 bis 98% berichtet (Suit, 1990). Unter 994 Patienten wurde nur 14mal ein lokales Wiederwachsen des Tumors beobachtet, das Gesamtüberleben lag bei 80% und eine brauchbare Sehleistung blieb in 60 bis 70% der Fälle erhalten [47].

Eine postoperative Strahlentherapie nach Enukleation des betreffenden Auges wird teilweise als Routine empfohlen [5, 29], von anderer Seite wegen der spontan niedrigen Frequenz von Lokalrezidiven nur in Fällen mit Resttumor als sinnvoll angesehen [18]. Die umfangreiche Literatur zu dieser Frage bleibt kontrovers.

Indikationen für eine Strahlentherapie beim Melanom

Aus dem Gesagten wird klar, daß die Primärversorgung der Melanome nach wie vor eine chirurgische Domäne ist. Es darf aber darauf hingewiesen werden, daß auch einige wenige Indikationen für eine *primäre Strahlenbehandlung* existieren:
- Lentigo-maligna-Melanome im Gesichtsbereich älterer Leute
- konjunktivale Melanome
- inoperable, große Primärtumoren

Im *adjuvanten Bereich* kann die Strahlentherapie eine nützliche Zusatzrolle spielen, und zwar bei unvollständig reseziertem Primärtumor und anderen Risikofällen bezüglich einer lokalen Rezidivierung. Diese Fälle sollten Gegenstand prospektiver vergleichender Studien sein – unter Einbezug der neuen Erkenntnisse der histopathologischen und klinischen Einteilungen.

Unbestritten ist der *palliative Einsatz* der Radiotherapie bei Metastasen. Hier seien die Bestrahlung von schmerzhaften und frakturgefährdeten Knochenmetastasen, große störende Hautherde oder Hirnmetastasen erwähnt. Gehirnmetastasen haben jedoch beim Melanom trotz palliativer Radiotherapie eine relativ schlechte Prognose mit einer durchschnittlichen Lebenserwartung von etwa 4 Monaten [30] – im Gegensatz zu Hirnmetastasen beim Bronchial- oder Mammakarzinom.

Zusammenfassung

In dieser Übersicht werden allgemeine Regeln einer Melanombestrahlung beschrieben und der Stellenwert dieser Therapieform bestimmt. Es wird auf die verschiedenen Arten einer Tumorregression unter Radiotherapie und auf die Strahlensensibilität spezieller Melanomformen eingegangen.

Die Ansicht einer Strahlenresistenz des malignen Melanoms entspricht nicht der Wirklichkeit und sollte damit korrigiert werden. Man muß vielmehr von einer unterschiedlichen Strahlensensibilität der Melanome sprechen und auch die fibröse Umwandlung und Devitalisierung eines Melanomknotens als klinisch potentiell wertvollen Effekt betrachten. – Das Primat der Chirurgie wird dabei nicht in Frage gestellt.

Sensibelste Melanome sind die Lentigo-maligna-Melanome und das konjunktivale Melanom. Ansonsten ist ein Radiotherapieversuch überall dort indiziert, wo ein hohes Lokalrezidivrisiko, eine inoperable lokoregionäre Tumorsituation oder eine oligotope Metastasierung besteht. In diesen Situationen bedeutet die Strahlentherapie im Vergleich zu den heute zur Verfügung stehenden Chemotherapien eine gute lokale Therapiechance.

Was beim Melanom fehlt, sind nicht nur bessere Zytostatika, sondern auch wirkungsvollere antiinvasive und antimetastatische Substanzen.

Literatur

1. Ariel IN (1974) Results of treating malignant melanoma intra-lymphatically with radioactive isotopes. Surg Gyn Obstet 139:726–730
2. Chuvilo IV, Goldin LL, Koroshkov SE, Blokin et al. (1984) ITEP Synchrotron proton beam in radiotherapy. Int J Radiat Oncol Biol Phys 10:185–195
3. Dancuart F, Harwood AR, Fitzpatrick PJ (1980) The radiotherapy of lentigo maligna and lentigo maligna melanoma of the head and neck. Cancer 45:2279–2283
4. Davidorf FH, Makley TA (1976) Radiotherapy of malignant melanoma of the choroid. Tr Am Acad Ophth Otol 81:849–861
5. Dietrich B, Lommatzsch P, Mau S (1976) Die Überlebenswahrscheinlichkeit von Patienten mit malignem Melanom der Aderhaut. Radiobiol Radiother 4/76:453–460
6. Dische St (1987) Radiotherapy using the hypoxic cell sensitizer Ro. 03-8799 in malignant melanoma. Radiother Oncol 10:111–116
7. Doss LL, Narayonagoud Mamula (1982) The radioresponsiveness of melanoma. Int J Radiation Oncol Biol Phys 8:1131–1134
8. Edwards JM, Kinmonth JB (1976) Treatment of melanoma by endolymphatic therapy. Pan Med 18:183–186
9. Ghamrawi KA, Glennie JM (1974) The value of radiotherapy in the management of malignent melanoma of the nasal cavity. J Laryngol Otol 88:71–75
10. Gonzales DG, Dijk JDP van, Blank LECM, Rümke Ph (1986) Combined treatment with radiation and hyperthermia in metastatic malignant melanoma. Radiother Oncol 6:105–113
11. Habermalz HJ, Fischer JJ (1976) Radiation therapy of malignant melanoma: Experience with high individual treatment doses. Cancer 38:2258–2262
12. Harmer CL (1976) The radiotherapy of melanoma. Clin Exp Dermatol I:29–35
13. Harwood AR, Cummings BJ (1982) Radiotherapy for mucosal melanomas. Int J Radiat Oncol Biol Phys 8:1121–1126

14. Harwood AR (1983) Conventional fractionated radiotherapy for 51 patients with lentigo maligna and lentigo maligna melanoma. Int J Radiat Oncol Biol Phys 9:1019–1021
15. Hellriegel W (1960) Das klinische Bild und die Heilungsaussichten des malignen Melanoms. Strahlentherapie 111:510
16. Hellriegl W (1975) Indikation und Ergebnisse der perkutanen Strahlenbehandlung des malignen Melanoms. Strahlentherapie 149:1–20
17. Hug O (1969) Behandlung des kutanen Melanomalignoms. Münch Med Wschr 111:615
18. Herrmann Th, Strietzel M, Eberhardt HJ (1974) Zur Frage der postoperativen Strahlentherapie beim intraokularen malignen Melanoblastom. Radiobiol Radiother 2/74:233–242
19. Johanson CR, Harwood AR, Cummings BJ, Quirt I (1983) 0-7-21 Radiotherapy in nodular melanoma. Cancer 51:226–232
20. Kärcher KH (1967) Therapie von Oberflächentumoren, insbesondere des Melanoms mit schnellen Elektronen. Nippon Acta Radiol 27:794–798
21. Katz HR (1981) The results of different fractionation schemes in the palliative irradiation of metastatic melanoma. Int J Radiation Oncol Biol Phys 7:907–911
22. Kim JH, Hahn EW, Ahmed SA (1982) Combination hyperthermia and radiation therapy for malignant melanoma. Cancer 50:478–482
23. Kirchner JA, Habermalz H, Fischer JJ (1975) Nasal melanoma: Its treatment by a new technique in radiation therapy. TR Am Acad Ophthal Otolaryng 80:429–430
24. Koh HK, Michalik E, Sober AJ, Lew RA et al. (1984) Lentigo maligna melanoma has no better prognosis than other types of melanoma. J Clin Oncol 2:994
25. Kummermehr JC (1978) Kurabilität des Harding-Passey-Melanoms durch Einzeitbestrahlung. Strahlentherapie 154:578–581
26. Lederman M, Wybar K, Busby E (1984) Malignant epibulbar melanoma: Natural history and treatment by radiotherapy. Br J Ophthal 68:605–617
27. Lieven H v, Skopal D (1976) Zur Strahlenempfindlichkeit des malignen Melanoms. Strahlentherapie 152:1
28. Lissner J, Lieven H v (1974) Die Strahlentherapie des malignen Melanoms. Chirurg 45:362–365
29. Lommatzsch P, Dietrich B (1976) The effect of orbital irradiation on the survival rate of patients with choroideal melanoma. Ophthalmologica (Basel) 173:49–52
30. Madajewicz S, Karakousis C, West CR, Caracandas J, Avellanosa AM (1984) Malignant melanoma brain metastases. Review of Roswell Park Memorial Institute Experience. Cancer 53:2550–2552
31. Miescher G (1926) Zur Frage der Strahlenresistenz der Melanome. Schweiz Med Wochenschr 66:788
32. Obermeyer P, Müller A (1968) Zur Klinik und Therapie des malignen Melanoms im Kopf- und Halsbereich. Dtsch Stomat 18:904–908
33. Overgaard J (1980) Radiation treatment of malignant melanoma. Int J Radiol Oncol Biol Phys 6:41–44
34. Overgaard J, von der Maase H, Overgaard M (1985) A randomized study comparing two high-dose per fraction radiation schedules in recurrent or metastatic malignant melanoma. Int J Radiation Oncol Biol Phys 11:1837–1839
35. Overgaard J, Overgaard M, Hansen P v, von der Maase H (1986) Some factors of importance in the radiation treatment of malignant melanoma. Radiother Oncol 5:183–192
36. Rapini RP, Golitz LE, Greer RO, Krekorian EA, Poulson T (1985) Primary malignant melanoma of the oral cavity. Cancer 55:1543–1551
37. Parsons JT, Million RR (1987) Cancer of the nasal cavity and paranasal sinuses. In: Perez, Brady (Ed) Principles and practice of radiation oncology. Lippincott, Philadelphia, p 506
38. Roesdahl K (1975) Primaer stralebehandling af melanoma malignum. Ugeskr Laeg 137:927–930
39. Rottkay P von (1987) Strahlentherapie bei malignem Melanom mit akzelerierter Fraktionierung. Remissionen und vorläufige Ergebnisse lokaler Tumorkontrolle. Strahlenther Onkol 163:139–143
40. Saunders WM, Char DH, Quivey JM et al. (1985) Precision, high dose radiotherapy: Helium ion treatment of uveal melanoma. Int J Radiat Oncol Biol Phys 11:227–233

41. Scherer E, Makoski HB (1976) Die Strahlentherapie des malignen Melanoms. Langenbecks Arch Chir 342:545–548
42. Schuermann H (1963) Zur Nosologie der Melanosis circumscripta praeblastomatosa. Hautarzt 14:56
43. Stock H (1972) Maligne Melanome. In: Handbuch der medizinischen Radiologie Bd. 19/1. Springer, Berlin Heidelberg New York, S 161
44. Sealy R, Hockly J, Shepstone B (1974) The treatment of malignant melanoma with cobalt and hyperbaric oxygen. Clin Radiol 25:2111–2115
45. Steinkogler FJ, Binder W, Seitz W (1987) Technique of ruthenium-106-application in the treatment of conjunctival melanoma. Strahlenther Onkol 163:787–790
46. Strauss A, Dritschilo A, Nathanson L, Piro AJ (1981) Radiation therapy of malignant melanomas: An evaluation of clinically used fractionation schemes. Cancer 46:1262–1266
47. Suit HD, Goitein M, Munzenrider J et al. (1990) Increased efficacy of radiation therapy by use of proton beam. Strahlenther Onkol 166:40–44
48. Trott KR, Kummermehr J, Hug O, Lukacs S, Braun-Falco O (1978) Die Strahlenempfindlichkeit des amelanotischen Hamstermelanoms in vitro und in vivo. Strahlentherapie 134:571–577
49. Wambersie A (1990) Fast neutron therapy at the end of 1988 – a survey of the clinical data. Strahlenther Onkol 166:52–60
50. Weitzel G (1970) Die Strahlenbehandlung des Melanoms. Schweiz Med Wochenschr 100:982

Behandlung des metastasierenden malignen Melanoms mit einem Endotoxin enthaltenden Bakterienlysat. Ergebnisse einer Pilotstudie

K.F. Kölmel, U. Abel[1], B. Kuhn, K. Vehmeyer[2], J.U. Wieding[2]

Über die Heilung verschiedenartiger Krebserkrankungen nach fieberhaften Infekten ist in der Vergangenheit wiederholt berichtet worden. Eine mit Fieber einhergehende Stimulation der Immunantwort ist zum Beispiel nach Injektion von Endotoxin bekannt. Im Fiebermaximum sind unter anderem die Spiegel von Interleukin-I, Interleukin-II, gamma-Interferon und Tumornekrosefaktor erhöht nachzuweisen [1–5]. Insgesamt führt die Endotoxin-Injektion zu einem breiten Spektrum vom Einzelphänomenen, die als nützlich in der Tumorabwehr verstanden werden können. Es erschien daher gerechtfertigt, einen derartigen Therapieversuch beim metastasierenden Melanom zu unternehmen.

In der BRD ist die Anwendung von gereinigtem Endotoxin am Menschen an strenge Vorschriften gebunden. In dieser Studie wurde daher ein Präparat eingesetzt, das in den vergangenen 40 Jahren im Handel war: Vaccineurin® ist ein Autolysat aus Streptokokken und Serratia marcescens. Es wird insbesondere im Rahmen der sogenannten biologischen Medizin bei verschiedenen Erkrankungen, darunter auch zur Induktion von Fieber bei Krebserkrankungen eingesetzt. Anwender konnten versichern, daß in keinem einzigen Fall eine Schocksymptomatik oder eine disseminierte intravasale Gerinnung klinisch beobachtet wurde. Das Präparat enthält Endotoxin in steigenden Konzentrationen. Vom Hersteller wird bei wiederholter Anwendung eine Steigerung der Dosis empfohlen, vermutlich um der sich entwickelnden Endotoxin-Toleranz Rechnung zu tragen.

Insgesamt wurden 15 Patienten (8 w, 7 m) mit metastasierendem Melanom behandelt. Ausschlußkriterien waren Karnofski-Index unter 80%, Hirnmetastasen, Krampfleiden, Herzrhythmusstörungen, Serum-Kreatinin über 2 mg/dl. An 12 aufeinanderfolgenden Wochen erfolgte einmal wöchentlich eine intravenöse Injektion mit Vaccineurin®, dabei stieg die Endotoxin-Dosis von initial 0,5 ng auf bis zu 14 ng. Bei Remissionen war ein weiterer Behandlungszyklus vorgesehen.

Am Behandlungstag war der Patient morgens nüchtern. Mit Bakterienlysat wurden gleichzeitig 5 mg Metoclopramid oral verabreicht, um dem gelegentlich beobachteten Erbrechen entgegenzuwirken. Im Fiebermaximum, d.h. etwa um die Mittagszeit konnte der Patient etwas trinken, am Abend eine leichtere Mahlzeit zu sich nehmen. Am Fiebertag durfte der Patient das Bett nicht ohne fremde Hilfe verlassen.

Auswirkungen auf den Tumor

Bei 15 behandelten Patienten wurden drei komplette Remissionen, ein stabiler Zustand und im übrigen Progressionen beobachtet. Die kompletten Remissionen betrafen drei Frauen mit Hautmetastasen, hierzu waren in einem Fall 6, in den anderen 12 bzw. 24 Injektionen erforderlich. Der Behandlungserfolg dauert bis heute, d.h. 10

Hautklinik und Medizinische Klinik[2] der Universität Göttingen, BRD
Deutsches Krebsforschungszentrum[1], Heidelberg, BRD

bzw. 14 und 26 Monate an. In Einzelfällen konnten auch unter den Progressionen eindrucksvolle Rückbildungen größerer Hauttumoren beobachtet werden.

Nebenwirkungen

Insbesondere in der Phase des Temperaturanstiegs etwa 2 bis 4 Stunden nach Bakterienlysat-Injektion kam es zu Muskel- und Kopfschmerzen, nur in Einzelfällen zu Erbrechen. Am Abend des Behandlungstages wurde oft eine leichte Erschöpfung angegeben. Weitere Nebenwirkungen wurden nicht beobachtet, die Therapie wurde sehr gut akzeptiert.

Labor

Im Temperatur-Maximum waren deutlich erhöhte Spiegel von Tumornekrosefaktor nachzuweisen, bei einigen Patienten auch von gamma-Interferon. 48 Stunden nach Bakterienlysat-Injektionen waren die Monocyten im strömenden Blut vermehrt, die lymphocytären Zellen verhielten sich uneinheitlich. Im Fiebermaximum konnte mit erhöhten Konzentrationen von Thrombin-Antithrombin III-Komplexen, Prothrombin-Fragmenten und löslichem Fibrin als sehr empfindlichen Markern eine Aktivierung des Gerinnungssystems nachgewiesen werden; Thromboplastin-Zeit, partielle Thromboplastin-Zeit und Antithrombin III-Konzentrationen waren jedoch nicht signifikant verändert; so war trotz Gerinnungsaktivierung auch laborchemisch kein Verbrauch des plasmatischen Hämostase-Potentials im Sinne einer Verbrauchskoagulopathie nachzuweisen.

Schlußbemerkung

Die Remissionen bei bislang drei von 15 behandelten Patienten mit malignem Melanom stellen ein Ergebnis dar, das auch in Anbetracht der geringen Nebenwirkungen der Therapie zu weiteren Untersuchungen veranlassen sollte.

Danksagung
Frau Dr. Renate Urbaschek, Inst. f. Med. Mikrobiologie und Hygiene der Universität Mannheim, sei für die Bestimmung der Endotoxin-Konzentrationen und ebenso wie Herrn Dr. Einar Göhring für fachkundige Anregungen gedankt. Der Mühlschlegel-Stiftung in Stuttgart danken wir für die finanzielle Unterstützung.

Literatur

1. Dinarello CA, Dempsey RA, Mier JW et al. (1982) Fever, interleukin 1 and host defense against malignancy. Lymphkine Res 1:59–67
2. Dinarello CA, Wolff SM (1982) Molecular basis of fever in humans. Am J Med 72:799–819
3. Duff GW, Durum SK (1982) Fever and immunoregulation: hyperthermia, interleukins 1 and 2, and T-cell proliferation. Yale J Biol Med 55:437–442
4. Kluger MJ, Oppenheim JJ, Powonda MC (1985) The physiologic, metabolic, and immunologic actions of interleukin 1. Progress in leukocyte biology, Vol 2. Alan R. Liss, Inc., New York
5. Michie HR, Manogue KR, Spriggs DR et al. (1988) Detection of circulating tumor necrosis factor after endotoxin administration. N Engl J Med 318:1481–1486

Nachsorge bei malignem Melanom

E. Pichler

Die Nachsorge im Anschluß an die adäquate Therapie ist für einen Melanompatienten essentiell. Diese ist sowohl im Sinne einer Prophylaxe und Früherkennung einer Krankheitsprogression als auch als psychische Betreuung und Führung des Tumorpatienten zu sehen. Um diesen Anforderungen gerecht zu werden, ist eine Nachsorge nur im Rahmen einer Zentralisierung, nämlich einer onkologischen Ambulanz durchführbar. Von großem Nutzen für den Patienten hat sich eine gute Zusammenarbeit dieser Ambulanz mit niedergelassenen Kollegen (Hausarzt, Dermatologe) erwiesen.

Die Ziele der Nachsorge sind folgende:

A. Dokumentation des Krankheitsverlaufes

Schon bei der stationären Erstaufnahme im Krankenhaus wird eine Tumorambulanzkarte angelegt (Abb. 2). Sie umfaßt persönliche Daten, Anamnese, Tumorklassifizierung und Staging sowie die durchgeführte Therapie. Bei jeder Kontrolluntersuchung werden Untersuchungsbefund und Auffälligkeiten vermerkt; dementsprechend können dann kurzfristige Kontrollen bzw. abklärende Schritte in die Wege geleitet werden. Fallweise stationäre Aufenthalte bzw. Änderung des Tumorstadiums werden ebenfalls festgehalten. Den ersten Termin für eine Kontrolle erhält der Patient bei der Entlassung aus dem Krankenhaus schriftlich ausgehändigt, alle weiteren Termine am Ende jeder ambulanten Kontrolle. Erscheint der Patient zu dem vereinbarten Termin nicht, wird er schriftlich auf das Versäumnis aufmerksam gemacht und erhält einen neuen Termin.

B. Frühes Erfassen einer Tumorprogression

Dabei stützt man sich auf Anamnese, klinische Untersuchung, Kontrolle von Laborparametern und apparative Zusatzuntersuchungen.

I. Anamnese: Nicht selten ist es der Patient selbst, der den Arzt auf einen getasteten Knoten (subcutane oder Lymphknoten-Metastase) aufmerksam macht oder ihn durch Hinweise, z. B. auf neurologische Ausfälle, an eine Hirnmetastasierung denken läßt. Der möglichst frühe Einsatz einer entsprechenden Therapie kann dem Patienten eine Lebensverlängerung bringen.

II. Klinische Untersuchung: Diese besteht aus:

1. Inspektion des gesamten Integuments inklusive Capillitium und sichtbare Schleimhäute, wobei auf das Narbenareal besonderes Augenmerk gerichtet wird (lokale Metastasen, Intransit-Metastasen).

Universitätsklinik für Dermatologie und Venerologie, Innsbruck

2. Palpationsbefund: Abtasten sämtlicher hautnaher Lymphknotenstationen. Suche nach subcutanen Absiedelungen durch oberflächliche Palpation des gesamten Integuments.

III. Laborkontrollen: Sie umfassen folgende Parameter: BSG, Blutbild, Leber-Nierenfunktionsparameter, Elektrolyte, Blutzucker.

IV. Apparative Untersuchungen: Thoraxröntgen, abdominelle Sonographie, Spezialuntersuchungen bei gezielter Fragestellung (CT, Scan).

Da speziell bei dicken Melanomen, die eine höhere Metastasierungstendenz als dünne Melanome aufweisen, ca. 80% der Metastasen innerhalb der ersten 3 Jahre [1–3] auftreten, erscheint gerade während dieses Zeitraumes eine engmaschigere Kontrolle indiziert (Tab. 1). Eine Spätmetastasierung nach 10 Jahren ist selten, kommt aber vor [5].

Es hat sich im Sinne einer einfacheren Abwicklung der Terminvergabe als zweckmäßig erwiesen, alle Tumorpatienten (low risk, high risk) in gleichen Intervallen zu kontrollieren; die Häufigkeit apparativer Untersuchungen richtet sich aber nach der Tumordicke (Tabelle 2).

Tabelle 1. Kontrollen unabhängig von Melanomdicke

Art der Kontrolle	Klinisch			Blutlabor
Intervall	3 Monate	6 Monate	12 Monate	6 Monate
Jahre nach Diagnosestellung	1–3 Jahre	4–6 Jahre	7–>10 Jahre	1–10 Jahre

Tabelle 2. Kontrollintervalle durch 10 Jahre nach Diagnosestellung

	Low risk <1,5 cm	high risk >1,5 cm
Thoraxröntgen	jährlich	1/2 jährlich
OB-Sono	jährlich	1/2 jährlich

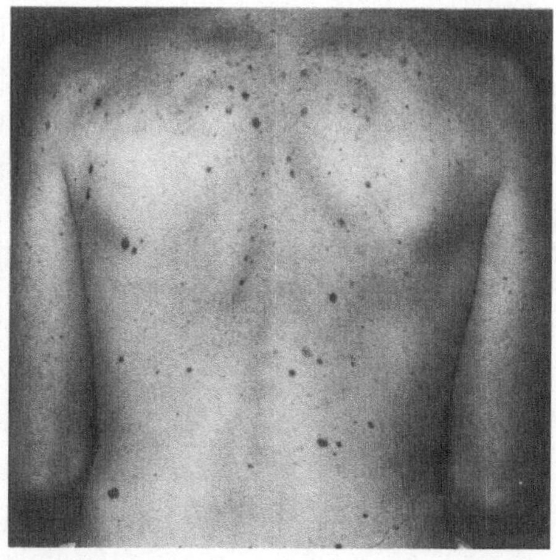
a

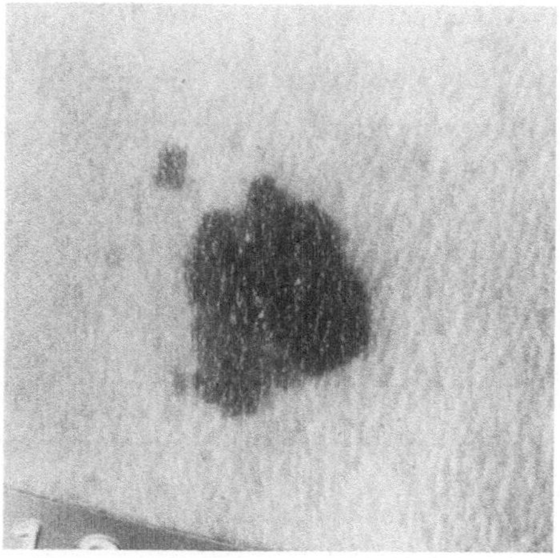
b

Abb. 1. a Patient mit familiärem dysplastischen Naevussyndrom. **b** Viertes Primärmelanom bei diesem Patienten

Tumorkartei

Universitäts-Hautklinik
Innsbruck

Patientendaten aufgeklärt: ja/nein

Name: Vorname: o m o w

Geburtsname: geb.:

Adresse: Nationalität:

Tel.:

Hausarzt:

Tumordaten: FA:pos/neg DNZ-Sy.:ja/nein

Diagnose:

	Clark-Level	Tu-Dicke
O SSM		mm:
O NM	O I	
O LMM	O II	
O ALM	O III	O Regression
O SH-M	O IV	O Erosion
O sonsige	O V	O Ulceration

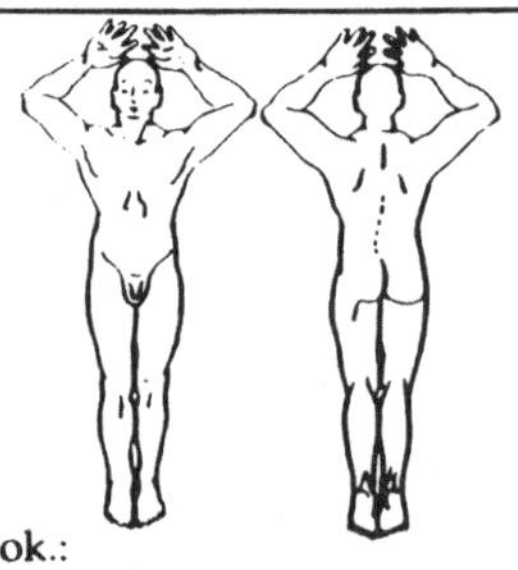

Histo-Nr.:

Lok.:

Ausgangsstadium: O I O II O III O IV O LK-Meta O FM O Haut-Meta

Diagnostik:

O Auflicht
O PE
O Lymphscintigraphie → Abflußrichtung:

Therapie:

Excision am: Sicherheitsabstand cm:
Nachresektion am: Sicherheitsabstand cm:
Lymphknotendissektion am: Lokalisation:

Stadium geändert am:

Abb. 2. **a** Tumorkarteideckblatt. **b** Folgeseite

b

Anamnese:

Stationäre Aufenthalte:

Datum: von	bis	Therapie

Melanom-Nachsorge Blatt ☐☐ Patient:

Ambulante Kontrolle Datum:

Subjektive Beschwerden:

Klinisch: - Inspektion:

- Palpation:

- Lymphknotenstatus:

Besonderheiten:

Befunde	Wichtige Befunde:
0 Labor 0 Thorax Rö 0 Sonographie 0 Knochenscan 0 Besonderheiten	

Ambulante Kontrolle Datum:

Subjektive Beschwerden:

Klinisch: - Inspektion:

- Palpation:

- Lymphknotenstatus:

Besonderheiten:

Befunde	Wichtige Befunde:
0 Labor 0 Thorax Rö 0 Sonographie 0 Knochenscan 0 Besonderheiten	

C. Rechtzeitiges Erkennen von Zweitmelanomen

Da sich bei Melanompatienten gar nicht so selten Zweitmelanome entwickeln [4], erscheinen jährlich klinische Kontrollen zeitlebens gerechtfertigt. Patienten mit einem dysplastischen Naevussyndrom neigen besonders zu Mehrfachmelanomen, vor allem, wenn sie aus Familien kommen, in denen bereits ein Melanom aufgetreten war [4]. Diese Patienten sollten einmal jährlich auch ophthalmologisch untersucht werden, da bei ihnen Augenmelanome auftreten können.

D. Überwachung einer laufenden Therapie

Derzeit wird an einigen Zentren eine adjuvante Therapie mit Interferonen durchgeführt. Obwohl sich die Patienten diese Medikamente selbst injizieren können, sind regelmäßige Kontrollen, vor allem von Laborparametern notwendig. Außerdem besteht fallweise, auf besonderen Wunsch des Patienten, die Möglichkeit, auch ein schon metastasierendes Melanom ambulant zu behandeln (z. B. Interferone, Radiotherapie). Auf diese Weise kann dem Patienten ein Weiterleben in seiner gewohnten heimischen Athmosphäre ermöglicht werden, was für viele Patienten eine Optimierung ihrer Lebensqualität bedeutet. Eine entsprechende Compliance des Patienten ist natürlich Voraussetzung.

E. Psychische Betreuung

Eine Vertrauensbasis Arzt–Patient, die teils vom Persönlichkeitsprofil und vor allem von der Fähigkeit des Patienten, Probleme zu bewältigen, abhängig ist, ist von enormer Wichtigkeit. Ein ausführliches Gespräch, eventuell auch im Beisein von Familienangehörigen, bei dem alle Probleme und sämtliche Fragen ausdiskutiert werden können, kann großen therapeutischen Wert erzielen und dem Patienten viel Leidensdruck und Ungewißheit nehmen.

Gerade im Rahmen der Nachsorge soll bei ängstlichen und verunsicherten Patienten auf einen persönlichen Kontakt und eine psychische Betreuung großer Wert gelegt werden, da dadurch die Lebensqualität dieser Menschen deutlich verbessert wird.

Literatur

1. Bernengo MG, Dovell GS, Lisa F, Stuardi C, Zina G (1987) Kutane Melanome am Melanom-Zentrum in Turin. II. Rezidivgefahr und krankheitsfreies Intervall bei 502 Stadium-1-Patienten (1975–1985). G Ital Dermatol Venerol 122:143–153
2. Griffiths RW, Briggs JC (1984) Long term follow-up in cutaneous malignant melanoma: the relationship of maximal tumour thickness to disease free survival, disease recurrence and death. Br J Plast Surg 37:507–513
3. Kelly JW, Blois MS, Sagebiel R (1985) Frequency and duration of patient follow-up after treatment of a primary malignant melanoma. J Am Acad Dermatol 13:756–760
4. Rhodes AR, Weinstock MA, Fitzpatrick TB, Mihm MC, Sober AJ (1987) Risk factors for cutaneous melanoma. A practical method of recognizing predisposed individuals. JAMA 258:3146–3154
5. Shaw HM, Beattie CW, McCarthy WH, Milton GW (1985) Late relapse from cutaneous stage 1 malignant melanoma. Arch Surg 120:1155–1159

Sachverzeichnis